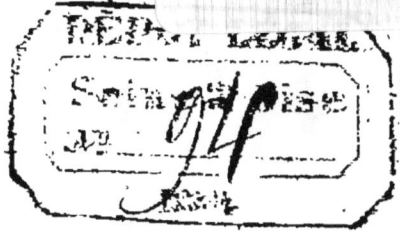

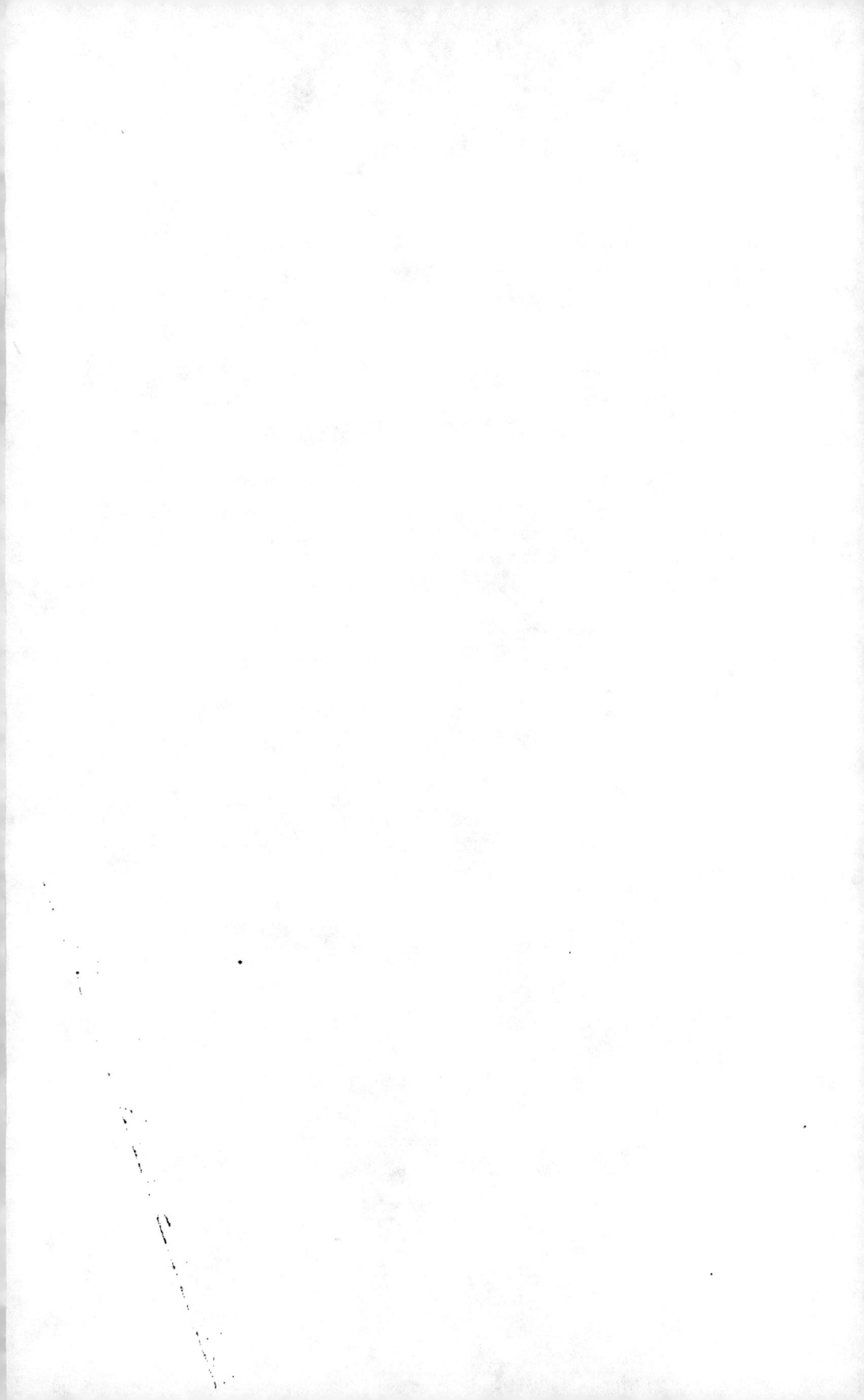

———

L'ART DE CONSERVER

LA SANTÉ DES ANIMAUX

DANS LES CAMPAGNES

CADÉAC. — **Encyclopédie vétérinaire** publiée sous la direction de C. CADÉAC, professeur de Clinique à l'Ecole vétérinaire de Lyon. Collection nouvelle de 20 volumes in-18 jésus, de 400 à 500 pages avec figures. Prix de chaque volume............ 5 fr.

    I. — **Pathologie générale et anatomie pathologique générale des animaux domestiques**, par C. CADÉAC. 1 vol. in-18 jésus de 478 pages, avec 46 figures. Cart.......... 5 fr.

    II et III. — **Sémiologie, diagnostic et traitement des maladies des animaux domestiques**, par C. CADÉAC. 2 volumes in-18 jésus de 400 pages chacun, avec 67 figures. Prix de chaque volume, cartonné .... 5 fr.

CAGNY. — **Précis de thérapeutique vétérinaire**, de matière médicale et de pharmacie, par Paul CAGNY, président de la Société centrale de médecine vétérinaire. 1892, 1 vol. in-18 jésus de 676 pages avec 106 figures, cartonné................... 8 fr.

CHAMPETIER. — **Les maladies du jeune cheval**, par P. CHAM-PETIER, vétérinaire en premier de l'armée. 1892, 1 vol, in-18 jésus de 348 pages avec 8 planches en couleurs.. .... 6 fr.

CORNEVIN. — **Traité de zootechnie générale**, par Ch. COR-NEVIN, professeur à l'Ecole vétérinaire de Lyon. 1 vol. gr. in-8 de 1088 pages, avec 4 planches coloriées et 204 figures... 22 fr.

CORNEVIN ET LESBRE. — **Traité de l'âge des animaux domestiques**, d'après les dents et les productions épidermiques, par Ch. CORNEVIN et X. LESBRE, professeur, à l'Ecole vétérinaire de Lyon. 1893, 1 vol. grand in-8 de 462 pages, avec 211 fig... 15 fr.

CUYER (E.) ET ALIX (E.). — **Le cheval**, extérieur, structure et fonctions, races. 1 vol. in-4 de XXIV-703 pages, avec un atlas de 16 pl. coloriées au pinceau, découpées et superposées.......... 60 fr.

DUPONT. — **L'âge du cheval** et des principaux animaux domestiques, par M. Marcelin DUPONT, professeur à l'Ecole d'agriculture pratique de Crézancy. 1893, 1 vol. in-16 avec 36 pl., dont 30 coloriées.. 6 fr.

GOYAU. — **Traité pratique de maréchalerie**, par P. GOYAU, vétérinaire principal de 1re classe de l'armée. *Troisième édition*. 1890, 1 vol. in-18 jésus de VIII-532 pages, avec 370 figures. 8 fr.

GUNTHER ET PROST-LACUZON. — **Nouveau manuel de médecine vétérinaire homéopathique**. 1892, 1 vol. in-18 jésus de 350 pages, cartonné....................................... 4 fr.

HURTREL D'ARBOVAL (L.-H.-J.) ET ZUNDEL (A.). — **Dictionnaire de médecine**, de chirurgie et d'hygiène vétérinaires. 3 forts volumes gr. in-8 à 2 colonnes, avec 1,600 figures......... 60 fr.

PERTUS. — **Le chien**, races, hygiène, maladies. 1893, 1 volume in-18 jésus de 310 pages, avec 50 figures, cartonné....... 4 fr.

RELIER. — **Guide pratique de l'élevage du cheval**, par L. RELIER, vétérinaire principal du Haras national de Pompadour. 1 volume in-18 jésus de 388 pages, avec 128 figures, cartonné........ 4 fr.

SIGNOL. — **Aide-mémoire du vétérinaire**, médecine, chirurgie, obstétrique, formules, police sanitaire et jurisprudence commerciale. *Deuxième édition*. 1894, 1 volume in-18 jésus de 648 pages, avec 411 figures, cartonné................ 7 fr.

6274-93. — Corbeil. Imprimerie Éd. Crété.

J.-M. FONTAN

VÉTÉRINAIRE, LAURÉAT DE LA SOCIÉTÉ DES AGRICULTEURS DE FRANCE

L'ART DE CONSERVER

LA SANTÉ DES ANIMAUX

DANS LES CAMPAGNES

NOUVELLE

MÉDECINE VÉTÉRINAIRE DOMESTIQUE

Ouvrage couronné par la Société des agriculteurs de France.

> HYGIÈNE VÉTÉRINAIRE
>
> MÉDECINE VÉTÉRINAIRE
>
> PHARMACIE DOMESTIQUE — POLICE SANITAIRE
>
> ET JURISPRUDENCE VÉTÉRINAIRE

Avec 100 figures intercalées dans le texte.

PARIS

LIBRAIRIE J.-B. BAILLIÈRE ET FILS

19, rue Hautefeuille, près du boulevard Saint-Germain

1894

PRÉFACE

Cet ouvrage s'adresse à la grande famille des agriculteurs et des éleveurs, à tous les propriétaires d'animaux domestiques

Il comprend trois parties :

Dans la première, qui a pour titre : *Hygiène vétérinaire*, nous avons réuni les règles à suivre pour entretenir l'état de santé chez nos animaux. De longues années de pratique nous ont appris, mieux encore que les doctrines de l'École, que ces précieux auxiliaires sont, par le fait d'ignorance ou de préjugés trop explicables, victimes d'habitudes funestes, de négligences ou d'abus qui sont les principales causes de la plupart des maladies. Nous les signalons avec soin. C'est peu d'en faire justice. Nous offrons en échange des moyens pratiques d'éviter un grand nombre de maladies et d'accidents. La médecine la meilleure n'est-elle pas de prévenir le mal ? Tel est l'objet de la première partie, qu'on pourrait appeler avec juste raison la *Médecine préventive*.

La seconde partie, *Médecine vétérinaire usuelle*, donne une idée générale des maladies les plus faciles à reconnaître et du traitement à leur opposer en attendant la visite du vétérinaire. Le propriétaire n'a pas toujours un vétérinaire sous la main lorsqu'une bête tombe malade. Il peut arriver que le cas soit pressant. Que de fois nous avons dû renoncer à toute médication parce que l'heure de la tenter était écoulée! Dans ces circonstances, quelques soins élémentaires donnés dès le début du mal auraient suffi bien souvent pour éviter tout danger, ou tout au moins auraient permis d'attendre l'application de remèdes énergiques que l'homme de l'art peut seul prescrire. C'est cette médecine vétérinaire à la portée de tous qui forme la seconde partie.

Le traitement indiqué à propos de chaque maladie se compose de moyens excessivement simples et inoffensifs, que le propriétaire peut employer lui-même impunément. Les ingrédients qui en forment la base sont tirés en grande partie de plantes ou d'autres substances qu'il est toujours facile de se procurer. Tout ce qui concerne la préparation, l'application ou l'administration de ces moyens se trouve détaillé dans la troisième partie, intitulée : *Pharmacie domestique.*

Nous terminons l'ouvrage par quelques notions de *Police sanitaire* et de *Jurisprudence vétérinaire commerciale.*

Voilà le plan général de ce livre.

Le mobile qui nous a poussé, en le faisant paraître, a été de vulgariser la connaissance des soins logiques, rationnels, efficaces, à donner aux animaux, soins généralement négligés, mal compris ou basés sur une absurde routine.

Notre but sera atteint si nous parvenons à rendre quelque service à l'agriculture.

J.-M. FONTAN.

L'ART DE CONSERVER
LA SANTÉ DES ANIMAUX
DANS LES CAMPAGNES

———

NOUVELLE
MÉDECINE VÉTÉRINAIRE DOMESTIQUE

———

PREMIÈRE PARTIE
HYGIÈNE VÉTÉRINAIRE

———

INTRODUCTION
UNE MAXIME A SUIVRE

Les animaux domestiques constituent une des principales branches de notre fortune nationale par le capital énorme qu'ils représentent et les transactions incalculables dont ils sont l'objet.

Ils forment la base de notre alimentation par les produits variés qu'ils fournissent : viande, graisse, lait.

Mais c'est surtout au point de vue particulier de l'agriculture que ces auxiliaires nous rendent des services immenses : le cultivateur, en effet, ne pourrait se passer de ses animaux pour le travail de la terre, malgré le formidable attirail de machines agricoles dont il dispose.

Ce sont les animaux qui lui donnent le fumier dont il a besoin pour fertiliser ses terres.

C'est de l'élevage qu'il retire quelques revenus lorsqu'une mauvaise saison ou une grêle intempestive viennent détruire ses récoltes.

Son aisance dépend pour une large part de la prospérité des animaux qu'il possède. Combien de propriétaires ne voit-on pas dans une position relativement précaire à la suite de pertes successives d'animaux?

On peut donc dire sans exagération que les animaux domestiques sont l'âme de l'agriculture.

Conséquemment, la maxime dont le cultivateur doit sans cesse s'inspirer est celle-ci : *Mieux vaut donner aux animaux en santé les soins nécessaires pour les entretenir en cet état, que de faire des sacrifices quand ils sont malades et de s'exposer en même temps à la perte totale du capital.*

En d'autres termes, la préoccupation constante de tout propriétaire soucieux de ses intérêts doit être de prévenir les maladies de ses animaux.

Le moyen le plus efficace pour conjurer l'apparition des maladies est de chercher à connaître leurs causes et de prendre les mesures nécessaires pour empêcher ces causes de se produire.

Or, la pratique de la médecine vétérinaire prouve que la grande majorité des maladies que l'on voit journellement proviennent des mauvaises conditions hygiéniques au milieu desquelles on laisse les animaux.

Le propriétaire doit donc s'attacher à connaître les principes d'une bonne hygiène et s'habituer à les mettre en pratique. Ce sont ces principes que nous allons exposer dans les cinq chapitres qui vont suivre.

CHAPITRE PREMIER
HABITATIONS

Les animaux domestiques ont besoin d'un logement, cela est indiscutable. S'ils étaient à l'état sauvage, ils pourraient user de leur liberté pour se soustraire à l'action de la pluie, des vents et des autres vicissitudes atmosphériques ; mais ils dépendent complètement de l'homme, ils sont soumis à sa volonté et à ses caprices. De plus, la domestication a apporté en eux des modifications profondes qui les rendent excessivement sensibles aux changements de température. Le chaud et le froid les impressionnent vivement ; le froid surtout exerce sur eux une influence défavorable, soit par les maladies qu'il peut occasionner, soit par les déperditions qu'il entraine dans la nutrition, une partie des aliments étant destinée à entretenir la chaleur du corps.

Les habitations ne servent pas seulement à mettre les animaux à l'abri du mauvais temps ; elles leur procurent une certaine aisance et leur permettent de prendre tranquillement le repos dont ils ont besoin. Enfin par l'usage des habitations les animaux se trouvent constamment sous la main de l'homme et sont mieux nourris et mieux soignés que s'ils vivaient libres en plein air.

On donne aux habitations des noms différents suivant l'espèce d'animaux qu'elles servent à loger. C'est ainsi que l'on appelle *écuries* celles des chevaux, des ânes et des mulets ; *étables, bouveries, vacheries*, celles des bêtes bovines ; *bergeries*, celles des moutons ; *chèvreries*, celles des chèvres ; *porcheries*, celles des porcs, etc. — On se sert aussi du mot *étables* pour désigner d'une manière générale toutes les habitations des animaux, sans distinction des espèces.

1.

Fournir aux animaux un logement quelconque ne suffit pas : ce logement doit réunir certaines conditions essentielles. Ainsi il faut que l'air y soit pur et à une certaine température, que la lumière y pénètre en suffisante quantité et que les animaux aient assez d'espace pour se nourrir et se coucher à l'aise. Il faut encore que les habitations soient propres et que le fumier n'y séjourne pas trop longtemps.

Comme nous le verrons dans la suite, c'est dans la construction défectueuse et la mauvaise tenue des étables que résident les causes d'un grand nombre de maladies. C'est en respirant un air impur, chargé d'émanations de mauvaise nature, que les animaux contractent le germe des affections les plus graves.

Et cependant, que voit-on bien souvent dans la construction et l'aménagement des habitations des animaux ? La question d'hygiène qui, par son importance, devrait primer toutes choses, est considérée comme secondaire. Tantôt elle est sacrifiée au luxe et à l'élégance, tantôt à la commodité du service, tantôt enfin au bon marché.

Cette dernière considération a cours surtout dans nos campagnes, où il n'est pas rare de rencontrer des étables dans un état déplorable d'insalubrité. Ici le sol, bas et humide, forme une couche de boue infecte mélangée à des matières animales décomposées d'où s'élèvent des vapeurs fétides ; quelquefois même l'eau des pluies va alimenter ce cloaque malsain. Là les logements sont des espèces de cavernes qui ne reçoivent l'air et la lumière que par les lézardes et les crevasses des parois ; les plafonds sont tapissés de toiles d'araignées et les murs couverts de moisissures et de poussière. Dans ces réduits sales et obscurs sont entassés des chevaux, des moutons, des bœufs, des porcs, etc., qui vivent ainsi pêle-mêle dans une atmosphère putréfiée.

Les porcheries, chez la plupart des petits cultivateurs, sont particulièrement mal construites et encore plus mal tenues. L'entrée de ces habitations est un véritable cloaque couvert de fumier et de purin où l'on enfonce jusqu'à la cheville. A l'époque des chaleurs, une buée nauséabonde s'élève de ce mélange infect et empuantit l'atmosphère ambiante. Cet air, ainsi chargé de gaz putrides, est respiré par les animaux logés à proximité. Ce n'est pas tout. Examinez l'intérieur de la loge. Si l'aire est en béton ou en pavés réguliers, vous tombez sur l'exception : c'est un luxe. Vous trouvez plus souvent une aire en terre, creusée par places de cuvettes plus ou moins profondes où séjournent les urines et les crottins, ou bien un sol couvert de planches mal jointes sous lesquelles s'accumulent les déjections liquides dont les émanations, jointes à celles qui viennent du dehors, achèvent de saturer l'air de miasmes suffocants. D'ouvertures, il n'en existe pas, à moins qu'on n'ait, pour le simple coup d'œil, percé la porte d'un orifice minuscule en forme de cœur. Ajoutez à cela l'exiguïté des loges qui oblige les animaux à se coucher sur leurs ordures, et dites-moi s'il est possible que les habitants de ces réduits sales et humides puissent se maintenir en santé ?

Les habitations des bêtes bovines sont également défectueuses, surtout dans les petites exploitations rurales. « On ne peut se dissimuler, écrit Grognier, que, malgré les avertissements et les conseils des agronomes et des vétérinaires, les étables ne soient en général mal placées, mal construites, mal disposées. Elles sont enfoncées, basses, étroites ; elles ont peu de fenêtres, encore les tient-on presque toujours fermées. Ailleurs, elles n'offrent d'autre ouverture que celle de la porte. Les murs en sont imparfaitement crevassés, les poutres entièrement vermoulues, comme pour servir d'asile aux souris, aux insectes, et de réceptacle aux matières de contagion. Les toiles d'araignées y abondent ; on en extrait le fumier trois ou quatre fois par an. Une litière fort mince recouvre imparfaitement cette masse infecte, dans laquelle les animaux s'enfoncent : c'est dans la fange qu'ils se couchent, quand il leur est permis de se coucher. Ces lieux servent encore d'asile aux dindons, aux poulets, aux mendiants ; on y loge des boucs. L'entrée en est obstruée par du fumier, de la fange, des eaux stagnantes. L'infection, quand on y entre, se manifeste par une odeur fétide, ammoniacale, la gêne de la respiration, une chaleur humide, désagréable, affaiblissante. Les corps en ignition y répandent une lumière faible et pâle ; les meubles et les ustensiles y sont en peu de temps hors de service. Les murs humides sont tapissés de bissus (champignons de moisissures) ; les poutres et les planchers sont vermoulus ; et comme le fenil est ordinairement au-dessus de ces étables, dont il n'est séparé que par des planches mal jointes, les émanations qui s'élèvent corrompent la couche inférieure du fourrage jusqu'à une hauteur d'un ou deux pieds. »

Ce tableau, d'une réalité frappante, suffit pour donner une idée des changements et des améliorations que l'on devrait réaliser pour assurer aux animaux la santé et un certain bien-être.

Plus loin, le même auteur ajoute :

« Une *stabulation* si vicieuse n'est pas seulement, comme on pourrait le croire, l'effet de la paresse et de l'incurie ; elle tient encore à des préjugés et à de fausses idées d'économie. On pense que, pour bien se porter, les bêtes à cornes ont besoin d'être tenues, pendant l'hiver, très chaudement ; qu'elles n'ont rien à craindre du mauvais air. On ignore que dans une grande partie de l'Angleterre, où la température est plus froide que dans la plupart des régions de la France, le gros bétail est en plein air pendant toute l'année, et qu'il jouit, malgré cela, d'une très bonne santé. D'un autre côté, comment peut-on s'imaginer que le bétail n'a pas besoin, autant que l'homme, d'un air pur. N'ai-je pas ouï dire qu'une cuirasse de fumier (de bouse), épaisse de deux pouces, recouvrant une grande partie du corps, était un moyen de santé, un préservatif contre les mouches et l'indice d'un bon engraissement ? Quant au bouc placé à côté des bêtes à cornes, il est là pour pomper les miasmes, se charger des causes des maladies ! C'est un véritable bouc émissaire. Les araignées ont, dit-on, pareillement la faculté d'absorber le venin des étables, outre qu'elles enlacent dans leurs filets les insectes ailés qui tourmentent le bétail. . . . .

« Il est cependant bien facile de voir que les toiles d'araignées qui tapissent hideusement les étables mal tenues, n'arrêtent pas la vingtième partie des mouches qui y pénètrent ; tandis qu'on les empêcherait presque toutes d'entrer si l'on plaçait aux fenêtres des châssis de toile dont les mailles n'auraient que la largeur nécessaire pour laisser passer l'air et la lumière. »

Nous ne nous arrêterons pas davantage à condamner ces errements absurdes contre lesquels l'agriculteur intelligent se met toujours en garde, et qui ne sont mis en pratique que par les gens ignorants et crédules. Nous nous contenterons seulement de faire remarquer :

1° Que lorsqu'on se propose d'établir des étables à la campagne, « il n'en coûte pas plus de les placer sur un sol convenable, de les bien orienter suivant les lieux. Il n'en coûte pas plus de faire des ouvertures suffisantes pour donner l'air et la lumière nécessaires, que de les bâtir dans un endroit humide, mal exposé, avec des ouvertures insuffisantes et mal disposées. Il n'en coûte pas plus dans le premier que dans le second cas : cela ne dépend que du savoir, de l'intelligence, de la bonne volonté du cultivateur qui fait construire (1). »

2° Que pour les habitations mal aérées, obscures, humides, qui existent déjà, une mince dépense suffirait bien souvent pour les assainir : quelques fenêtres, un certain exhaussement du sol, quelques modifications dans la disposition intérieure, la propreté surtout, donneraient à beaucoup d'étables la salubrité qui leur manque.

Ces deux principes résument tout ce qui a trait à l'aménagement et à l'assainissement des étables. Examinons maintenant ce qui concerne leur application, et, à cet effet, envisageons les habitations au point de vue de leur *construction*, de leur *aération* et de leur *entretien*.

(1) Hurtrel d'Arboval et Zundel, *Dictionnaire de médecine, de chirurgie et d'hygiène vétérinaires*, t. II, p. 90.

ARTICLE I. — CONSTRUCTION

§ 1. — *Emplacement.*

En général on ne choisit pas à son gré l'emplacement des habitations : on bâtit sur les pays de montagnes comme sur les pays de plaines. Lorsque cependant il est possible de faire ce choix, on doit prendre un terrain *exempt d'humidité* et *non exposé à l'action des miasmes et des effluves.*

a) **Terrain exempt d'humidité.** — L'emplacement doit être *sec*. « Les terres argileuses, les terrains enfoncés, les nappes d'eau courantes ou retenues à peu de profondeur de la surface, constituent, cela est certain, une très mauvaise situation, un emplacement dangereux même par l'humidité permanente qu'ils entretiennent dans l'intérieur, et dont les vapeurs chargent incessamment l'air neuf dans lequel l'eau se trouve bientôt en excès. Rien ne porte plus sûrement atteinte, une atteinte profonde à la constitution, que les effets persistants de l'humidité, pénétrant ainsi l'animal par tous les pores, extérieurement et intérieurement (1). »

Les maladies des yeux, la toux, les engorgements des membres, la faiblesse, l'amaigrissement, le marasme, qui surviennent chez les animaux que l'on transfère d'une étable sèche dans un local humide, démontrent surtout l'action nuisible de l'humidité. Le moyen d'éviter cette fâcheuse influence est de prendre un terrain d'une élévation moyenne et d'une altitude toujours plus élevée que les lieux avoisinants. Dans ces conditions, outre que l'on peut toujours avoir un air pur, les eaux pluviales et le purin s'écoulent facilement et ne peuvent s'infiltrer dans l'intérieur de l'étable.

Si l'emplacement est en contre-bas, on l'exhausse suffisamment. Le sol doit être de nature siliceuse ou calcaire; s'il est argileux, on le couvre d'une couche assez épaisse de terre mé-

(1) Gayot, *Habitations des animaux*, p. 22.

.angée avec de la chaux ou du sable. Dans ce cas, un drainage est parfois nécessaire.

b) **Terrain non exposé aux miasmes et aux effluves.** — Les *miasmes* et les *effluves* sont la cause d'une foule de maladies infectieuses, telles que les maladies typhoïdes, la jaunisse et autres maladies du sang. On prévient ces affections en choisissant l'emplacement hors du rayon de ces émanations.

On ne devra non plus en aucun cas bâtir sur des terrains qui ont servi à l'enfouissement de cadavres ou autres détritus de matières animales. Les vapeurs qui s'en dégagent pendant l'été sont malfaisantes, et peuvent servir d'agents de contagion si les animaux enterrés ont succombé à des maladies transmissibles. Nous savons une ferme qui a été infectée par une cause de cette nature, et M. Pasteur, il y a quelques années, attribuait la mort de 50 bœufs due au charbon à des pâturages ainsi empoisonnés, ou à des engrais de semblable provenance semés sur les betteraves dont on les avait nourris.

§ 2. — *Exposition.*

L'exposition des bâtiments destinés à loger les animaux mérite aussi d'être prise en considération. C'est elle qui détermine la situation des portes et des fenêtres, et qui, par suite, règle à un certain degré la température des étables. Il faut viser à ce que cette température soit moyenne, uniforme, et à ce que les ouvertures ne puissent donner accès aux courants miasmatiques du dehors. On parviendra à ce double résultat en se rapprochant des indications suivantes, ou, ce qui serait préférable, en s'y conformant exactement :

Dans les pays froids, les ouvertures seront tournées vers le midi ; elles regarderont le nord dans les climats chauds.

Dans notre zone tempérée, on ne devra exposer les habitations ni vers le nord ni vers l'ouest, à cause de l'action nuisible des courants d'air froid et des vents chargés d'humidité qui nous arrivent du côté des mers.

L'exposition vers le midi est moins défectueuse. Elle a cependant l'inconvénient de permettre pendant l'été l'introduction des mouches dans les étables, si l'on n'a pas le soin de clore complètement les ouvertures. Ces insectes tracassent les animaux et les empêchent de se reposer.

L'orientation vers le sud-est ou vers le levant est à notre avis la meilleure. L'air qui vient de cette direction est le plus pur et le plus doux : le matin, il est réchauffé par les premiers rayons du soleil; pendant le reste de la journée, il conserve une fraîcheur bienfaisante qui délasse les animaux et stimule leurs fonctions organiques.

Dans les contrées accidentées, il sera bon de subordonner l'orientation à la direction des vents qui viennent s'engouffrer dans les vallées. Les animaux ne devront jamais être sous le coup de ces courants, et à plus forte raison s'ils apportent des exhalaisons malsaines ou des vapeurs fétides provenant d'usines ou de matières animales. Cette dernière considération s'applique également aux pays de plaines.

§ 3. — *Disposition générale.*

Les locaux qui servent à loger nos diverses espèces domestiques sont généralement mal agencés entre eux. Ils le sont bien plus encore lorsqu'on les considère dans leurs rapports avec les bâtiments habités par l'homme.

Les étables les plus misérablement organisées sont sans contredit celles dont nous avons parlé plus haut, où tous les animaux, sans distinction d'espèce, vivent en commun sans séparations ni attaches. Les plus gloutons dévorent une partie de la nourriture destinée aux autres, sans compter qu'une foule d'accidents dus à des coups de pieds ou à des coups de cornes surviennent fatalement par cette cohabitation libre.

La présence des poulaillers sur les étables occasionne diverses maladies de peau, telles que des démangeaisons, des chutes de poil, le pouillottement, etc. On doit donc éviter ce rapprochement fâcheux, ou tout au moins faire en sorte que les larves des parasites ou les parasites eux-mêmes des oiseaux de basse-cour ne puissent tomber à travers les joints du plancher sur les grands animaux placés au-dessous.

On devra également s'attacher à clore les ouvertures de communication qui pourraient exister entre les vacheries et les porcheries, afin que les déjections liquides des premières ne puissent pas s'écouler dans les secondes. Ces déjections sont tout à fait malsaines, au point de produire chez les porcs des rhumatismes, des érysipèles, etc.

Telles sont les dispositions vicieuses que l'on rencontre le plus fréquemment et dont les animaux sont directement victimes. Signalons maintenant celles qui sont plus particulièrement nuisibles à l'homme. Elles ont trait, comme nous l'avons dit, aux rapports de nos maisons d'habitation avec les étables.

On voit beaucoup de maisons dont le rez-de-chaussée est occupé par les animaux et le premier étage par l'homme. Un pareil état de choses est on ne peut plus insalubre : — pour l'homme d'abord qui vit ainsi au milieu d'une atmosphère viciée par les gaz qui s'élèvent du fumier ; — pour les animaux ensuite qui sont incommodés par les poussières qui tombent d'en haut, ce qui leur procure du prurit, des maladies de peau, des ophtalmies, etc.

Enfin, nous ne ferons que citer ces bouges infects qui servent à loger hommes et animaux à la fois, avec cloison à hauteur d'appui. Dans ces conditions, toutes les causes d'insalubrité se trouvent réunies.

En résumé, les habitations des animaux doivent, dans la mesure du possible, être isolées les unes des autres et chaque espèce doit avoir un compartiment spécial.

§ 4. — *Parois des étables.*

I. **Murs.** — Les murs des étables doivent être assez épais pour qu'ils soient solides et pour que l'air et l'humidité ne

puissent les traverser. Ils doivent être construits, toutes les
fois qu'on le peut, avec de la pierre calcaire. Le pisé n'est
pas non plus à dédaigner, si ce n'est dans les lieux exposés
aux inondations. Les murs en colombage, faits avec de la terre
et du bois, constituent un danger pour l'incendie. Ceux en
torchis (paille coupée mêlée avec de la terre) ne tardent pas à
se crevasser et à livrer passage, non seulement au vent et à
la pluie, mais encore aux rats, belettes, renards, fouines, etc.
D'une manière générale, le bois est à rejeter pour les murs
des étables ; dans les bergeries et les porcheries, on peut cependant en faire usage.

II. **Aire.** — L'*aire* des étables ou *plancher inférieur* doit être
plus élevée que le sol extérieur de 20 à 30 centimètres au
moins. Placée en contre-bas, elle est humide par le fait de l'in-
filtration des eaux pluviales venant du dehors.

Il faut aussi que sa surface soit *solide* et *unie* pour que les
animaux puissent se reposer à leur aise sans être salis par le
purin. On voit bien des fois le sol présenter des inégalités, se
creuser en certains endroits et former des cloaques où crou-
pissent les déjections. Ce vice de construction, dû au défaut
de solidité, est une source de miasmes, empêche de tenir les
étables propres et devient une cause d'insalubrité. Les planchers des écuries surtout doivent être solides, parce que le cheval a l'habitude de frapper fortement sur le sol. Cette remarque s'applique aussi à l'habitation du porc, l'instinct de cet
animal le poussant à fouiller la terre. La solidité de l'aire n'est
pas aussi nécessaire pour les bêtes bovines, qui sont relativement paisibles.

Une certaine *inclinaison* du sol est utile pour que les urines
puissent facilement s'écouler. Cette inclinaison se fait d'avant
en arrière des animaux et quelquefois légèrement sur un
côté. Elle doit être douce et ne pas excéder un centimètre et
demi par mètre, soit 4 centimètres sur la longueur de l'aire
occupée par chaque animal. On a l'habitude de l'exagérer, et
c'est un tort, car une pareille disposition est nuisible à tous

égards. D'abord, lorsque l'animal est en station, le train antérieur est beaucoup plus élevé que le train postérieur, les
membres soutiennent inégalement le poids du corps, ceux de
devant se fatiguent par la contraction anormale des muscles
de l'épaule et du bras, tandis que ceux de derrière sont sur-
chargés, les aplombs se faussent et l'animal ne tarde pas à se
tarer. De plus la litière s'accumule tout à fait en arrière des
animaux, tandis que le reste du plancher en est dépourvu, ce
qui le rend froid et humide. Enfin, cette forte inclinaison peut
entraîner l'avortement des femelles pleines : l'arrière-train
étant beaucoup plus bas que l'avant-train, le poids du fœtus se
porte sur le col de la matrice, l'excite d'une façon incessante
et pousse à la sortie prématurée du produit.

On connaît diverses espèces d'aires :

1° AIRE EN TERRE GLAISE. — La terre doit être suffisamment
battue et mélangée avec de la chaux. Malgré cela, elle s'im-
prègne d'urine, se ramollit, s'enlève par plaques et le purin
croupit dans ces excavations qu'il faut avoir soin de combler à
mesure qu'elles se forment.

2° AIRE EN BÉTON. — Elle est préférable à la précédente en ce
qu'elle est plus solide et aussi économique. Des rainures sont
utiles pour empêcher les glissades.

3° AIRE EN PAVÉ. — On en fait en pavés ronds, en pavés carrés et en briques placées à plat ou de champ. Les premiers sont
à recommander à cause de leur prix peu élevé, quoiqu'ils
aient l'inconvénient de loger le fumier dans leurs interstices,
inconvénient que l'on évite d'ailleurs facilement en rempla-
çant le sable dans lequel ils sont logés par de l'asphalte, du
béton ou du ciment. Les pavés carrés peuvent être tenus plus
proprement, mais ils sont facilement glissants. — Le pavé à
briques placées de champ est de tous le plus solide et par cela
même fort avantageux. — Les briques placées à plat se cas-
sent facilement et permettent les infiltrations du purin entre
leurs joints.

4° AIRE EN CIMENT. — Elle est très glissante et susceptible de produire, surtout chez le bœuf, l'engorgement du genou (*hygroma*); mais on peut facilement la tenir propre. Il faut avoir le soin d'y pratiquer des rainures pour éviter les glissades.

5° AIRE EN BOIS. — Les aires que nous venons d'énumérer sont froides, exigent une litière abondante et usent considérablement les fers et les articulations des chevaux. Les aires en bois ne présentent pas ces inconvénients, mais en revanche elles sont assez coûteuses et infiniment glissantes. En outre, elles s'imprègnent de purin et se détériorent rapidement, l'urine passe à travers les joints, s'accumule sous les planches et dégage une odeur fétide. Afin d'atténuer autant que possible tous ces désavantages, il faut que le bois qui sert à la construction de l'aire soit solide, que les traverses du dessous soient assez rapprochées, qu'elles soient garnies dans leurs intervalles d'un mélange de chaux et de sable, que les planches soient enduites de goudron sur leurs deux faces et bien assujetties aux traverses. — Nous conseillons avec Gayot le pavage en bois de chêne, ou plutôt de sapin du Nord, fait avec des billots de 12 à 15 centimètres d'épaisseur. Il a tous les avantages des autres planchers et n'en présente pas les inconvénients.

En *résumé*, pour les *écuries* des chevaux de luxe, on peut employer les aires en billots de bois, en briques placées de champ ou en pavés carrés. Dans les fermes on préfère par économie celles en béton, en pavés ronds ou en terre glaise.

Pour les *bouveries*, les *vacheries* et les *bergeries*, les aires en béton ou en terre glaise sont les plus recommandables, tandis que celles en ciment, en béton, en pavés ronds ou carrés et en bois conviennent surtout pour les *porcheries*.

III. **Plafond.** — Le *plafond* ou *plancher supérieur* n'existe pas toujours dans les étables. « En beaucoup d'endroits, le grenier aux fourrages règne au-dessus des habitations des animaux dont il n'est séparé que par des solives ou par des perches de rebut. Une pareille clôture est défectueuse à tous égards. La masse des fourrages qu'elle supporte reçoit de l'écurie des émanations malsaines qui la pénètrent et l'altèrent profondément ; en retour, elle laisse tomber dans les râteliers, dans les mangeoires et sur les chevaux, de la poussière et des ordures de toute espèce qui salissent les aliments et dégoûtent les animaux, qui irritent la peau et deviennent la source d'affections psoriques d'autant plus lentes à disparaître que la cause est à peu près permanente. Enfin, dans le cas d'incendie, ce mode de clôture est une occasion de plus grands désastres, car personne n'ignore les difficultés qu'on éprouve à tirer les chevaux d'un local dans lequel le feu a éclaté (1). »

Le plafond doit être *solide* et *imperméable* aux vapeurs fétides provenant de l'étable. Le *plafonnage* remplit parfaitement ces conditions. A défaut de plafonnage, il faut au moins un simple plancher solide, bien joint et enduit de goudron sur sa face inférieure. Dans les deux cas, un carrelage à briques plates sur la face supérieure est peu coûteux et fort utile.

§ 5. — *Dimensions intérieures.*

Une étable trop grande pour le nombre d'animaux qu'elle sert à loger est toujours froide, surtout si le plafond est très élevé. Elle expose les animaux aux refroidissements, même pendant l'été, surtout quand le travail les a mis en transpiration. Lorsque l'étable est basse et petite, l'atmosphère y est chaude, altérée, malsaine, et les animaux frissonnent tout à coup en sortant à l'air froid, ce qui est souvent la cause de courbatures, de coryzas, d'angines ou de maladies de poitrine.

En règle générale, pour qu'une étable ait les dimensions convenables, il faut que les animaux aient assez d'espace, que l'air soit salubre et que le service puisse se faire sans difficultés.

1° **Espace.** — Pour que les animaux aient un *espace* suffisant, ils doivent pouvoir prendre tranquillement leur nourriture, se coucher sans crainte et s'étendre même librement

(1 Gayot, *loc. cit.*

sans avoir à redouter les coups de pieds et autres blessures de leurs voisins.

L'espace à donner à chaque animal doit donc varier suivant l'espèce. Voici les moyennes généralement admises :

	Largeur	Longueur
Pour le cheval...............	1ᵐ,75	3ᵐ,50
Pour le bœuf...............	1ᵐ,50	3
Pour le mouton.........................	1 mètre carré.	
Pour la brebis.....................	2	—
Pour le porc.....................	3	—
Pour la truie, pleine ou nourrice......	4	—

2° Salubrité de l'air. — Pour assurer la *salubrité de l'air*, pour que son degré de température, d'humidité et de pureté soit compatible avec une santé parfaite des animaux, il faut que l'étable ait une hauteur donnée, variable selon l'espèce que l'on a en vue. Ainsi, — pour le cheval, cette hauteur sera de 4 mètres en moyenne, et de 5 mètres dans les écuries contenant beaucoup de chevaux ; — pour les bœufs elle atteindra au moins 3 mètres ou même 3ᵐ,50 ; — il en sera de même pour les moutons.

Remarquons d'ailleurs que les habitations des animaux doivent être d'autant plus hautes qu'on y laisse le fumier s'accumuler plus longtemps. C'est dans les vacheries et les bergeries surtout que l'enlèvement du fumier est le moins fréquent : aussi ne devra-t-on jamais descendre au-dessous de la moyenne indiquée, sous peine de rendre ces étables insalubres, à moins cependant que le nombre des ouvertures ou la ventilation ne viennent suppléer à ce défaut d'espace.

3° Service. — Enfin, pour que le *service* puisse se faire *dans de bonnes conditions*, on doit laisser derrière les animaux des couloirs assez larges pour pouvoir y circuler librement, sans avoir à craindre les coups de pieds (fig. 1). Cette règle ne s'applique qu'aux habitations des grands animaux.

Les écuries doivent être disposées de façon qu'on puisse faire sortir un cheval sans qu'il soit exposé à recevoir en pas-

sant les atteintes des autres ; pour cela il faut que le trottoir
mesure environ 2 mètres de largeur.

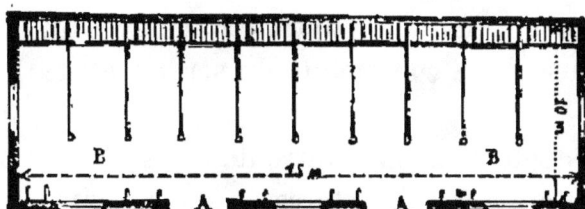

Fig. 1. — Écurie simple ou à un seul rang.

Dans les bouveries et les vacheries, le transport des litières,
l'enlèvement des fumiers et la traite nécessitent de même un

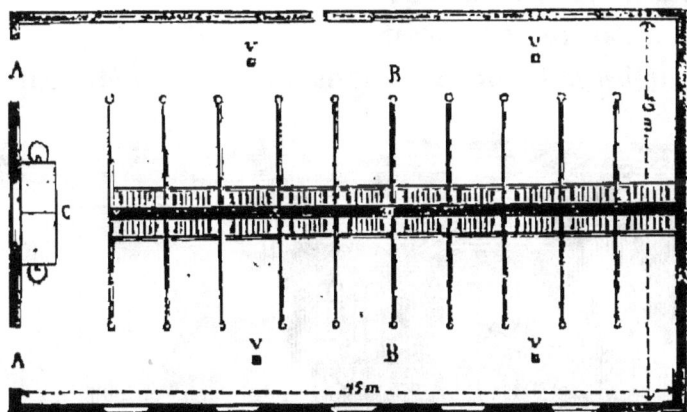

Fig. 2. — Écurie à deux rangs, les chevaux placés tête à tête.

espace suffisant, soit 1^m,50 au moins. Ces dimensions conviennent aux étables simples où il n'y a qu'un seul rang d'animaux.

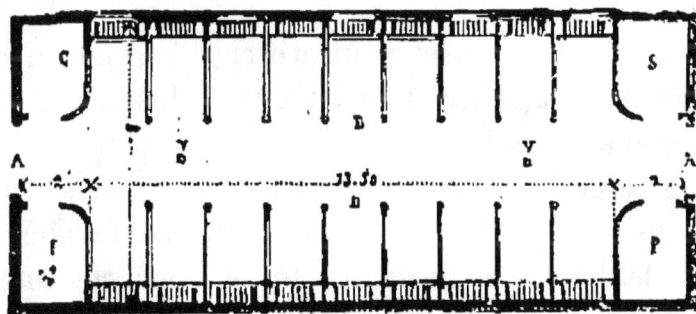

Fig. 3. — Écurie double avec couloir au milieu.

Dans les étables doubles ou à deux rangs, les animaux sont
placés, tantôt tête à tête (fig. 2), tantôt croupe à croupe

(fig. 3). Pour les bêtes bovines on préfère la première disposition, avec un trottoir de service derrière chaque rangée et un
couloir intermédiaire pour la distribution des aliments. Les
chevaux se placent plutôt croupe à croupe avec un passage au
milieu, à cause de la commodité du service et de la surveillance.

Que l'on adopte l'un ou l'autre de ces systèmes (l'hygiène
est d'ailleurs tout à fait désintéressée sur ce point), il faut que
les couloirs aient assez de largeur, soit 2 mètres ou 2^m,50
lorsqu'il n'y en a qu'un et 1^m,75 quand il y en a deux. On
augmente ces mesures de 50 centimètres lorsqu'il s'agit d'étables longues, bien peuplées, que les animaux doivent traverser
d'un bout à l'autre pour sortir.

Dans une *bergerie* (fig. 4), il faut compter 1 mètre carré par

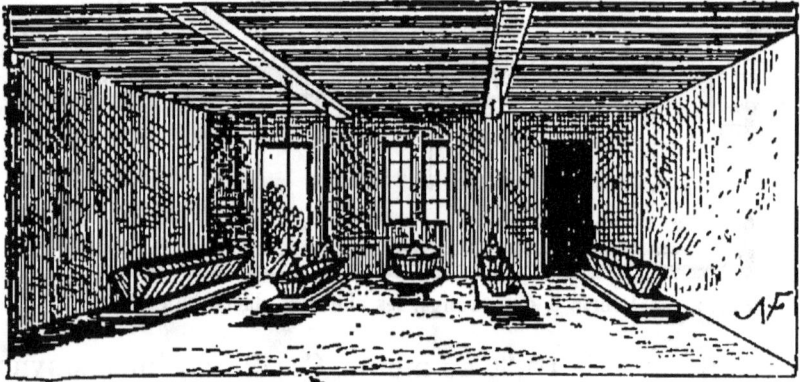

Fig. 4. — Intérieur de bergerie.

mouton; une brebis avec son agneau occupe 1^m,95. La hauteur
de la pièce variera entre 3 ou 4 mètres; plus la ventilation
est insuffisante, plus la hauteur doit être grande.

Dans les bergeries simples, les crèches sont rangées le long
des murs tout autour de la pièce; le bâtiment n'a guère que
4 mètres de large, en comptant 0^m,50 pour chacune des
crèches.

Dans la bergerie double, il existe un rang de crèches double
au milieu de la pièce; la bergerie a alors 8 mètres de large; à

l'extrémité des crèches du milieu on laisse un passage libre de 2 mètres.

Avec des crèches mobiles on peut donner à la bergerie les dimensions que l'on désire et disposer les compartiments dans la longueur ou dans le sens transversal.

On fait aussi des bergeries triples; mais il y a avantage alors à faire des bergeries à travées transversales ou des bergeries à toits multiples avec poteaux intérieurs.

Ce qu'on ne doit pas négliger, c'est le moyen d'enlever les

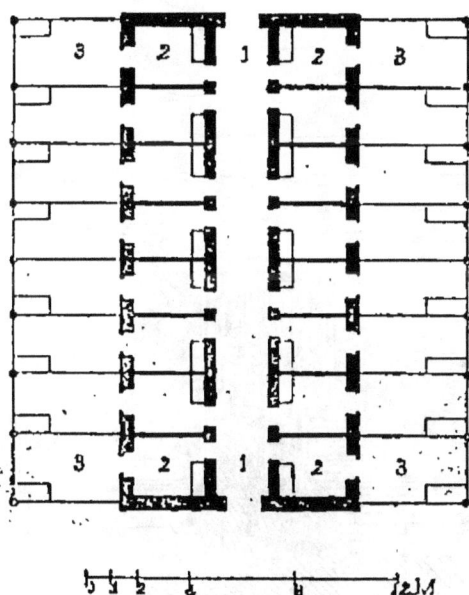

Fig. 5. — Plan de porcherie double.

fumiers et de les transporter à l'emplacement où ils seront entassés.

Les *porcheries* simples consistent en une série de loges de 5 à 6 mètres carrés munies chacune d'une porte qui réunit la loge et la cour, celle-ci peut être également pourvue d'une porte permettant d'accéder dans la cour par l'intérieur; il y a deux auges, une dans la cloison de la cour et destinée aussi à servir de bassin; l'autre placée dans la loge même. Chaque compartiment est ventilé par des tuyaux en poterie formant cheminée. Les rigoles d'écoulement partent de la loge, traversent les cours et débouchent au dehors dans une rigole principale; celle-ci conduit le purin au dehors, car il n'est pas apprécié **comme** engrais.

Les porcheries doubles (fig. 5) offrent deux rangées de loges séparées par un couloir commun, 1; 2, sont les cases à porc; 3, les cours découvertes; 4, les auges qu'on peut remplir du couloir central. Dans une construction de ce genre, la chaussée médiane est un peu plus élevée que les loges et celles-ci

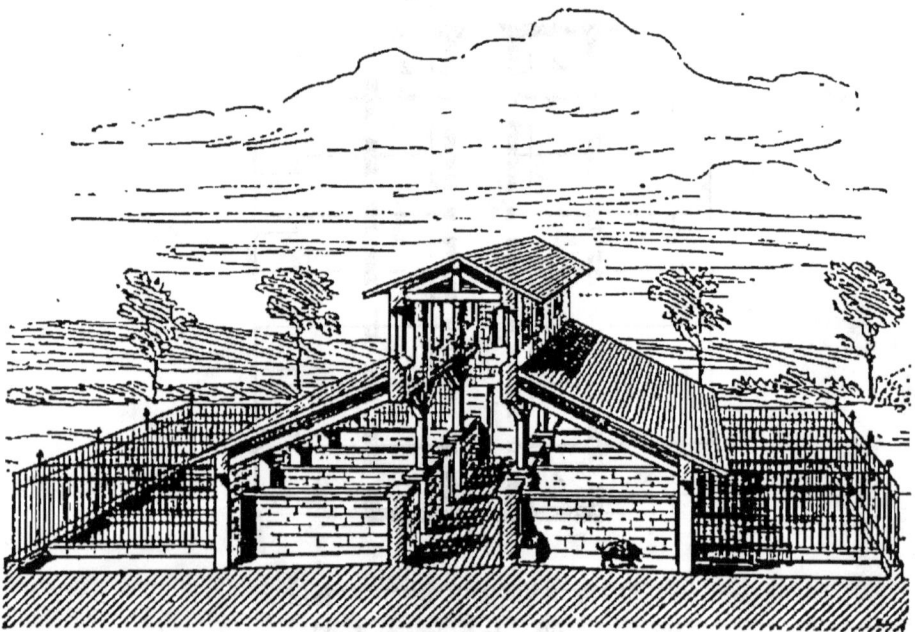

Fig. 6. — Intérieur de la porcherie.

offrent une pente qui part de ce couloir et s'incline vers l'extérieur.

Nous donnons (fig. 6) un modèle d'intérieur de porcherie. On voit que la toiture du couloir central est plus élevée que le reste; l'intervalle ainsi ménagé reçoit les fenêtres qui servent à assurer l'aération et la lumière. Les cours sont entourées de grillages en fer; lorsqu'on veut nettoyer les loges, on pousse le porc dans la cour et on ferme la porte de séparation, de sorte qu'on peut tranquillement effectuer le balayage.

Afin de compléter notre description, nous donnons (fig. 7) une vue de l'extérieur de la même porcherie. On voit que les

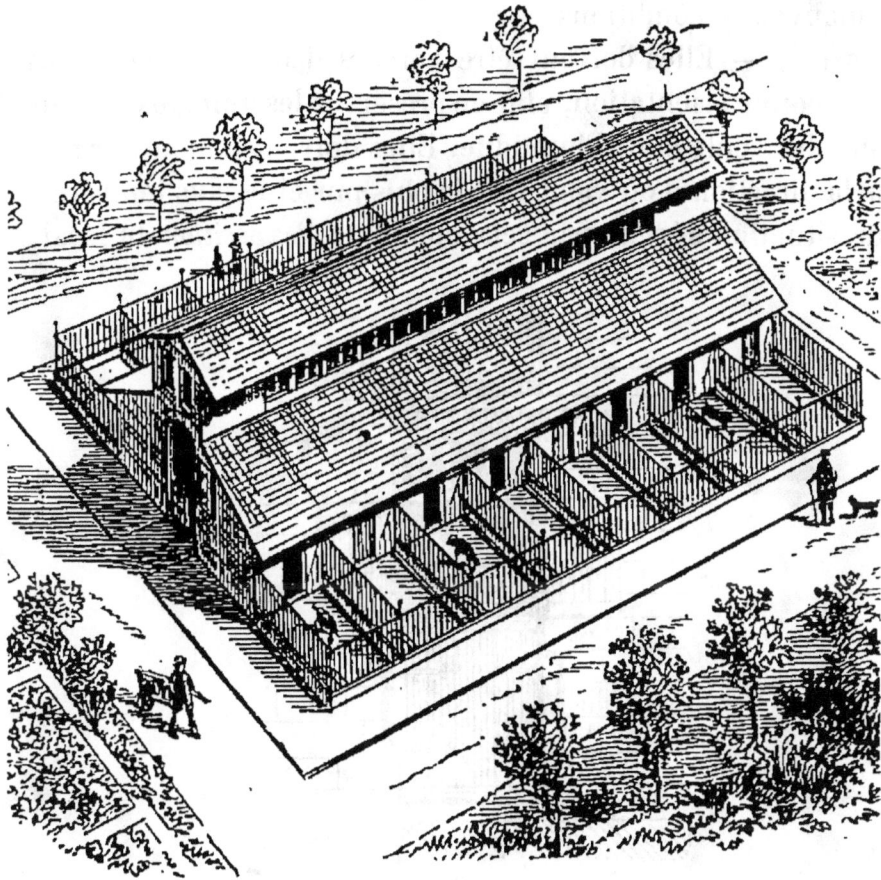

Fig. 7. — Extérieur de la porcherie.

grillages en fer sont placés sur un petit mur en pierres et que toute la construction est entourée d'un trottoir.

§ 6. — Ouvertures. — Portes et fenêtres.

Les portes des étables servent à laisser entrer et sortir les hommes et les animaux. Les fenêtres sont destinées à laisser pénétrer la lumière. Les unes et les autres permettent en outre le renouvellement de l'air intérieur. Nous allons envisager ces ouvertures au double point de vue de leur construction et du rôle qu'elles jouent dans l'aération, car ce rôle est plus ou moins bien rempli suivant qu'elles sont bien ou mal situées, grandes ou petites, construites enfin dans de bonnes ou dans de mauvaises conditions.

Portes. — Elles doivent être percées d'après les principes d'une bonne orientation, afin de préserver les animaux de l'air froid, des vents et de l'humidité. Elles doivent toujours regarder la direction d'où vient l'air le plus pur et le plus tempéré : leur situation dépend par cela même de l'*exposition* du local.

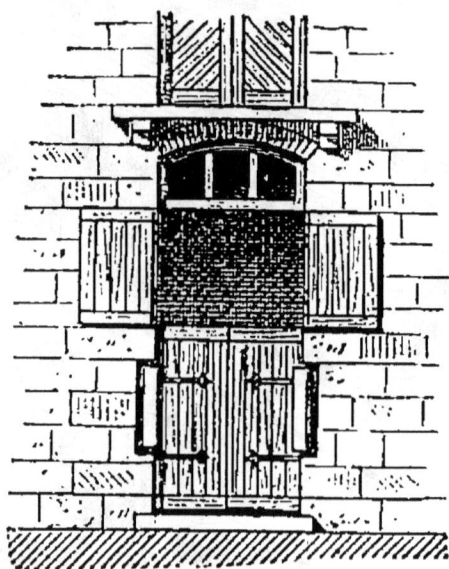

Fig. 8. — Porte d'étable.

Les portes livrent passage, il est vrai, à d'énormes colonnes d'air qui viennent déplacer l'atmosphère de l'intérieur, mais cette aération a le défaut d'être passagère et trop vive. Les portes brisées horizontalement, c'est-à-dire coupées dans leur milieu, à un seul battant, ou plutôt à deux battants, font un meilleur office (fig. 8). On peut, sans les fermer complètement, laisser entrer l'air que l'on veut en ouvrant l'un ou les deux pans supérieurs. Pourquoi ne couperait-on pas ainsi les portes des étables qui n'ont pas d'autres ouvertures, et dont l'exiguïté ou le plancher trop bas ne permettent pas de percer des fenêtres en nombre suffisant? Deux pentures constitueraient toute la dépense. Nous signalons cette amélioration peu coûteuse comme un excellent moyen d'assainissement des vieilles étables.

Cette disposition présente encore un autre avantage : pendant l'été on peut fermer le bas au moyen d'une claire-voie qui permet de laisser la porte grande ouverte, tout en empêchant la sortie des animaux. Cela se fait surtout dans les bergeries.

Quant aux dimensions, il faut en principe que les portes soient plutôt trop grandes que trop petites.

PORTES DES ÉCURIES ET BOUVERIES. — Elles sont ordinairement basses et étroites. Elles mesurent à peine de 1 mètre à 1^m,20 en largeur, et tout au plus de 1^m,60 à 1^m,80 en hauteur. Ces dimensions sont insuffisantes. Une porte d'écurie ou de bouverie doit avoir 1^m,40 ou même 1^m,50 de largeur, et 2 mètres ou 2^m,20 de hauteur. Deux chevaux munis de leurs harnais ou deux bœufs attelés au même joug peuvent alors passer ensemble sans se blesser contre les montants ou huisseries, surtout si ces montants sont à angles arrondis.

Dans certaines étables destinées aux juments ou aux vaches pleines, on adapte en dedans de chaque montant un cylindre en bois de 1 mètre de longueur et de 0^m,10 à 0^m,15 de diamètre. Ce cylindre tourne verticalement sur son axe lorsque les animaux viennent s'y heurter, et sert ainsi à amortir les coups.

Le seuil de la porte doit être peu élevé pour que les animaux n'éprouvent pas de difficulté à le franchir. On a l'habitude de faire des seuils d'une hauteur exagérée qui, s'ils ont l'avantage de servir de barrière aux eaux pluviales, n'en constituent pas moins un obstacle au libre passage des animaux.

Pour ce qui est des portes elles-mêmes, qu'elles soient à un ou à deux battants, simples ou coupées horizontalement aux deux tiers de leur hauteur, qu'elles s'ouvrent en dedans ou en dehors qu'elles ferment au moyen de serrures, de verrous ou de loquets, qu'elles soient munies ou non à leur partie supérieure d'un imposte à charnières, l'hygiène n'a pas à s'en préoccuper. L'important est qu'elles ferment bien, que les battants, lorsqu'on les ouvre, puissent être fixés pour ne pas se refermer sur les animaux quand ils passent, et que le système de fermeture fasse peu de saillie et ne gêne en rien le passage.

PORTES DES BERGERIES. — Elles doivent avoir 1^m,50 environ de largeur, et non 1 mètre ou moins encore, comme on le voit dans beaucoup de fermes. Trop étroites, elles sont souvent la cause de heurts, de blessures et d'avortements. D'autant plus, on le sait, que les bêtes à laine se précipitent toutes à la fois vers la porte, soit pour entrer, soit pour sortir. Il convient donc de faire les portes assez grandes, d'en percer plusieurs lorsque la disposition du local le permet, et d'arrondir les arêtes des montants. Un autre moyen d'éviter tout accident consiste à donner au seuil une hauteur de 0^m,50 et de le garnir en dedans et en dehors d'un plan incliné assez étroit pour que deux moutons seulement puissent passer à la fois.

Les portes à deux battants sont les plus commodes. Elles doivent s'ouvrir en dehors pour ne pas déranger les moutons qui sont couchés lorsqu'on veut entrer à la bergerie.

PORTES DES PORCHERIES. — Les *porcs* ont l'habitude de pousser la porte de leur loge et de chercher à l'ouvrir au moyen du groin lorsqu'ils sont impatients de sortir ou de prendre leur repas. Aussi faut-il que le mode de fermeture soit solide; le verrou à crochet doit être adopté de préférence. Ici, la porte coupée comme celle des bergeries est surtout avantageuse pour aérer facilement pendant les fortes chaleurs; la partie supérieure est laissée ouverte et sert de fenêtre.

Dans les campagnes, la porte des porcheries est souvent d'une seule pièce, sans pentures, repose en bas dans une rainure et est assujettie par le haut. Pour l'ouvrir on est obligé de la soulever. Les portes roulant sur des gonds sont de beaucoup préférables.

Dans les porcheries bien organisées, où chaque loge communique avec une partie de cour, on laisse la porte de communication s'ouvrir du côté de la cour et du côté de la loge, afin que le porc, en la poussant, puisse entrer et sortir à volonté.

Fenêtres. — Dans les étables des grands animaux, des fenêtres sont utiles aux quatre murs afin de pouvoir, suivant les besoins et les saisons, ouvrir les unes pendant que les autres restent fermées. Si cela n'est pas possible, on les place indifféremment en avant, en arrière ou sur les côtés des animaux : cela dépend de la disposition générale et de l'exposition de l'étable.

Les fenêtres servent plus particulièrement à l'entrée de l'air et de la lumière. Elles sont ordinairement trop petites et ont le grand inconvénient de produire des courants d'air très vifs qui vont frapper directement les animaux, surtout si elles sont percées trop bas. Or, comme le fait remarquer Gayot, « l'aération n'est heureuse qu'autant que les courants qui la déterminent n'affectent pas les habitants d'une étable ; ils doivent en bénéficier sans la sentir ».

On atteint ce but en plaçant les fenêtres aussi près du plafond que possible. De cette façon, l'air traverse d'abord les couches supérieures de l'atmosphère de l'étable, s'échauffe à leur contact, descend ensuite, se mélange peu à peu aux couches inférieures et arrive ainsi sur les animaux d'une façon insensible.

Ce mode d'épuration de l'air n'a que des avantages. On le réalise en plaçant les fenêtres aussi haut que possible, en les faisant assez vastes et en leur donnant plus de largeur que de hauteur, au lieu de les disposer comme les ouvertures des chambres, lesquelles sont plus élevées que larges.

Les fenêtres que l'on doit préférer ont 1 mètre de haut sur 1m,50 de large environ. Elles sont rectangulaires ou en demi-cercle ; le châssis qui en forme la charpente est en fer ou en bois vitré. Il est assujetti à son arête inférieure au moyen de

deux charnières et s'ouvre par conséquent de dehors en dedans et de haut en bas au moyen de deux poulies et d'une
corde (fig. 9).

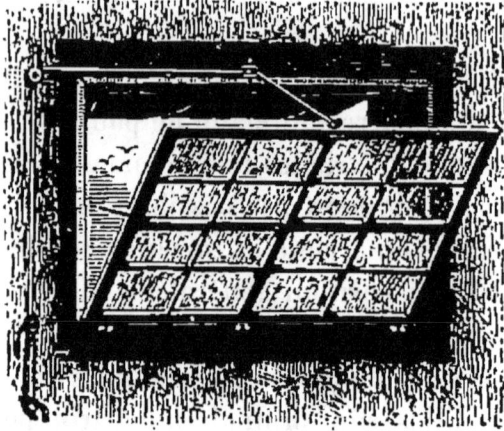

Fig. 9. — Fenêtre d'écurie vue à l'intérieur.

Ce genre de fenêtres permet de régler, de graduer à volonté
l'entrée de l'air, de façon que la température intérieure

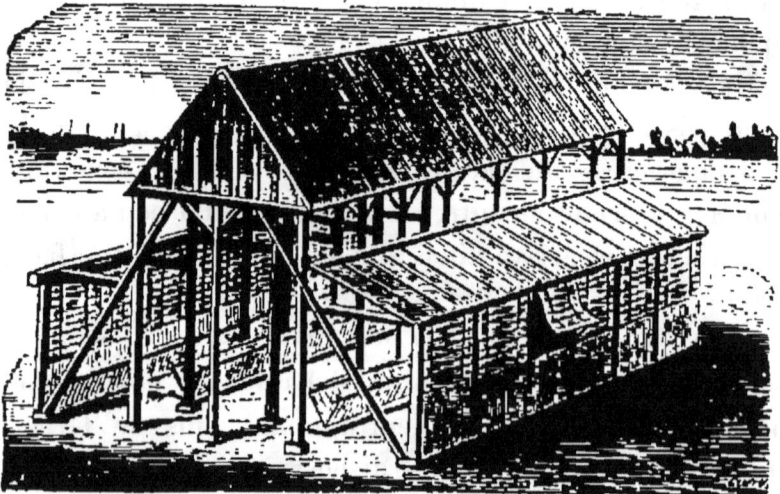

Fig. 10. — Bergerie de Daubenton, munie de paillassons.

soit toujours à peu près la même. On obtient par ce moyen un
courant oblique de bas en haut et de dehors en dedans tout à
l'avantage des animaux, au lieu de l'avoir horizontal et dangereux par temps, comme avec le système ordinaire.

Pendant les fortes chaleurs on peut abaisser le châssis, le laisser reposer sur le mur et le remplacer par des paillassons. La lumière est ainsi interceptée, ce qui empêche l'introduction des mouches, et l'air tamisé à travers le feutrage rend l'étable fraîche et salubre.

Pendant l'hiver ces paillassons clairs de l'été peuvent être remplacés par d'autres plus épais, en même temps que l'on tient le châssis relevé.

Notons que, dans les *bergeries* surtout, ces paillassons ou des châssis portant des lames de persiennes sont préférables aux volets pleins. « Il faut, dit Daubenton, donner beaucoup d'air aux moutons ; ils sont mieux logés dans les étables ouvertes (fig. 10) que dans les étables fermées, qui trop souvent ne sont pour cette espèce qu'un cloaque infect ou une étuve malsaine. »

§ 7. — *Ameublement.*

Sous ce titre, nous allons examiner les *mangeoires*, les *râteliers*, les divers *modes d'attache* et de *séparation*.

I. **Mangeoires.** — On leur donne des formes et des dimensions spéciales suivant l'espèce à laquelle elles sont destinées.

MANGEOIRE DU CHEVAL. — Elle doit avoir $0^m,30$ de profondeur, de $0^m,35$ à $0^m,40$ d'ouverture supérieure, et aller en diminuant vers le bas, où elle doit présenter $0^m,10$ de moins environ. La hauteur de son bord supérieur doit mesurer $1^m,20$ pour les animaux de taille moyenne.

Les mangeoires sont ordinairement en bois ; elles devraient être divisées en compartiments, de façon que chaque cheval eût le sien. Celles en pierre ou en fonte émaillée (fig. 11) présentent cet avantage. Elles sont aussi plus solides et surtout plus dures que les premières, ce qui prédispose moins les animaux au tic ; enfin elles sont plus faciles à nettoyer.

MANGEOIRE DES BŒUFS. — Le râtelier manque souvent aux étables de l'*espèce bovine* : la mangeoire ou *crèche* doit alors

suppléer le râtelier. A cet effet, on lui donne plus de largeur
(0ᵐ,50 à 0ᵐ,80 environ) et on l'élève de 0ᵐ,40 en moyenne au-
dessus du sol. C'est un tort de laisser vide le dessous de la
crèche : ces espaces sont difficiles à tenir propres, et les animaux en se couchant peuvent s'y prendre la tête avec les cornes
et se livrer pour se dégager à des efforts souvent dangereux.

Une mauvaise habitude consiste à élever considérablement
la mangeoire et à placer dans le bas une marche de 10 à
15 centimètres afin que les animaux puissent atteindre à leur
nourriture. Cette construction vicieuse ne sert, comme nous

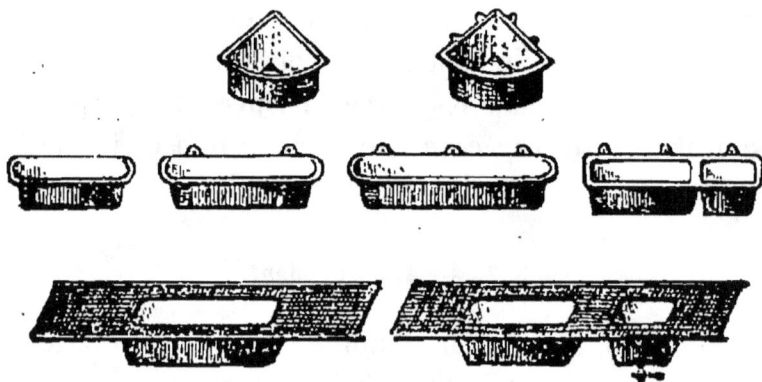

Fig. 11. — Mangeoires en fonte émaillée.

l'avons dit, qu'à fausser les aplombs, à produire des avortements ou des renversements de vagin et de rectum.

Ici la séparation de la crèche en compartiments est surtout
utile, car les bêtes bovines aiment à manger lentement,
tranquillement, sans être interrompues par les voisines.

MANGEOIRES DES BERGERIES. — Elles sont fixes ou mobiles.
Quoi qu'il en soit, leur hauteur au-dessus du sol ne doit pas
dépasser 25 centimètres.

MANGEOIRES DES PORCHERIES OU AUGES. — On en fait de bien
des sortes et avec des matériaux très divers. Qu'elles soient
en bois, en pierre, en briques ou en béton, les auges doivent
être lisses, unies, au moins sur leur surface intérieure, légèrement concaves au fond, à angles arrondis, et avoir des

dimensions en rapport avec le nombre et la taille des animaux.

La meilleure disposition est la suivante : l'auge est placée
en avant et en dehors de la loge ; elle porte un couvercle à
charnière incliné en forme de toit. On la sépare de la loge par
une cloison verticale percée d'une ouverture qui permet le
passage de la tête de l'animal au moment des repas. Un volet
mobile qui glisse de haut en bas par les côtés, sur deux cou-
lisses, ferme cette ouverture. Une cheville placée dans le haut
maintient le volet lorsqu'il est abaissé, et le soutient quand il
est relevé. On peut ainsi nettoyer
l'auge à loisir et y déposer ensuite les
aliments sans être inquiété par les
agitations et les mouvements d'impa-
tience de la bête : on n'a pour cela
qu'à laisser tomber le volet et à relever le couvercle. Au moment où l'on
veut permettre à l'animal de prendre
son repas, on n'a plus qu'à laisser
tomber le couvercle et à relever le
volet.

Un système de ce genre, mais perfectionné, est le suivant : le fond est
demi-cylindrique ou demi-elliptique
(plus ou moins creux) ; le haut est un
quart de cylindre ouvrant à volonté

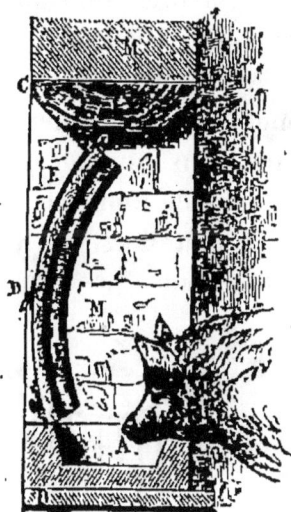

Fig. 12. — Auge à porc,
à volet concave.

à l'intérieur ou à l'extérieur (fig. 12). Avez-vous à nettoyer ou
à remplir l'auge ? Vous relevez la partie tournante qui s'abat
à l'intérieur tout en laissant l'extérieur ouvert. Le service
achevé, en un clin d'œil l'auge est du même coup rouverte à
la bête et fermée au dehors. On fait ces auges en tôle galvanisée, avec ou sans compartiments.

Avec ce système, on n'est pas obligé d'aller piétiner le
fumier de la loge, ce qui n'est pas agréable, et de respirer une
odeur qui n'est pas des plus suaves.

Chaque porc devrait avoir son auge particulière. Lorsque plusieurs mangent dans une auge commune, leur voracité entraîne des disputes et les plus forts s'approprient une partie de la ration des autres. C'est pour cela qu'il importe de diviser l'auge en autant de compartiments qu'il y a de porcs dans la même loge, afin que chacun mange sa part sans être tourmenté. Les morceaux de bois ou de pierre qui servent à cet effet ne doivent pas descendre jusqu'au fond pour que la nourriture puisse être mélangée. On complète ces séparations en fermant le côté intérieur de l'auge avec une planche percée d'ouvertures suffisamment grandes pour que chaque porc puisse passer aisément la tête.

Avec cette disposition, les animaux mangent tranquillement et ne cherchent pas à voler la nourriture de leurs voisins, sans compter qu'ils ne peuvent pas patauger dans l'auge et salir de fumier les aliments.

II. Râteliers. — RÂTELIERS DES ÉCURIES. — Ils sont en fer ou en bois. Les premiers forment des espèces de corbeilles

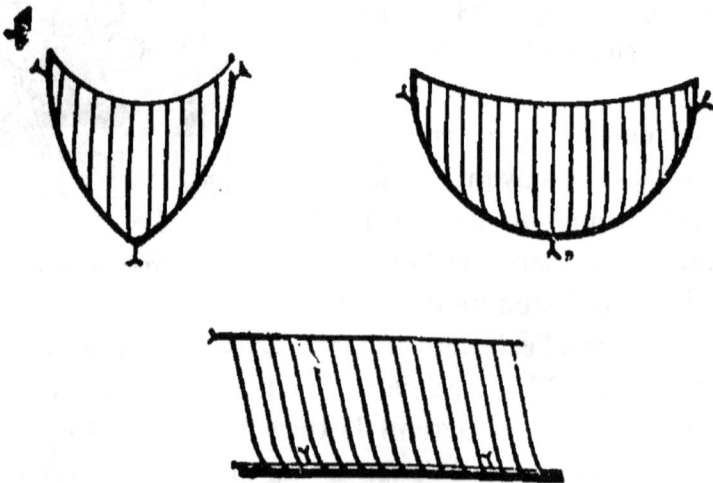

Fig. 13. — Râteliers en fer.

fixées aux murs et ne servent que pour un seul animal (fig. 13). Ils retiennent moins la poussière que les râteliers en bois.

Ces derniers, en forme d'échelle, sont les plus répandus, à

cause de leur prix peu élevé et conviennent plutôt pour l'alimentation en commun.

En somme, les uns n'ont pas d'avantage bien marqué sur les autres.

Les râteliers, quels qu'ils soient, doivent être presque droits et non fortement inclinés comme ils le sont généralement. On ne doit pas non plus les faire toucher au mur par leur bord inférieur, il faut qu'ils en soient distants de 8 à 10 centimètres. De cette façon les chevaux prennent aisément les fourrages et ne sont pas incommodés par la poussière et les débris qui tombent.

Le râtelier, pour un *cheval* de moyenne taille, sera placé à 20 centimètres au-dessus de la mangeoire; sa hauteur sera de 45 à 50 centimètres et ses barreaux auront entre eux 10 à 12 centimètres de distance. Avec cet écartement les fourrages les plus grossiers peuvent être extraits sans difficulté, surtout si les barreaux sont cylindriques et mobiles.

« Il ne faut pas perdre de vue que les râteliers placés à une trop grande élévation du sol donnent à l'encolure une attitude défectueuse et peuvent exagérer, chez les jeunes sujets qui y sont disposés, l'imperfection assez grave qu'on nomme *porter au vent*. Les poulains élevés devant des râteliers convenablement établis prennent de l'élégance dans l'avant-main et *portent beau*. L'encolure se déforme au contraire chez ceux que l'on astreint à prendre leurs aliments dans des mangeoires et à des râteliers posés trop bas ou trop inclinés (1). »

RATELIERS DES BŒUFS. — Dans certaines régions de la France, le Limousin et la Bretagne, par exemple, les étables des *bêtes bovines* n'ont point de râteliers.

Les fourrages sont déposés sur une espèce de table en maçonnerie ou en bois qui prolonge la crèche en avant, et dont elle est séparée par une cloison pleine que l'on nomme *cornadis*, percée d'autant d'ouvertures qu'il y a d'animaux

---

(1) Gayot, *loc. cit.*

(fig. 14 et 15). Ces ouvertures ont 40 centimètres de largeur sur 60 centimètres de hauteur. Au moment du repas, chaque

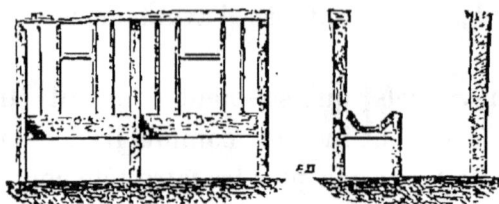

Fig. 14. — Cornadis à claire-voie des étables bretonnes.

animal passe adroitement sa tête par l'ouverture qu'il a en face, mange à sa faim sans être interrompu par ses cama-

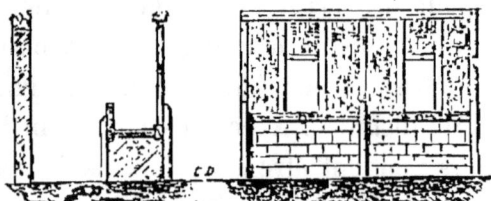

Fig. 15. — Cornadis de Grand-Jouan, profil et face.

rades et se retire ensuite du cornadis pour ruminer tout à son aise.

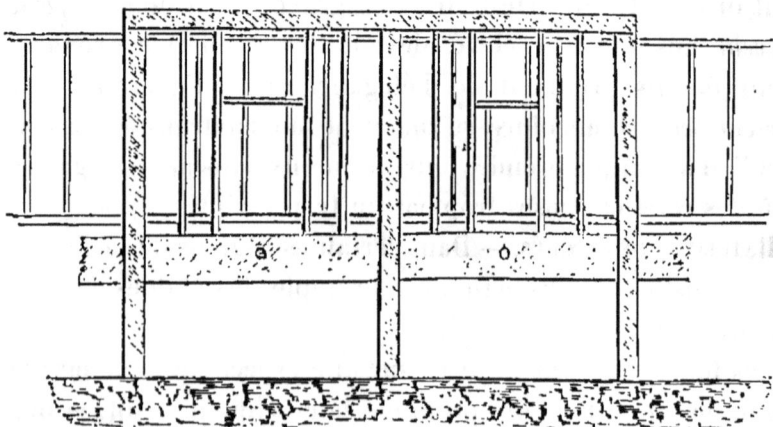

Fig. 16. — Cornadis avec claire-voie mobile.

La table communique souvent avec le corridor qui sert à la distribution des aliments, ce qui dispense de passer entre les animaux pour leur servir les rations.

La cloison ci-dessus peut être remplacée par des soliveaux qui vont de la mangeoire au plafond et qui forment des ouvertures en tout semblables aux précédentes.

On peut, dans les deux systèmes, adapter une claire-voie mobile (fig. 16 et 17), qui sert à fermer et à ouvrir le cornadis à volonté.

Hors les cornadis, les râteliers-échelles en bois sont les seuls dont on se sert pour l'espèce bovine. On les place légèrement inclinés à 20 centimètres environ au-dessus de la mangeoire. L'écartement des barreaux est de 12 à 15 centimètres.

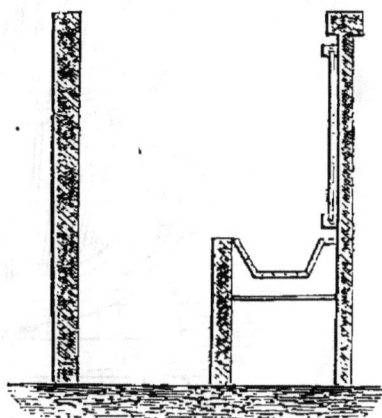

Fig. 17. — Coupe d'un corna is avec claire-voie mobile.

Crèche des bergeries. — Elle se compose à la fois du râtelier et de l'auge, rassemblés sur un seul appareil. Elle est simple ou double, fixe ou mobile. Lorsqu'elle est double (fig. 18), une cloison médiane permet

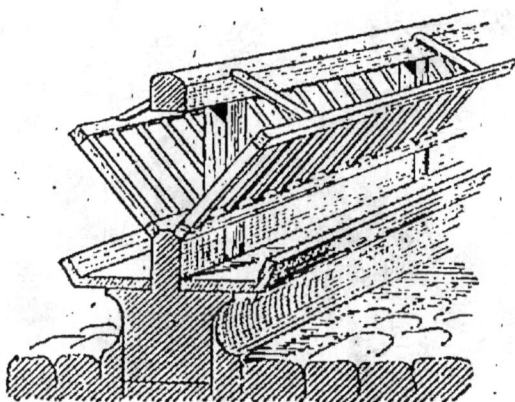

Fig. 18. — Râtelier double.

d'affourrager de chaque côté d'une manière différente, ce qui peut avoir son avantage si la crèche sert en même temps de

moyen de séparation. On fait aussi des crèches circulaires
qui ne sont pas les moins recommandables (fig. 19).

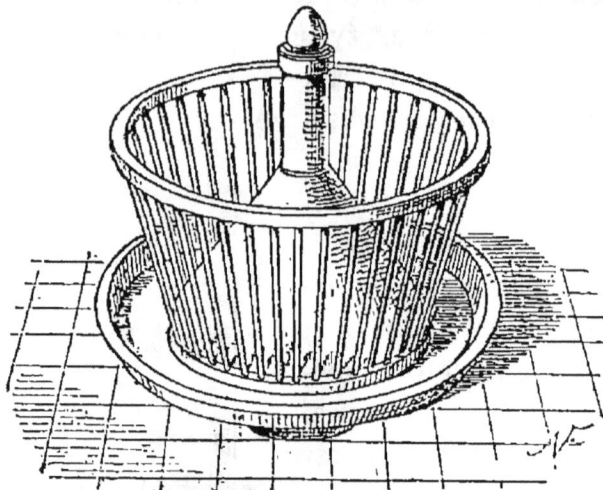

Fig. 19. — Râtelier circulaire.

III. Modes d'attache.— ATTACHE DES CHEVAUX. — Ordinairement on attache les *chevaux* à la mangeoire. A cet effet,

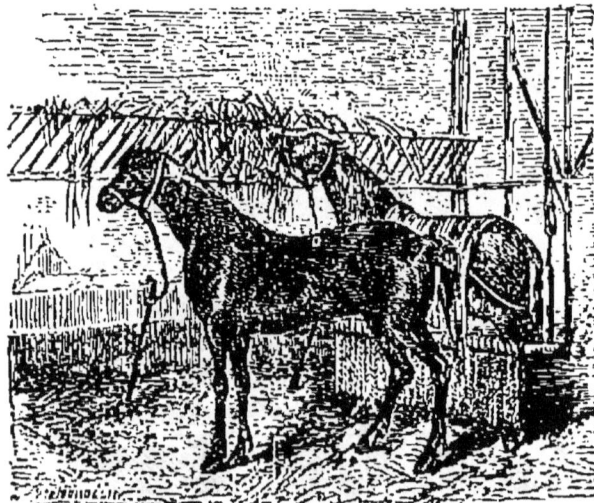

Fig. 20. — Chevaux attachés par une longe dont l'anneau glisse dans une barre de
fer fixée au sol, et mangeoire séparée par une barre de bois bien établie.

celle-ci est munie d'anneaux en fer dans lesquels glisse la
longe du licol, dont l'extrémité est enroulée et nœud ou

porte un billot de bois. Ce système, quoique le plus usité, amène souvent des enchevêtrures. On évite cet accident en raccourcissant la longe, mais alors l'animal ne peut laisser reposer sa tête sur la litière lorsqu'il est couché.

Il est préférable de fixer le bout de la longe à un anneau qui glisse le long d'une barre en fer allant de la mangeoire au sol (fig. 20). Dans les écuries où il y a beaucoup de chevaux, ce mode d'attache fait beaucoup de bruit; aussi on remplace la barre en fer par un madrier en chêne portant,

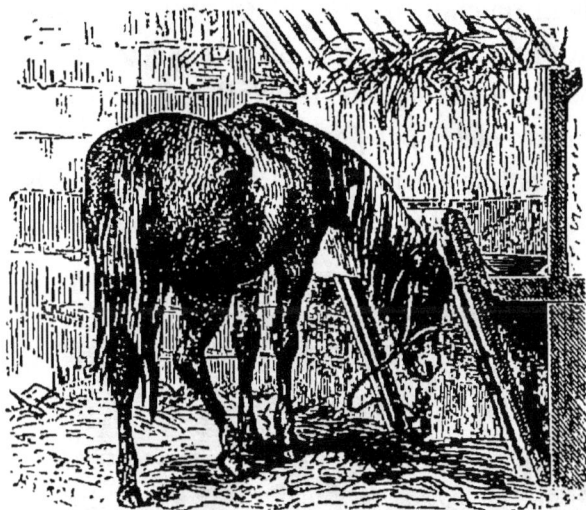

Fig. 21. — Cheval attaché par une longe glissant dans la rainure d'un madrier en chêne.

dans le milieu de son épaisseur, une rainure qui ne descend que jusqu'à 30 ou 40 centimètres au-dessus du sol. La longe passe dans cette rainure et porte un billot en bois à son extrémité (fig. 21). Ce mode d'attache est le plus recommandable.

ATTACHE DES BÊTES BOVINES. — La manière d'attacher les *bêtes bovines* importe peu, ces animaux étant plus paisibles que le cheval, et par cela même moins sujets aux accidents. On emploie la chaîne ou tout autre moyen; l'essentiel est d'attacher solidement et assez court les animaux turbulents, pour qu'ils ne puissent pas tourmenter ou blesser leurs voisins.

IV. Séparations. — L'isolement des chevaux n'est pas tellement utile qu'on pourrait le croire : s'il garantit de certains accidents il en produit bien d'autres auxquels les écuries libres ne donnent pas lieu. Autant que possible, on doit laisser les chevaux vivre en commun : ils se familiarisent avec leurs voisins, s'habituent à la société et n'en sont que plus dociles. On ne doit séparer que ceux qui sont méchants, vicieux, ainsi que les poulinières, les étalons et les chevaux de luxe. L'isolement doit aussi se pratiquer dans les écuries où l'on change souvent de chevaux.

Les séparations sont *complètes* ou *incomplètes*. Dans la première catégorie nous trouvons les *stalles* et les *boxes*, dans la seconde les *barres* et les *bat-flancs*.

A. SÉPARATIONS INCOMPLÈTES. — *Barres.* — Le système de séparation le plus simple consiste en une barre en bois partant

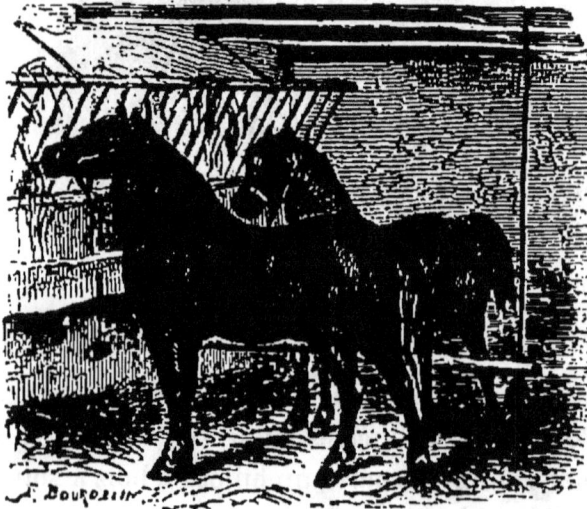

Fig. 22. — Chevaux séparés par une barre défectueuse, et attachés d'une manière non moins défectueuse.

de la mangeoire et suspendue au plafond par une corde (fig. 22). Pour que ce mode soit efficace, la barre doit être droite, s'élever en avant à la hauteur du coude, et en arrière au niveau du jarret. Malgré ces précautions, l'animal peut en ruant se la mettre entre les jambes et se blesser en faisant des efforts pour se dépêtrer. Aussi il importe que la corde du plafond soit attachée à la barre de façon à pouvoir la laisser tomber promptement : c'est pour cela que l'on emploie le nœud cou-

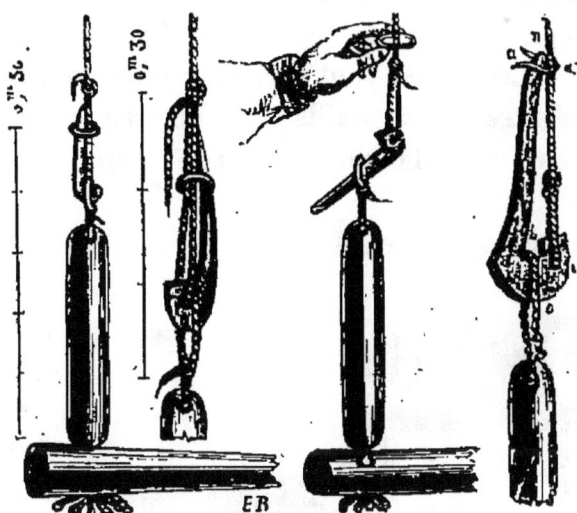

Fig. 23. — Sauterelles.

lant ou mieux les *sauterelles* (fig. 23). En principe, ces der-nières consistent en un crochet de bois cannelé placé à l'extré-

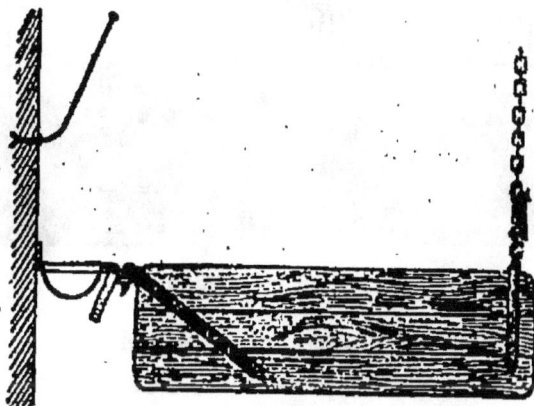

Fig. 24. — Bat-flancs.

mité de la corde et que l'on relève après l'avoir passé dans une ganse adaptée à la barre. Le crochet est maintenu dans cette position par un anneau assez gros qui glisse librement sur la corde du plafond. Avec cet appareil il suffit de relever l'anneau pour que la barre tombe.

Il existe encore des systèmes où l'animal peut se dégager par ses seuls efforts.

Bat-flancs. — Les barres sont parfois munies de paillassons, enveloppées de tresses de paille pour amortir les coups, ou remplacées par des planches que l'on nomme *bat-flancs* (fig. 24).

B. SÉPARATIONS COMPLÈTES. — *Stalles.* — Les stalles ne sont

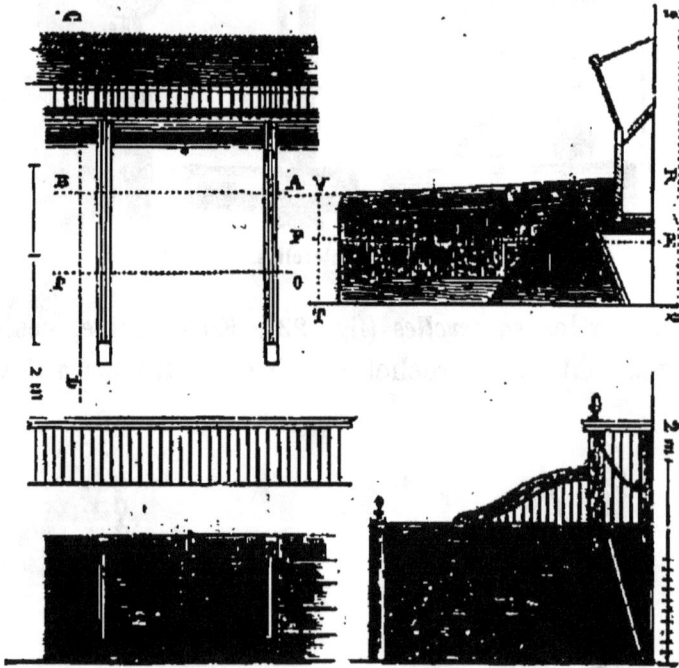

Fig. 25. — Stalles (d'après Gayot).

autre chose que des bat-flancs fixes et à grandes dimensions, c'est-à-dire des cloisons en planches s'élevant du sol à une certaine hauteur.

Appliquées aux *écuries*, elles ne servent à loger qu'un seul cheval (fig. 25 et 26). On doit leur donner alors les dimensions suivantes : 3m,50 de longueur, 1m,70 de largeur, 1m,40 de hauteur en avant de la mangeoire et 1m,20 en arrière. Généralement on les fait trop hautes et trop courtes. « Trop hautes, elles enterrent les chevaux, les empêchent de se voir et de

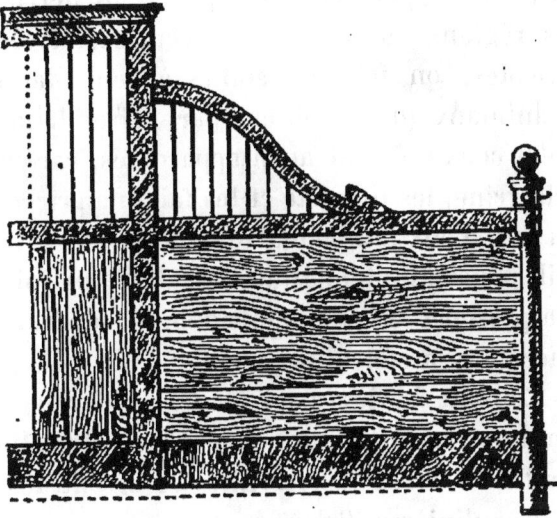

Fig. 26, — Autre stalle.

s'habituer les uns aux autres, ce qui exerce une mauvaise

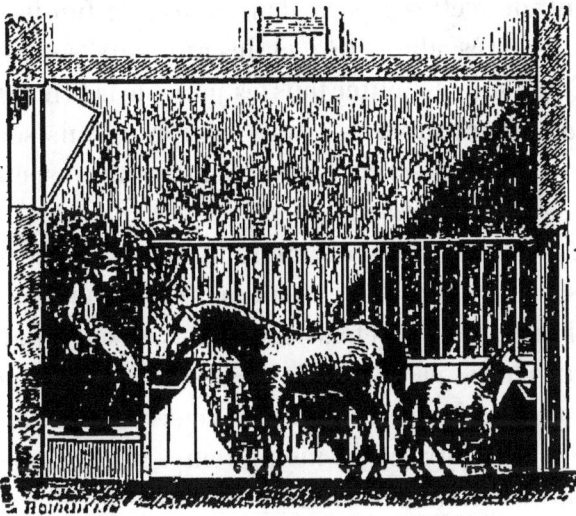

Fig. 27. — Coupe d'une boxe ouverte à l'extérieur, et derrière un couloir pour la distribution des aliments.

influence sur le caractère des animaux : trop courtes, elles ne protègent pas assez les chevaux, qui peuvent encore,

3.

en reculant, se frapper avec les pieds de derrière (1). »

Dans nos régions où les *bœufs* servent exclusivement aux travaux agricoles, on fait des stalles à deux places où l'on réunit les animaux qui travaillent par paire. Il faudrait se garder d'isoler ceux qui sont ainsi appareillés, car cette séparation les chagrine, les inquiète et les fait maigrir considérablement. Si l'un d'eux tombe malade, on doit le laisser à côté de son pareil, pourvu toutefois que la maladie ne soit pas contagieuse : la présence de son compagnon le distrait, le tranquillise et accélère la convalescence.

Boxes. — Ce sont des loges en planches, fermées de tous côtés, où l'animal reste le plus souvent sans être attaché. Les boxes doivent être assez vastes. Elles reçoivent les chevaux de luxe et les poulinières (fig. 27).

Les boxes constituent le meilleur logement pour les taureaux et autres *bêtes bovines* destinées à l'engraissement. Outre que ces demeures permettent la vie paisible que réclame le tempérament de cette espèce d'animaux, le fumier est de bonne nature, très abondant, et les animaux sont toujours propres, si l'on a soin d'ajouter tous les jours de la litière fraîche.

V. Meubles accessoires. — Nous comprendrons sous cette dénomination les *abat-foin,* les *crochets* pour suspendre les harnais et le *coffre à avoine.*

Abat-foin. — Situés ordinairement au-dessus de la tête des animaux, ils sont commodes en ce que l'on économise du travail pour affourrager. Toutefois il faut balayer souvent le pourtour de l'ouverture, parce que la poussière et les débris qui tombent du grenier peuvent irriter les yeux et les organes respiratoires des animaux, et en même temps rendre assez communes certaines maladies de la peau. Lorsque les étables sont bien aérées, il est bon de fermer les abat-foin par une trappe ou une botte de paille pour que les vapeurs du fumier n'aillent pas altérer les fourrages placés au-dessus, et pour ne

(1) Gayot, *loc. cit.*

pas établir des courants d'air nuisibles. Mais si le nombre de
portes et de fenêtres est insuffisant pour assurer le renouvellement de l'air, il vaut mieux laisser les abat-foin ouverts
pour qu'ils fassent l'office de ventilateurs.

CROCHETS. — Il faut se garder, si faire se peut, de suspendre
les harnais à des *crochets* fixés aux murs des écuries. L'humidité a pour effet d'attaquer le cuir et de le corroder ; les harnais
deviennent cassants et répandent une mauvaise odeur.

COFFRE A AVOINE. — Il ne doit pas non plus être à la portée
des miasmes provenant du fumier, à moins qu'il ne soit muni
d'un couvercle qui le ferme à peu près hermétiquement.

ARTICLE II. — AÉRATION.

On s'est attaché de tout temps à donner aux animaux une
bonne nourriture pour les conserver en bon état et réaliser le
plus de bénéfices possible. Mais il est un autre point non
moins important que l'on a négligé et que l'on néglige encore
trop souvent. Nous voulons parler de l'*aération*, encore appelée
dans la pratique *aérage* ou *ventilation*, et qui consiste à renouveler sans cesse l'air des étables pour qu'il soit toujours pur
et salubre.

Bien peu de cultivateurs se font une idée juste des avantages
d'une bonne aération, beaucoup la méconnaissent et n'en tiennent pas compte. Les sorciers ou les esprits malins auxquels
certains paysans trop crédules attribuent la mort de leurs animaux disparaîtraient bien souvent par le percement d'une
fenêtre bien établie ou par l'effet d'une simple cheminée
d'appel. Témoin le fait suivant (1) :

« Il vient de se passer, dans un village des environs, un fait
dont la moralité peut servir d'enseignement à certains cultivateurs. Un propriétaire dont l'étable regorgeait de bestiaux
voyait ses plus belles bêtes périr sans causes apparentes. Quelque méchant voisin, pensait-il, avait répandu la mort sur son

(1) *Journal de Belfort.*

étable, et pour conjurer les effets du maléfice, il avait eu recours aux prières et aux exorcismes. Mais Satan tenait bon et résistait victorieusement aux moyens qui ont d'ordinaire la vertu de le mettre en fuite. Toutefois, comme il est établi dans le code de la sorcellerie que le sort peut être levé par un sorcier plus puissant que celui qui l'a jeté, notre homme s'adressa à un rebouteur en réputation dans le pays.

« Le grand-prêtre de l'esprit du mal examina les lieux, traça des caractères cabalistiques sur les murs, et, après avoir récité quelques psaumes de la messe noire, il ordonna de pratiquer de petites ouvertures dans les endroits qu'il avait indiqués. « Cela fera de l'effet comme un emplâtre sur une jambe « de bois, » disaient les vieilles femmes ; le propriétaire croyait à une mystification et songeait déjà aux moyens d'esquiver le paiement de l'ordonnance. Mais, ô miracle! peu de jours après la cérémonie satanesque, un mieux sensible vint se manifester sur les bêtes de l'étable et arrêter les progrès de l'incrédulité. Le rebouteur continua ses simagrées avec l'onction et la conviction exigées, et ses malades revinrent à la santé, sans topiques, saignées ni purgations : bœufs, vaches et génisses gambadaient comme des prisonniers qu'on vient de rendre à la liberté.

« Le triomphe de la médecine du diable serait demeuré intact si un esprit fort, — il y en a partout, — n'avait cherché à se rendre compte du changement favorable survenu si vite dans l'état sanitaire des ruminants. Il reconnut que les animaux entassés dans l'étable manquaient d'air, et que les émanations délétères du fumier et des urines, jointes à cette cause capitale, y avaient développé la mortalité. Le rebouteur, en homme qui sait qu'une bonne hygiène vaut mieux que toutes les drogues du monde, avait, pour tout remède, fait établir des courants qui renouvelaient l'air ayant acquis des qualités nuisibles par un trop long séjour dans ce foyer d'infection. Et voilà comment, avec une étable saine, d'une aération facile, les cultivateurs peuvent devenir sorciers eux-mêmes, sans danger pour leur âme, mais avec profit pour leur bourse et augmentation de bien-être pour les compagnons de leurs travaux. »

Ce fait, et d'autres semblables que tout vétérinaire est à même d'observer, démontrent irréfutablement que l'aération exerce une influence des plus heureuses sur la santé et la prospérité des animaux.

Pourquoi l'air pur est-il si utile aux animaux? Par quels moyens doit-on leur assurer cet agent si précieux? C'est ce que nous allons examiner.

§ Ier. — *Utilité de l'aération.*

Le sang est un liquide destiné à nourrir les organes. Dans ce travail de nutrition intime, il se charge d'acide carbonique, gaz essentiellement irrespirable, et de vapeur d'eau. De rouge ou d'artériel qu'il était, il devient noir ou veineux, c'est-à-dire impropre à porter la vie dans les tissus avant de s'être revivifié. Cette rénovation a lieu dans le poumon par l'effet de la respiration.

En quoi consiste la respiration?

L'air est un mélange de deux gaz, l'oxygène et l'azote, dans la proportion de 21 parties du premier et de 79 du second. L'oxygène est le gaz réparateur du sang veineux, le gaz essentiel à la respiration ; — l'azote ne sert qu'à tempérer l'action de l'oxygène, lequel, s'il était pur, brûlerait les organes.

Cela étant donné, que se passe-t-il dans le poumon entre le sang et l'air? Le sang, contenant de l'acide carbonique et de la vapeur d'eau en excès, se débarrasse de ces principes à chaque mouvement d'expiration, et prend sur l'air neuf qui lui vient du dehors à chaque inspiration la quantité d'oxygène qui lui est nécessaire pour porter de nouveau la vie dans les divers organes. De veineux ou noir qu'il était, il devient ainsi rouge ou artériel (1).

(1) Les analyses de Lassaigne et de Boussingault ont prouvé que le

Mais pour que l'air atmosphérique puisse jouer efficacement le rôle qui lui est dévolu dans la machine animale, il ne doit pas s'éloigner sensiblement de la composition type citée plus haut. En dehors de cette condition essentielle, il cesse d'être respirable et n'est plus compatible avec l'état de santé.

Outre l'oxygène et l'azote, l'air renferme aussi de 2 à 6 dix-millièmes d'acide carbonique et de 3 à 12 millièmes de vapeur d'eau.

Lorsque la quantité d'acide carbonique répandu dans l'air est seulement de 1 à 2 centièmes, les animaux éprouvent du malaise, de la lourdeur, de l'abattement. Nous venons de voir la quantité considérable d'acide carbonique formée par la respiration; on comprend dès lors que les animaux altèrent des masses d'air, et que cet air doit être renouvelé suivant les besoins.

La vapeur d'eau est nécessaire parce que l'air trop sec irrite fortement les voies respiratoires et produit l'enchifrènement et la toux; — mais l'excès d'humidité peut également amener les mêmes affections en relâchant les tissus.

Là ne se bornent pas les altérations de l'atmosphère des étables. Il en est une surtout qui a de bien funestes conséquences et qui cependant passe souvent inaperçue: c'est celle qui survient dans l'air renfermé, *confiné* dans un lieu clos.

Un cheval de moyenne taille a besoin de 5 mètres cubes d'air pur par heure. Cette quantité suffirait si l'air expiré était évacué au fur et à mesure. Mais il n'en est pas ainsi: cet air se mélange avec l'air ambiant et le rend bientôt irrespirable, à tel point qu'il est démontré qu'un cheval pourrait à peine vivre une heure dans une atmosphère confinée du volume de 30 mètres cubes. D'après ce simple calcul, l'aération doit être établie de façon à pouvoir renouveler 30 mètres cubes d'air par cheval et par heure.

cheval consomme 200 litres d'oxygène environ par heure, et la vache 175 litres, et qu'ils produisent dans le même temps des quantités à peu près égales d'acide carbonique.

L'air d'une étable ne s'use pas seulement par la respiration des habitants; il s'use encore par les gaz fétides qui s'élèvent du fumier et de l'urine, par le produit de la sueur, et aussi par la chaleur qui se développe dans cette atmosphère putréfiée. Il se forme ainsi de la vapeur d'eau, de l'acide carbonique, de l'ammoniaque, du sulfure d'hydrogène, etc.

Ces gaz, tous irrespirables, sont mélangés à l'air; mais, plus légers que celui-ci, ils occupent d'abord les couches supérieures du local et s'y accumulent. Bientôt cette masse délétère, augmentant sans cesse de volume, empiète sur l'air encore salubre situé au-dessous et finit par le remplacer complètement.

Lorsque l'air est ainsi vicié au plus haut degré, la respiration devient pénible et incomplète, les digestions sont lentes et difficiles, la circulation est ralentie, le sang manque d'oxygène, la nutrition générale est imparfaite, les allures deviennent lourdes et embarrassées, la sensibilité s'émousse, les chairs perdent de leur consistance et les animaux maigrissent et s'étiolent, ou bien ils prennent une graisse jaunâtre, de mauvaise nature.

Tous ces signes de débilité ou de maladie se comprennent aisément: le sang est l'élément de la vie, il règle toutes les fonctions animales. S'il est pauvre, son altération se fera nécessairement sentir sur tous les organes et amènera infailliblement les désordres graves que nous avons énumérés.

Il est donc dangereux de clore les logements habités. Mais les locaux que l'on a laissés longtemps inhabités ne sont pas moins insalubres, car la légère couche de fumier qui tapisse le sol fournit des exhalaisons pernicieuses qui imprègnent les murs et le plafond, se logent dans toutes les fissures et répandent une odeur nauséabonde. Ces bâtiments doivent être soigneusement désinfectés et assainis avant d'y faire rentrer les animaux; ainsi, on blanchira les murs à la chaux, on enlèvera du sol la première couche de terre, on lavera les mangeoires et les râteliers à l'eau bouillante et on laissera pendant deux ou trois jours portes et fenêtres ouvertes.

Est-ce à dire que l'infection des étables fermées soit toujours aussi complète et aussi funeste que nous venons de le voir? Non, l'air se renouvelle forcément plus ou moins, soit par les fentes des ouvertures, soit par suite du va-et-vient que nécessitent les besoins du service. Pendant la journée, on ouvre par intervalles les portes et les fenêtres, des courants s'établissent momentanément, ce qui fait que l'air se purifie en partie.

D'autre part, les animaux qui séjournent dans ces locaux non aérés n'arrivent que rarement au degré extrême de consomption que nous avons décrit : c'est un effet de l'habitude. Les organes, acclimatés pour ainsi dire dans ce milieu, sont préservés dans une certaine mesure. Mais toujours est-il que les gaz délétères qu'ils respirent ont sur eux une action nuisible qui les mine lentement, malgré les apparences de la santé.

L'exposé qui précède nous amène à ces conclusions :

1° L'air pur est l'agent essentiel de toutes les fonctions de l'économie;

2° L'air des étables s'use par la respiration, par la transpiration insensible de la peau et par les émanations du fumier;

3° Cet air ainsi vicié exerce une action malfaisante et continue sur tous les rouages de la machine animale.

Donc, il importe d'éviter cette cause permanente d'insalubrité, en faisant pénétrer dans les habitations l'air du dehors en quantité suffisante et par des moyens spéciaux.

§ 2. — *Moyens d'aération.*

L'aération des habitations des animaux se fait : 1° par les portes et les fenêtres; 2° par les barbacanes et les ventilateurs :

1° **Portes et fenêtres.** — Voir page 27.

2° **Barbacanes. — Ventilateurs.** — Dans les étables de nos

campagnes, les portes et les fenêtres servent seules au renouvellement de l'air; elles suffisent d'ailleurs lorsqu'elles sont
bien disposées et en assez grand nombre. Mais lorsqu'il n'en
est pas ainsi, ce qui se voit assez fréquemment, elles sont loin
de fournir une aération parfaite; l'air des parties basses de
l'étable n'est qu'imparfaitement renouvelé par les courants
supérieurs, sans compter que ces ouvertures doivent être
tenues fermées pendant les fortes chaleurs ou les grands froids.

Ces inconvénients, sans être bien sérieux, n'existent pas
lorsque les habitations sont pourvues d'*appareils de ventilation*.
Ces appareils sont surtout utiles dans les locaux bien peuplés
où la dépense d'oxygène est considérable; — dans les vieilles
étables où l'air du dehors ne peut pénétrer que par des baies
étroites; — et dans celles que l'on ne peut aérer par d'autres
moyens. On peut s'en passer dans les habitations bien situées,
bien orientées, où le purin ne séjourne pas, et dont les fenêtres peuvent s'ouvrir de temps en temps.

Les appareils de ventilation constituent le mode d'aération
le plus perfectionné. Ils fonctionnent par système d'appel.
Leur application est basée sur la différence du poids de l'air à
divers degrés de température. L'air qui a servi à la respiration, chargé de vapeur d'eau et plus chaud que l'air ambiant,
s'élève et tend à s'échapper par les issues que l'on a ménagées
dans la partie supérieure de l'habitation. Cet air est remplacé
au fur et à mesure par l'air neuf du dehors, poussé qu'il est
par la pression atmosphérique.

Partant de ce principe, la ventilation consiste à pratiquer
dans le haut des ouvertures nommées *ventilateurs* ou *cheminées d'appel*, pour la sortie de l'air chaud vicié par la respiration et les produits de décomposition.

Le remplacement de cet air a lieu, avons-nous dit, par l'effet
de la pression atmosphérique. Il peut s'effectuer, soit par les
fentes des portes et des fenêtres, pendant le va-et-vient du
service, soit par des ouvertures spéciales appelées *barbacanes*.
Le premier mode suffit généralement. Quant aux barbacanes,

ce sont des ouvertures de 10 à 15 centimètres de côté, situées au bas des étables, un peu au-dessus du sol, et munies d'une fermeture à coulisse qui permet d'activer ou de modérer la ventilation. Elles assurent dans une large mesure l'entrée de l'air extérieur, mais on leur reproche de produire des courants brusques et par conséquent nuisibles. Il ne faut donc pas les percer en face des animaux.

Les ventilateurs en forme de cheminées, dont on se servait autrefois, construits en planches bien jointes allant du plafond au toit, plus larges en bas qu'en haut, donnent lieu à un courant descendant à côté du courant ascendant, et les vapeurs qui tendent à s'élever se condensent et retombent en gouttelettes dans l'étable.

On évite cet inconvénient en ne donnant pas un trop grand diamètre à l'extrémité supérieure du tuyau. Gayot admet que les dimensions de ce diamètre doivent varier suivant que le ventilateur est en bois ou en métal. Il recommande les suivantes pour les ventilateurs cylindriques à extrémité libre :

	S'il est en bois.		S'il est en tôle ou en zinc.	
0m,17 pour une écurie de	4 chevaux,	et pour une de	5 chevaux.	
0m,19 —	5	—	7	—
0m,22 —	6	—	9	—
0m,25 —	8	—	12	—
0m,27 —	10	—	14	—
0m,30 —	12	—	17	—
0m,33 —	14	—	21	—

Ce que nous venons de dire pour les chevaux s'applique pour un nombre égal de bêtes bovines.

Il est préférable cependant d'augmenter le nombre de ventilateurs à petit calibre, parce que ceux à grand diamètre présentent les inconvénients des simples cheminées d'appel.

D'après Gayot, il faut autant de ventilateurs que le comporte un espacement égal au double de la hauteur de l'étable. Ainsi, pour une étable de 3 mètres de hauteur il faudra un seul ventilateur, si elle a moins de 6 mètres de longueur; deux pour une longueur de 6 à 12 mètres, et 3 pour une longueur de 12 à 18 mètres.

Pour que l'aération soit partout uniforme, on ne doit pas placer les ventilateurs aux extrémités des étables, ni trop près des portes et des fenêtres, mais bien au centre de la masse d'air à épurer.

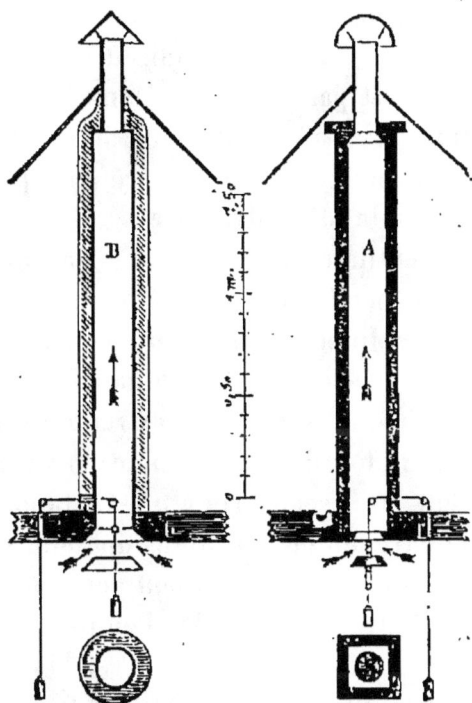

Fig. 28. — Ventilateur en bois (d'après Gayot).

Fig. 29. — Ventilateur en zinc entouré d'une enveloppe de terre glaise (d'après Gayot).

Voyons maintenant quelles sont les règles à suivre pour la construction des ventilateurs :

On peut les faire en bois ou en métal. *En bois* (fig. 28), on leur donne la forme carrée, comme étant la plus simple, ou la forme polygonale. Il faut que les planches aient 3 centimètres d'épaisseur au moins, et qu'elles soient enduites sur leurs deux faces d'une couche de goudron pour qu'elles soient moins perméables et se conservent mieux. Le diamètre inférieur doit être double de celui de l'orifice supérieur; la cheminée a ainsi une forme pyramidale. Enfin, pour favoriser le tirage, l'orifice supérieur doit être cylindrique sur une longueur de 8 à 10 centimètres, et non percé en mince paroi.

Les deux dispositions qui précèdent s'appliquent également aux ventilateurs *en métal* (fig. 29). Ces derniers doivent être à coupe circulaire, et recouverts à l'extrémité d'un mélange de terre glaise et de paille hachée. Sans cette précaution, la colonne d'air qui les traverse se refroidirait et le tirage en serait diminué. Cela n'est pas à craindre dans les cheminées en bois, celui-ci étant mauvais conducteur de la chaleur. — La tôle s'oxyde facilement; on doit lui préférer pour cette raison le zinc laminé ou la tôle galvanisée.

La longueur des ventilateurs n'a pas une grande importance ; leur efficacité dépend surtout des dimensions relatives données à leurs orifices. Inférieurement, on peut à volonté les faire sortir, soit au tiers, soit au quart de la hauteur du grenier, soit encore au plafond, mais leur extrémité supérieure doit toujours dépasser le toit d'un demi-mètre environ.

Cette extrémité doit être recouverte à une certaine hauteur d'un chapeau à diamètre double au moins de celui du tuyau et dont les bords descendent suffisamment pour empêcher la pluie et les vents de s'introduire dans la cheminée.

Afin d'activer ou de modérer le tirage, il est bon d'adapter à l'ouverture inférieure une soupape que l'on ferme ou que l'on ouvre suivant les besoins.

ARTICLE III. — ENTRETIEN.

§ 1er. — *Réparations.*

Une fois que les étables sont bien aménagées sous le triple rapport de la construction, de l'aération et de l'ameublement, le propriétaire a tout intérêt à les entretenir en bon état et à faire effectuer les réparations en temps et lieu, au fur et à mesure que les dégradations viennent à se produire. Ces dégradations, si minimes qu'elles soient tout d'abord, ne font que croître pour peu qu'on néglige de les réparer ; elles augmentent avec le temps et en amènent d'autres plus considérables. Et si dans les premiers temps on eût pu remédier à peu de frais aux dégâts survenus, il faut ensuite des dépenses relativement énormes que le budget de l'agriculteur ne supporte pas toujours sans une certaine gêne.

Gayot donne à ce sujet des conseils judicieux que nous transcrivons textuellement : « Obstruez, dit cet auteur, fermez aujourd'hui la gouttière qu'a faite hier un coup de vent, qu'a produite en temps calme une course de chats en goguette ; resserrez le gond de ce volet mal assujetti, que la tempête a ébranlé ; redressez cette clef maladroitement touchée au passage par un cheval effrayé au sortir de l'écurie ; fixez à sa place la planche que la perte d'un clou a détachée de sa voisine..... ; remplacez par un carreau neuf celui qui vient d'être brisé ; faites tout cela et bien d'autres choses encore à mesure que se présente le besoin, et votre peine ne sera pas perdue.

« Laissez au contraire pendant trois mois pendre cette porte au seul gond qui la tienne ; remplacez le carreau de verre par la feuille de papier, et le mastic tombé par la pâte ; substituez au crochet ou à la planche de ce volet la cheville et la ficelle, qui céderont au moindre effort du vent, et vous verrez si, dans un intervalle de dix-huit mois à deux ans, vous n'êtes pas forcé de renouveler croisées et volets, ou même de rétablir jusqu'aux montants des portes. »

§ 2. — Propreté.

Rien ne coûte moins cher que de tenir propres les étables et les meubles qui y sont renfermés, et rien n'exerce une plus heureuse influence sur la conservation de la santé des animaux.

Pourquoi donc laisse-t-on les moisissures sur les murs, les toiles d'araignées aux plafonds, la poussière et les restes des

repas sur les râteliers et les mangeoires ? Pourquoi laisse-t-on
le purin croupir sous les pieds des animaux ? Que ce soit par
négligence, par paresse ou par économie mal comprise, on
n'en est pas moins coupable et les animaux n'en ressentent
pas moins les mauvais effets de la malpropreté.

Ainsi le fumier et le purin salissent la peau, engendrent des
crevasses aux paturons et rendent la corne molle. En outre, si
les urines ne peuvent s'écouler, la litière est humide et les
animaux en se couchant contractent des fluxions de poitrine
ou autres maladies graves. Les poussières qui tombent du grenier à foin à travers les joints du plafond occasionnent des
maladies des yeux et de la peau. Les moisissures et le sal-
pêtre détériorent les murs. L'air, corrompu par l'effet de ces
diverses causes réunies, affaiblit les animaux, corrode les
harnais et oxyde les ustensiles qui se trouvent à portée.

L'énumération de ces inconvénients ne suffit-elle pas pour
engager les cultivateurs à entretenir la propreté sur tout ce
qui entoure les animaux ?

Ainsi les murs doivent avoir une surface unie, au moins du
côté de l'intérieur de l'étable. On doit les tenir proprement et
les blanchir à la chaux de temps en temps, afin de faire disparaître les traces de l'humidité et des exhalaisons méphitiques qui pourraient s'y déposer. Il faut aussi veiller à ce que
les rats ne puissent se loger dans leur épaisseur; ils répandent
une mauvaise odeur et entassent dans leurs retraites des brins
de paille et de foin qui servent parfois d'agents de contagion.

Les mangeoires, les crèches et les auges seront nettoyées
souvent et vidées avant chaque repas; les râteliers et les plafonds soigneusement balayés, le sol lavé chaque fois que l'on
enlèvera le fumier, etc.

Ces divers soins de propreté exigent, il est vrai, un peu de
temps et de travail, mais en revanche les animaux se portent
mieux, leur poil est lisse et luisant, ils sont vigoureux et pros-
pères et constituent toujours pour le cultivateur une source
sûre de bénéfices.

§ 3. — *Litière*.

La litière est la couche de matière molle, spongieuse et sèche qu'on met sur le sol des étables pour que les animaux ne se blessent pas en se couchant et qu'ils puissent se reposer à leur aise. Elle les préserve en outre du contact de l'humidité du sol, absorbe les déjections liquides et garantit de l'usure la corne des pieds.

Matières employées pour faire la litière. — Les pailles creuses de blé, de seigle, d'avoine et d'orge retiennent bien les excréments et sont communément employées en litière.

Viennent ensuite, à défaut de celles-ci, les fanes de fèves, de maïs, de lentilles, de pois, de sarrasin et de colza.

Les fougères femelles, les balles de céréales, les feuilles d'arbres sèches, les bruyères, les carex et autres plantes des marais, la sciure de bois, les cendres, etc., peuvent aussi être utilisées.

Entretien de la litière. — La litière doit être assez abondante pour que les animaux ne soient pas salis par les déjections ni incommodés par les émanations du fumier. On doit toujours chercher à obtenir une putréfaction sèche et non une putréfaction humide. On arrive à ce résultat en enlevant le fumier dès que la litière est tellement saturée d'humidité qu'elle ne peut plus absorber de nouvelles déjections.

Il n'est pas utile, pour entretenir la salubrité des étables, d'enlever la litière tous les jours. Ce procédé, mis en pratique pour les écuries de luxe, serait onéreux et irréalisable dans beaucoup de fermes où l'on ne peut pas disposer de grandes quantités de paille et autres succédanés. Mais il ne faut pas non plus la laisser pourrir sous les pieds des animaux, comme on le fait trop souvent: cela nuit à la santé et occasionne une déperdition d'engrais.

Le mieux est d'ajouter journellement une petite quantité de litière fraîche et de vider l'étable tous les douze ou quinze

jours, suivant que cette étable est plus ou moins sèche et plus
ou moins bien aérée ; — ou bien de ramasser les crottins et la
bouse tous les matins, en ayant soin de recouvrir de paille
sèche les endroits humides. De cette manière, on peut n'enlever le fumier qu'au bout d'un mois ou un mois et demi. On
met de côté la couche supérieure de paille encore fraîche
pour la faire servir de nouveau et on laisse la couche inférieure qui tapisse le sol et en couvre les inégalités. On économise ainsi la litière tout en évitant les causes d'insalubrité.

Pour confectionner ou arranger la litière, on ne doit se
servir que de fourches en bois. On s'exposerait, avec celles
en fer, à blesser les animaux, souvent par mégarde, et quelquefois aussi par un mouvement d'emportement irréfléchi. Il
est donc prudent de laisser ces instruments dangereux hors
des étables : s'ils ne sont pas à portée de la main, on n'est
pas tenté de s'en servir.

Il est difficile de fixer la quantité de litière que l'on doit
répandre dans les étables. Il en faut plus pour un sol inégal,
en terre ou en pierre, que pour une aire en bois. Il en faut
plus également pour les bêtes bovines et les porcs que pour
les chevaux et les moutons, les excréments des premiers étant
plus mous, plus liquides que ceux des seconds. La litière doit
être renouvelée plus souvent lorsqu'on nourrit les animaux
au vert, lorsque les fumiers ne sont enlevés que rarement,
ou qu'on veut laisser les engrais se former complètement dans
les étables.

Lorsqu'un animal tombe malade, un des premiers soins du
propriétaire doit être de lui faire une bonne litière pour qu'il
ne soit pas en contact avec l'humidité dans le cas où il vien-
drait à se coucher.

§ 4. — *Enlèvement des déjections.*

Lorsque les excréments et les urines des animaux restent
longtemps en contact avec la litière, il se produit une fermen-

tation, une putréfaction qui donne naissance à des gaz délétères, ammoniaque, acide sulfhydrique, etc., ainsi qu'à une certaine quantité d'humidité. Gaz et humidité sont également nuisibles à la santé des animaux.

De ce fait découle tout naturellement la règle suivante : *Les déjections ne doivent séjourner dans les étables que le moins longtemps possible.* On doit les enlever avant qu'elles ne deviennent pour les animaux un foyer d'infection.

Enlèvement du fumier dans les étables. — Dans certains endroits on n'enlève le fumier des *étables des bêtes bovines* qu'à de longs intervalles, sous prétexte d'augmenter ses propriétés fertilisantes. On le laisse s'accumuler sous les pieds des animaux jusqu'à ce qu'il forme une couche de 60 à 80 centimètres d'épaisseur. Ce procédé est à condamner : les animaux absorbent par les pores de la peau et les organes respiratoires la vapeur d'eau qui sature l'atmosphère de l'étable ; de plus, ils se salissent en se couchant, et de ce contact prolongé résultent souvent chez les vaches, tantôt des avortements, tantôt l'inflammation ou des ulcères aux mamelles.

Il serait préférable de mettre le fumier en tas dans la cour où il pourrait se former sans incommoder les animaux. Il nous semble cependant qu'on peut impunément le laisser dans l'étable pendant un certain temps lorsqu'il s'agit des bêtes bovines, en prenant les précautions suivantes : mettre souvent de la litière fraîche, installer une bonne ventilation, et faire écouler les urines au moyen d'une rigole à pente suffisante placée derrière les animaux. Cette rigole, si elle est trop profonde, est recouverte d'une grille et communique avec la fosse à purin située au dehors. Elle doit être nettoyée soigneusement tous les jours. Pour cela et pour l'entretien de la propreté en général dans les étables humides, on ne devra se servir de l'eau que le moins possible, pour ne pas ajouter à l'humidité de l'air et du sol.

Enlèvement du fumier dans les écuries. — La rigole à purin, nécessaire pour les étables des bêtes bovines, est moins utile dans les *écuries*, où l'enlèvement du fumier se fait d'habitude plus régulièrement.

Enlèvement du fumier dans les porcheries. — Les *porcheries* sont généralement mal tenues, et cependant le porc comme les autres animaux veut un air pur et aime à coucher au sec, comme le prouve son instinct de déposer les crottins dans un coin de la loge. Il lui faut donc une litière propre, fréquemment renouvelée.

Disons en passant que tout ce qui entoure le porc est généralement dans un état de malpropreté désespérante. Il est vrai que cet animal aime à se vautrer dans la boue et qu'il recherche les endroits humides pour s'y coucher. Mais, comme le dit Élie de Dampierre, « ce n'est pas la malpropreté et la boue qu'il recherche, c'est l'eau, l'eau propre qui semble comme indispensable à sa santé et qu'on n'a jamais soin de lui fournir ».

Enlèvement du fumier dans les bergeries. — Dans les *bergeries*, le fumier se forme par une sorte de putréfaction sèche, sans laisser de nappe liquide sur le sol. Aussi ne l'enlève-t-on que rarement, mais en revanche il faut une aération efficace, convenablement établie.

Enlèvement du fumier dans les poulaillers et clapiers. — Le principe du maintien de la salubrité a enfin sa raison d'être pour les diverses habitations des animaux de basse-cour. L'expérience a démontré en effet que la qualité de la viande fournie par le lapin et nos oiseaux domestiques est en raison directe de la pureté de l'air qu'ils respirent.

L'enlèvement du fumier constitue une véritable mesure de police sanitaire lorsqu'il s'agit d'assainir les étables infectées par les maladies contagieuses.

§ 5. — *Température.*

La température des étables doit varier suivant l'espèce des animaux et leur genre de production.

Température des étables. — Les *bêtes bovines* demandent des étables plutôt chaudes que froides. Une aération légère enlève les gaz malsains sans trop abaisser la température.

Pour les bêtes que l'on soumet à l'*engraissement* et pour les *laitières*, il faut que les étables soient chaudes, sans cependant que cette chaleur porte atteinte à la pureté de l'air.

La chaleur des étables a pour effet de stimuler les fonctions organiques; elle fournit en même temps un appoint pour l'entretien de la chaleur animale et contribue ainsi à diminuer la dépense d'aliments respiratoires.

Température des écuries. — Elle donne même au cheval une propension marquée à l'embonpoint, active la transpiration insensible de la peau et rend le poil lisse et brillant; en même temps les digestions se font vite et bien et la nutrition s'opère dans toute sa plénitude.

En Angleterre, on met les chevaux dans des écuries dont l'atmosphère est maintenue à une température relativement élevée. Pendant l'hiver on a même le soin de chauffer ces habitations au moyen de calorifères. Les chevaux ainsi calfeutrés perdent de leurs qualités et doivent être l'objet des soins les plus minutieux lorsqu'on les soumet au moindre exercice. D'ailleurs le cheval nous rend des services tout extérieurs qui l'exposent sans cesse à l'air libre et aux diverses intempéries. Il est donc plus rationnel d'admettre pour les écuries une température moyenne de 15° environ. Ce système trempe plus énergiquement les chevaux et les rend plus résistants que le système anglais.

Ajoutons qu'une écurie trop chaude est souvent remplie d'air de mauvaise nature lorsque cet air n'est pas épuré par un aérage suffisant.

Aussi nous ne saurions trop blâmer cette mauvaise habitude très répandue dans les campagnes, de boucher hermétiquement, pour la nuit surtout, toutes les ouvertures par lesquelles un souffle d'air frais pourrait s'introduire : le trou de la serrure et le seuil de la porte ne sont pas même oubliés. On confine ainsi les animaux dans une sorte de serre chaude, sans songer que cette chaleur est obtenue par le grand nombre d'habitants, la fermentation du fumier et l'absence complète de ventilation.

Ici cependant, comme en tout, l'excès serait un défaut. Par une aération trop active, on rendrait les étables froides. Or, nous l'avons dit, le froid exerce une action défavorable sur la formation des divers produits fournis par les animaux : chair, graisse, lait. Ce qui veut dire qu'on ne doit pas ouvrir en permanence portes et fenêtres, même pendant l'hiver, comme on l'a conseillé. Il est vrai que ce système serait préférable à l'occlusion complète des ouvertures, mais il vaut encore mieux s'en tenir à un juste milieu et faire en sorte que les étables ne soient ni trop chaudes ni trop froides.

On arrivera à bien régler la température en ouvrant ou en fermant les ouvertures en tout ou en partie, suivant les saisons, les heures de la journée et les variations du temps. On devra aussi tenir compte du degré de ventilation, de l'orientation du local, de ses dimensions, du nombre d'animaux qu'il sert à loger, des intervalles plus ou moins longs de l'enlèvement du fumier et de la nature de la litière que l'on emploie.

Température des bergeries. — Le *mouton* est protégé contre le froid par sa toison épaisse. Aussi il est avantageux d'activer l'aération des bergeries, à la condition cependant de ne pas l'exagérer.

Température des porcheries. — Le *porc* veut être tenu chaudement, ce qui d'ailleurs favorise son engraissement. Il en est de même pour les truies pleines ou nourrices. L'habitude de laisser coucher les porcs dans une cour pendant les nuits fraîches peut être la cause de diarrhées, de rhumatismes, d'angines et de vomissements.

Bonne litière dans les porcheries, et occlusion partielle des ouvertures sans cependant empêcher le renouvellement de l'air, telles sont les précautions à prendre pour entretenir une température douce dans ces habitations.

CHAPITRE II

ALIMENTS

On appelle *aliment* toute substance de nature quelconque propre à servir de nourriture.

Ce qui nourrit dans un aliment, ce n'est pas sa gangue, ce n'est pas sa masse entière, mais bien les principes azotés et hydrocarbonés qu'il renferme. Ces substances seules sont dissoutes par les sucs de la digestion, absorbées, assimilées, et deviennent parties constituantes de l'organisme. Les autres, qui forment la partie la plus volumineuse de l'aliment, sont rejetées sous forme d'excréments avec les résidus des sécrétions.

Il est des aliments qui traversent les voies digestives sans être altérés, parce qu'ils ont été insuffisamment mâchés : tels sont les grains d'avoine que l'on trouve intacts dans les crottins des chevaux. D'autres fois, les aliments ne sont qu'incomplètement digérés : ils ne cèdent alors à la nutrition qu'une partie des matières alibiles qu'ils contiennent. Cet effet survient lorsque les organes qui servent à la digestion sont malades, ou bien lorsque la ration prise par l'animal est trop considérable ou composée d'aliments trop grossiers.

Au point de vue de leur rôle dans la nutrition, les aliments ont été divisés en aliments *plastiques* et aliments *respiratoires*.

Les aliments *plastiques*, formés de matières azotées (fibrine, albumine, caséine, gélatine), ont été ainsi nommés parce que l'on pensait qu'ils présidaient exclusivement à l'accroissement des organes et à leur nutrition.

Les aliments *respiratoires*, composés de matières hydrocarbonées (mucilage, fécule, amidon), sont surtout brûlés par la respiration : leur décomposition en acide carbonique et en eau produit la chaleur animale.

Cette distinction est loin d'être parfaite, car les aliments

4.

plastiques interviennent dans la calorification, de même que
les aliments respiratoires concourent aussi à la nutrition des
organes.

C'est donc à tort que l'on a voulu baser la *valeur nutritive*
des aliments sur leur composition chimique, et l'on comprend
que, établies sur une telle donnée, les substitutions d'aliments
que l'on a essayées par esprit d'économie aient été parfois dé-
sastreuses. Car il ne suffit pas, pour qu'il soit nutritif, qu'un
aliment soit riche en azote, par exemple; il faut qu'il soit
digestible, c'est-à-dire qu'il puisse être facilement digéré. Cette
qualité est plus ou moins prononcée suivant l'espèce animale
que l'on considère : ainsi la viande, facilement digérée par le
chien, ne pourrait l'être dans l'estomac d'un herbivore.
Parmi ces derniers même, le cheval digère autrement que le
mouton : l'estomac du premier ne peut dissoudre les matières
coriaces, tandis qu'elles sont très bien attaquées par celui du
second.

Ce n'est que par l'expérimentation que l'on peut connaître
le degré de *digestibilité* d'un aliment chez les diverses espèces.
L'expérience de leur usage est donc le meilleur moyen d'arriver à une substitution rationnelle, économique, et à résultats
avantageux.

Si nous envisageons les aliments au point de vue purement
pratique, nous trouvons :

1° Les *aliments proprement dits* qui, après leur assimilation,
forment les éléments des tissus organiques et entretiennent
la chaleur animale ;

2° Les *boissons*, qui fournissent à l'économie l'eau qui lui
est nécessaire;

3° Les *condiments*, tels que le sel marin, le vinaigre, etc.,
que l'on mélange aux aliments pour en relever la saveur et en
faciliter la digestion.

Les caractères de ces trois classes ne sont pas toujours bien
tranchés, car certains aliments contiennent beaucoup d'eau et
peuvent être considérés aussi comme boissons, de même que

certaines boissons sont alimentaires. Nous adopterons cependant cette division comme étant la mieux appropriée au plan de cet ouvrage.

ARTICLE I. — ALIMENTS PROPREMENT DITS.

Nous comprendrons sous cette dénomination les *foins*, les *pailles* et *fanes*, les *céréales*, les *grains*, les *racines* et *tubercules*, les *résidus* et les *feuilles d'arbres*.

§ 1er. — *Foins.*

Les foins sont formés de plantes herbacées qui servent à l'alimentation des animaux sous forme de *fourrages verts* ou de *fourrages secs*.

On distingue celui des *prairies naturelles* et celui des *prairies artificielles*.

I. Foin des prairies naturelles. — On l'appelle encore *foin de pré, foin naturel*; il est composé de plantes variées et principalement de graminées fourragères, parmi lesquelles nous citerons :

Le Vulpin (*Alopecurus pratensis*), la graminée fourragère la plus précieuse par sa précocité et l'abondance de ses produits (fig. 30).

La Flouve (*Anthoxanthum odoratum*), qui donne au foin une odeur parfumée (fig. 31).

Les Paturins (*Poa pratensis, trivialis* et *annua*), qui donnent de bons fourrages et sont précoces (fig. 32).

Les Fétuques (*Festuca ovina, duriuscula, rubra* et *glauca*), qui réussissent sur les terrains ingrats (fig. 33).

L'Agrostis vulgaire (*Agrostis vulgaris*), dont le fourrage est fin et délicat (fig. 34).

L'Agrostis stolonifère (*Agrotis stolonifera*), qui croît dans tous les terrains (fig. 35).

Les Houlques (*Holcus mollis* et *lanatus*), qui forment le fond des meilleures prairies (fig. 36).

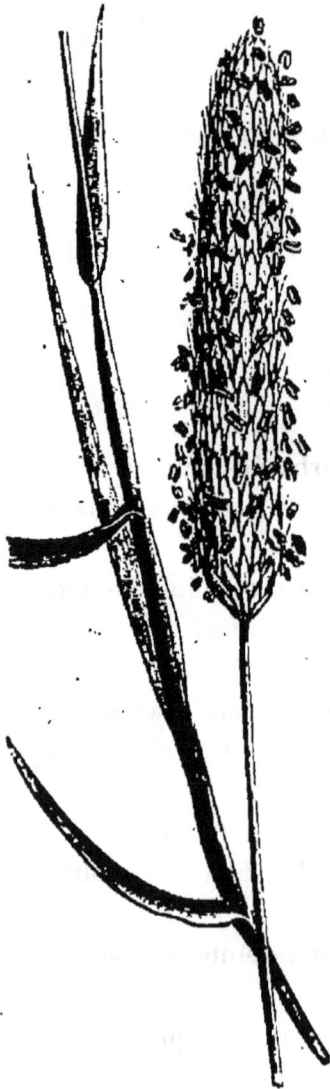

Fig. 30. — Vulpin (*Alopecurus pratensis*).

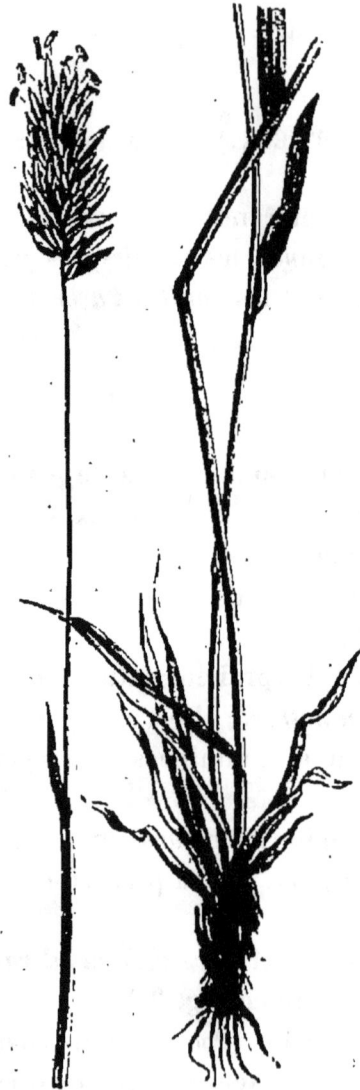

Fig. 31. — Flouve (*Anthoxanthum odoratum*).

Le foin des prairies sèches se reconnaît à l'existence des Amourettes (*Briza media* et *minor*) (fig. 37), des *Avena pratensis*, *pubescens* ou avoine velue (fig. 38) et *flavescens* ou petit fromental (fig. 39).

Caractères. — Le bon foin est de couleur vert tendre et répand un arome particulier, peu pénétrant et fin. Celui des terrains bas et humides est moins nutritif que celui des pays secs et élevés : c'est pour la même raison qu'il est plus suave

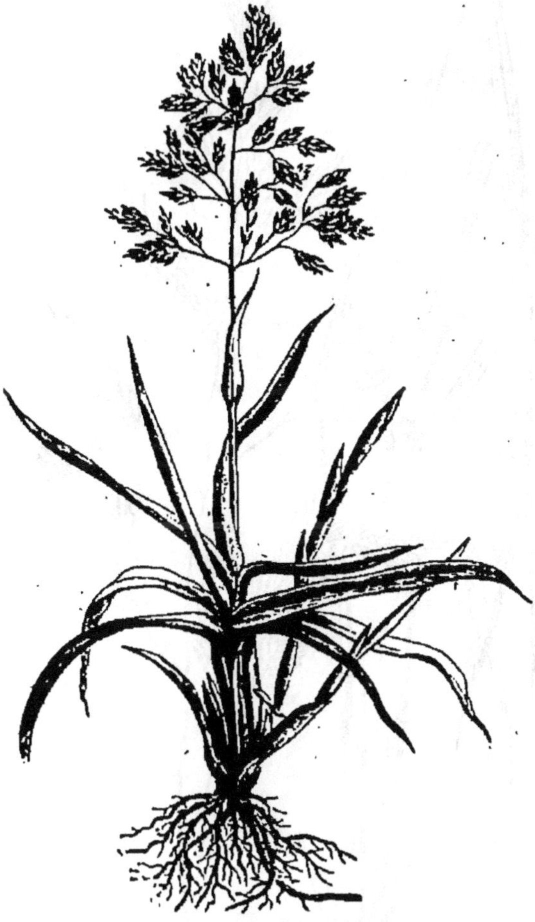

Fig. 32. — Paturin (*Poa pratensis*).

et plus tonique dans les coteaux du Midi, que dans les plaines et les pays du Nord. Les tiges et les feuilles des plantes qui composent le foin doivent être souples, non cassantes, leur saveur doit être douce, un peu sucrée ou légèrement amère. Le foin des prairies basses est trop acide, celui qui a été lavé par les pluies n'a pas de saveur. Le foin à saveur âcre est tou-

jours de mauvaise qualité. Toutes choses égales d'ailleurs,
le meilleur foin est celui qui est coupé en pleine floraison :

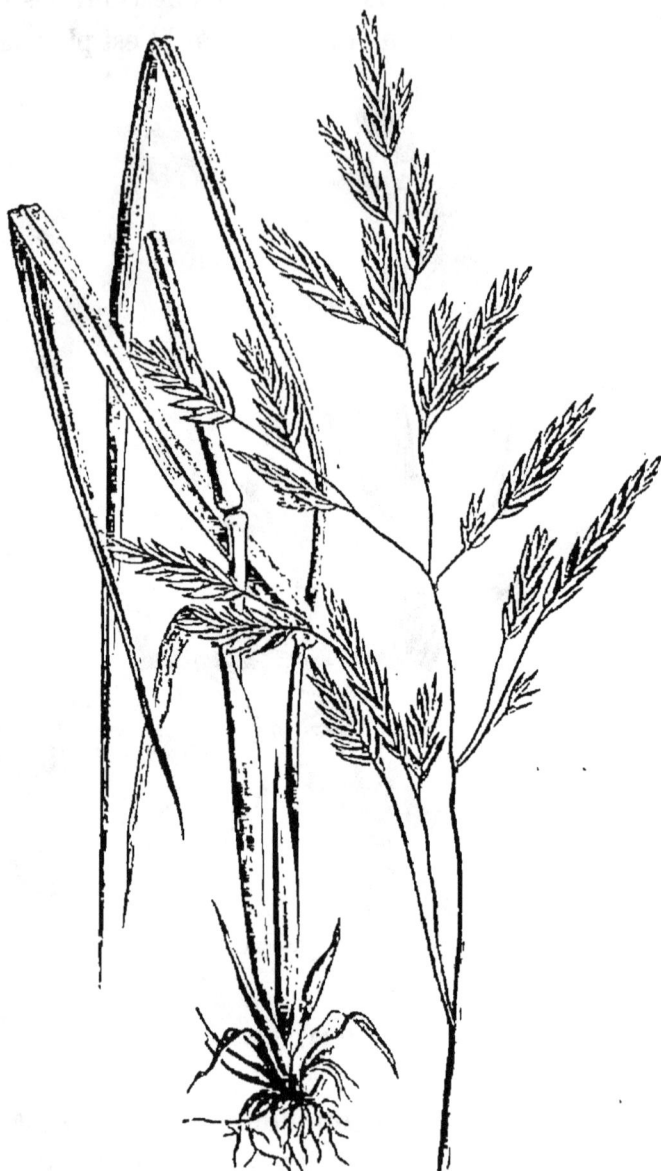

Fig. 33. — Fétuque (*Festuca pratensis*).

c'est alors que les tiges des plantes sont gorgées de principes sucrés et azotés. — Lorsqu'il est fauché trop tard, ces

principes sont détruits en partie, le ligneux prédomine, ce qui
rend le foin dur, cassant, sans odeur et sans saveur, pâle, peu

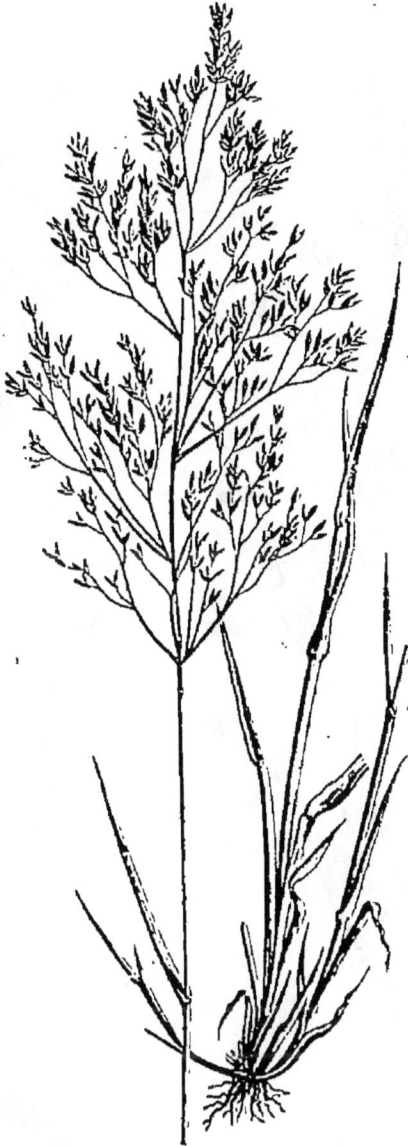

Fig. 34. — Agrostis vulgaire (*Agrostis vulgaris*).

nourrissant et peu estimé des animaux qui le laissent en
grande partie au râtelier. — Récolté trop tôt, le foin a une saveur
âcre provenant de ce que les substances hydrocarbonées et

albuminoïdes ne sont pas encore parfaitement élaborées.

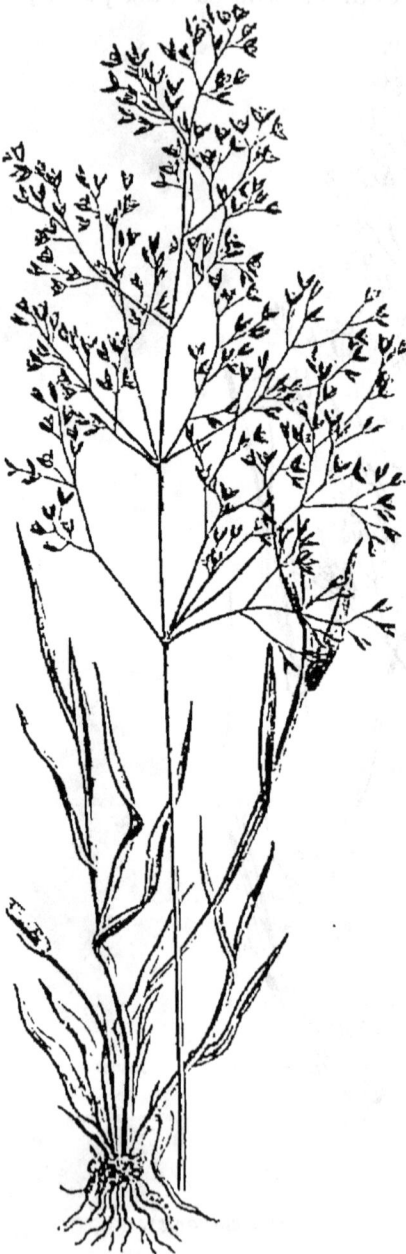

Fig. 35. — Agrostis stolonifère
(*Agrostis stolonifera*).

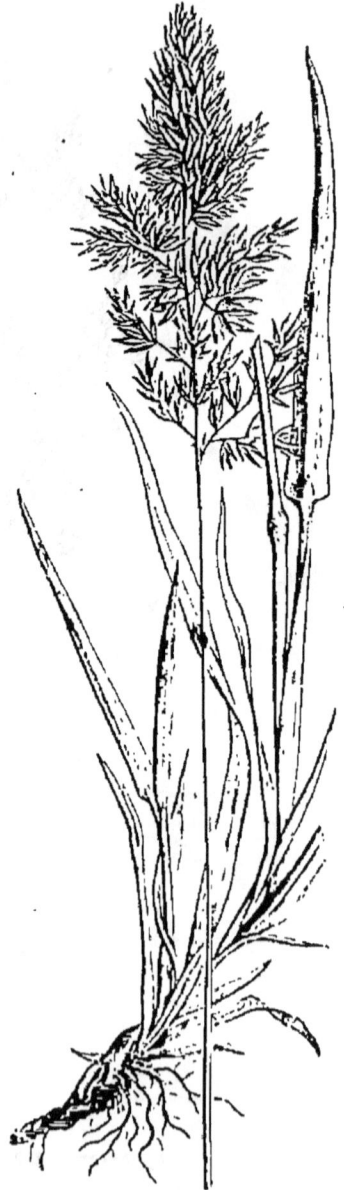

Fig. 36. — Houlque (*Holcus lanatus*).

ALTÉRATIONS. — Elles sont dues à la composition du foin ou

aux conditions qui ont accompagné la fenaison et la conservation.

La présence dans le foin de plantes vénéneuses, telles que

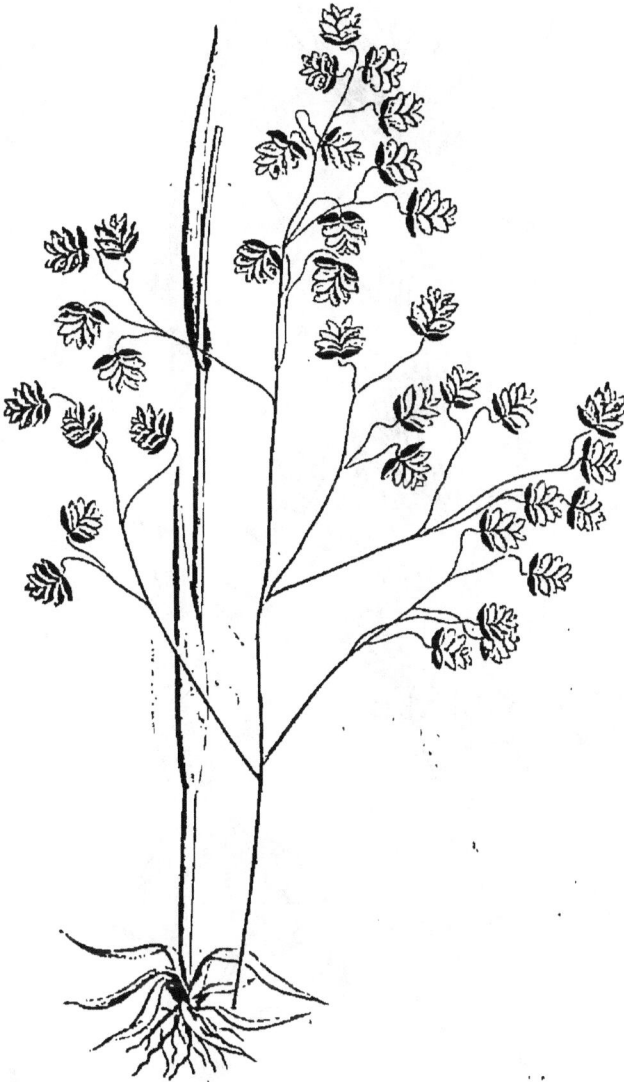

Fig. 37. — Amourette (*Briza media*).

la ciguë, les renoncules, le colchique, etc., peut produire des empoisonnements. (Voy. 2ᵉ partie, article *Empoisonnement*.)

La *rouille*, espèce de poudre brune qui se forme sur le foin

pendant qu'il est sur pied, occasionne à la longue des maladies
typhoïdes.

Pendant la fenaison, le foin exposé trop longtemps au soleil

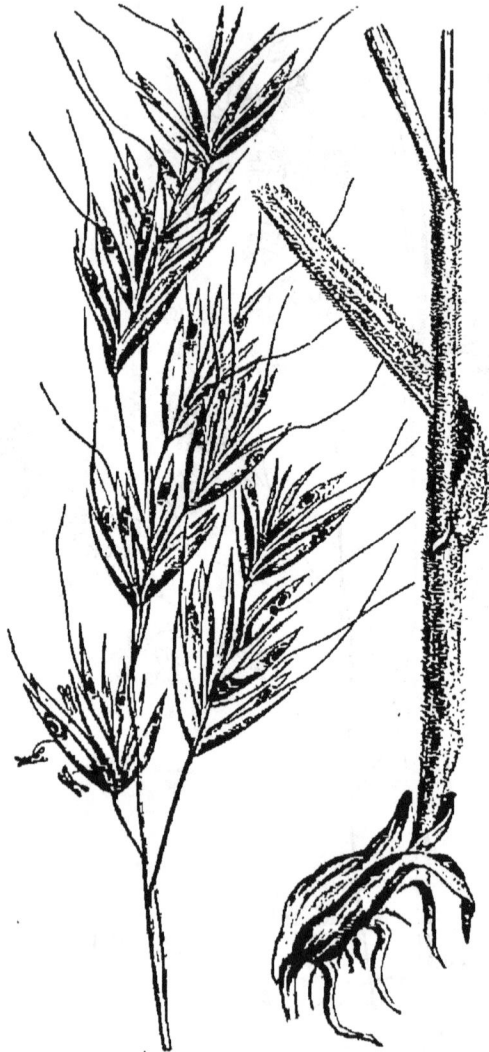

Fig. 38. — Avoine velue (*Avena pubescens*).

devient jaunâtre, et la pluie le rend pâle, lavé ; dans les deux
cas il perd de sa valeur nutritive. — Lorsqu'il a été souillé par
de la vase, du limon ou de la terre, à la suite de pluies ou
d'inondations, le foin est pâle, laisse dégager de la poussière

quand on le remue, nourrit mal et se digère difficilement. Son usage cause des indigestions et des toux rebelles, par la poussière qu'il ren-
ferme. Si on doit forcé-
ment l'utiliser, il faut le secouer, le laver, le faire sécher, le battre de nouveau et l'arroser d'eau salée avant de le donner aux animaux.

Le foin trop nouveau oc-
casionne des indigestions. Rentré en grange, il subit dans le fenil un ressuage ou fermentation en tas par laquelle il perd son eau et acquiert une valeur nutritive plus élevée. C'est deux mois environ après la ré-
colte qu'il a toutes ses qua-
lités, qualités qu'il con-
serve jusqu'à l'âge d'un an à peu près. Après cette époque il devient dur, cassant, poussiéreux et peu propre à l'alimentation.

Le foin rentré sans être suffisamment sec fermente activement dans le fenil et peut se carboniser. On doit le conserver dans un local aéré, bien couvert; lorsqu'il est exposé à l'humidité il se moisit, se pu-

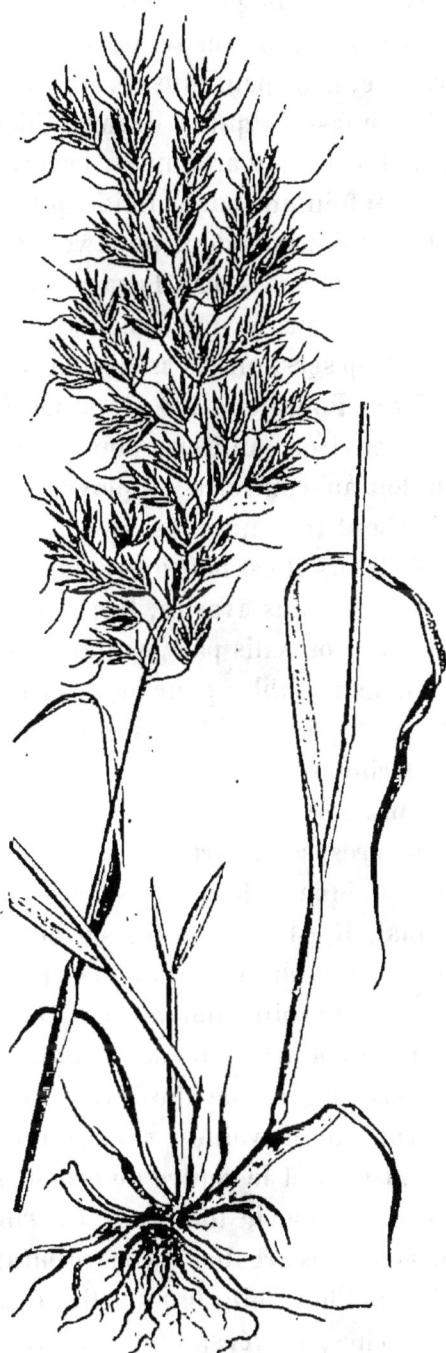

Fig. 39.   Petit fromental (*Avena flavescens*).

tréfle et devient pour les animaux un véritable poison. S'il n'est encore que peu altéré, le foin moisi peut être utilisé après l'avoir fait sécher et saupoudré de sel ; mais si l'altération est avancée, il ne peut plus servir qu'à faire du fumier.

Les miasmes qui se dégagent des étables à travers le plancher, les toiles d'araignées, les excréments de rats, etc., donnent au foin une odeur fétide qui répugne aux animaux.

Les altérations dont nous venons de parler sont avantageusement corrigées par l'usage du sel marin. Cet ingrédient s'emploie sous forme d'eau salée ou en poudre. S'il s'agit de foins trop secs, on les asperge d'eau salée lorsqu'on les rentre au fenil. Pour cela, 400 grammes de sel dissous dans 10 litres d'eau environ suffisent pour arroser deux quintaux de foin. On doit au contraire employer le sel en poudre lorsque les foins sont trop humides.

D'ailleurs il est bon de remarquer que si par l'usage du sel marin les foins avariés, trop vieux, moisis, vasés, lavés par les pluies ou salis par les inondations, deviennent meilleurs et moins nuisibles pour les animaux, les foins de bonne qualité sont plus sapides, se conservent mieux et ne s'altèrent pas facilement.

UTILISATION. — Le foin est la nourriture par excellence des herbivores; c'est surtout celle qui convient le mieux au cheval. Quoique le foin puisse suffire seul à l'entretien de cet animal, il est nécessaire, surtout pour les bêtes de travail, de lui adjoindre des aliments plus nourrissants sous un petit volume, l'avoine notamment. On peut aussi donner de la paille et d'autres fourrages, comme nous le verrons plus loin. Les races légères de chevaux exigent relativement peu de foin et beaucoup d'avoine : avec ce régime, les animaux se nourrissent bien et le ventre ne grossit pas outre mesure. On doit aussi diminuer le foin pour les chevaux poussifs afin de ne pas gêner les organes de la respiration.

Le meilleur foin, le plus fin, celui qui croît dans les prairies sèches, élevées, doit être réservé aux chevaux, tandis que celui des prairies basses, irriguées, composé de plantes plus aqueuses et plus grossières, convient mieux aux bêtes bovines.

Le *regain* ou seconde coupe du foin ne peut non plus servir au cheval; d'ailleurs, les bœufs, les vaches, les veaux et les moutons s'en accommodent parfaitement.

II. Foins des prairies artificielles. — Les plantes légumineuses qui forment les prairies artificielles sont les suivantes : la *luzerne*, le *sainfoin*, le *trèfle incarnat*, le *trèfle rouge*, les *vesces* et les *gesses*, le *lupin*, le *mélilot* et le *lotier*.

CARACTÈRES. — La *Luzerne* (*Medicago sativa*) (fig. 40) donne de trois à cinq coupes chaque année; sa valeur nutritive va en diminuant de la première coupe à la dernière. La luzerne de bonne qualité a une couleur verte et une odeur douce tout à fait spéciale; ses tiges sont souples et garnies de leurs feuilles.

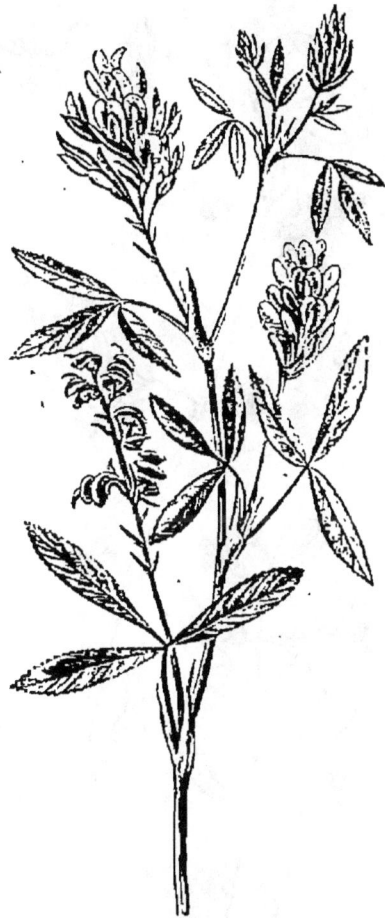

Fig. 40. — Luzerne (*Medicago sativa*).

Le *Sainfoin* (*Onobrychis sativa*) (fig. 41) est dur, coriace, surtout s'il a été fauché trop tard. Ses feuilles tombent s'il est trop sec; il faut cependant qu'il le soit suffisamment, sinon il fermente et se moisit facilement.

Le *Trèfle incarnat* (*Trifolium incarnatum*) ou *farouche* est coriace et n'est bon à l'état sec que pour les grands ruminants. Mieux vaut le faire consommer en vert.

Le *Trèfle rouge* (*Trifolium pratense*) (fig. 42) est difficile à sécher; pendant la fenaison il devient noir et les feuilles tombent, aussi les bêtes bovines seules le mangent. Il active

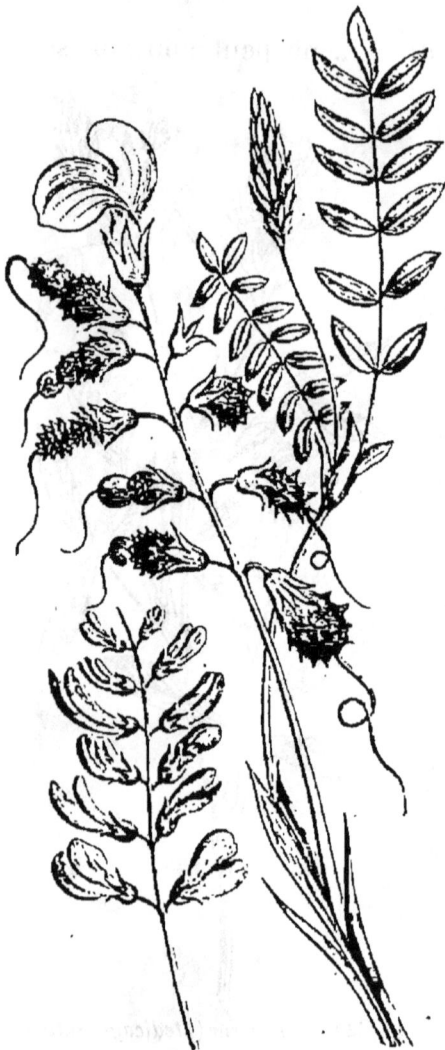

Fig. 41. — Sainfoin (*Onobrychis sativa*).

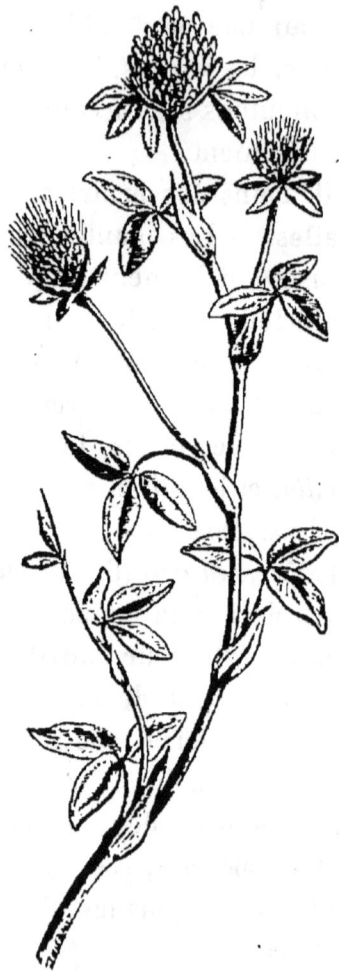

Fig. 42. — Trèfle rouge (*Trifolium pratense*).

chez ces animaux la production de la graisse et du lait. La paille de trèfle constitue un mauvais aliment.

Les *Vesces* et les *Gesses* sont rarement fanées. Peu recherchées des chevaux, elles conviennent surtout aux vaches, mais à l'état vert seulement.

La *Minette* (*Medicago lupulina*) peut être donnée aux moutons ainsi que le *Lupin* (*Lupinus luteus*) qui, par son amertume, répugne aux grands animaux.

Le *Mélilot jaune* (*Melilotus officinalis*) est estimé des chevaux et des moutons.

Le *Lotier des marais* (*Lotus uliginosus*) active chez les vaches la sécrétion du lait.

ALTÉRATIONS. — Le foin des prairies artificielles perd de ses qualités lorsqu'on le coupe trop tard et lorsqu'il a été lavé par l'eau des pluies pendant la fenaison.

Certains fourrages, tels que le trèfle commun et la luzerne, fauchés et mis en tas sans autres précautions, subissent sous l'action du soleil ou d'un vent sec une fermentation rapide. S'ils sont mangés en cet état par les animaux, la fermentation se continue dans l'estomac, et la météorisation survient par la formation de gaz stupéfiants (oxyde de carbone, hydrogène carboné, acide sulfhydrique, etc.) qui paralysent les viscères de la digestion.

Pour prévenir la météorisation dans l'alimentation à l'étable, on ne doit rentrer les fourrages verts qu'au fur et à mesure qu'ils sont consommés, à moins qu'on ne les entasse dans des silos (1).

(1) La conservation des fourrages par la fermentation dans les silos se nomme *ensilage*. Cette pratique peut rendre des services lorsqu'il s'agit de préserver les foins menacés par les pluies et toute espèce de fourrages verts : trèfle, luzerne, sainfoin, trèfle incarnat, maïs, etc. L'ensilage, moins coûteux que le fanage des foins secs, rend les plantes fermentées plus sapides, plus nutritives et plus profitables aux animaux que conservées par la dessiccation ; mais il ne réussit pas toujours. On peut indistinctement faire les silos en maçonnerie dans un coin de grange ou même en plein air, à la condition de recouvrir les fourrages tassés d'énormes madriers, de pierres ou de terre pour comprimer fortement la masse à raison de 1000 à 1200 kilog. par mètre carré. L'aire des silos à ciel ouvert doit être un peu plus élevée que le sol environnant et entourée de fossés pour faciliter l'écoulement de l'eau des pluies. La terre provenant des fossés sert ensuite à recouvrir le silo.

Cela dit, voici quelles sont les conditions à observer pour assurer le succès de l'ensilage :

« 1° Mettre en silo le fourrage vert et humide ; ne pas attendre un com-

On prend en outre la précaution « de les étendre dans un lieu frais en couche peu épaisse; en mêlant à la luzerne ou au trèfle vert de la paille ou de l'herbe ordinaire, on évite la météorisation et en même temps on favorise la digestion du trèfle » (Haubner). — Si la consommation a lieu sur pied, il est utile de donner aux animaux une ration d'aliments secs avant de les faire pacager et de ne les laisser sortir qu'autant qu'il n'y a ni pluie, ni brouillard, ni rosée. Toutefois, la météorisation est moins à craindre le matin avec la rosée que pendant la journée lorsque l'herbe est chauffée par le soleil.

Il est difficile de préparer à point les fourrages artificiels : c'est pour cela que leur moisissure est fréquente; cette altération est souvent la cause de maladies graves. On y remédie en partie en prenant les mêmes précautions que pour le foin naturel (v. page 76).

UTILISATION. — La luzerne sèche peut servir de nourriture au cheval; sa valeur nutritive est même supérieure à celle du foin. Son usage permet de diminuer la ration d'avoine, au moins dans les races légères. Il est bon cependant d'ajouter à la luzerne d'autres aliments ou de la mélanger avec de la paille hachée. Utilisée seule, elle rend les chevaux mous et amène souvent des maladies de cœur ou des congestions intestinales dans le Midi, et l'anémie dans le Nord, surtout lorsqu'elle a été récoltée après la formation de la graine.

Le sainfoin est bon pour les chevaux, mais seulement dans les cas d'absolue nécessité et toujours en petite quantité.

---

mencement de dessiccation ou de fermentation. Ne pas craindre le fourrage mouillé par la pluie.

« 2° Comprimer, tasser la masse dès que la fermentation a commencé, de façon à éviter les vides partout, surtout dans les coins. C'est pour éviter les vides qu'on hache les fourrages à grosses tiges. Les fourrages menus et mous n'ont pas besoin d'être hachés. Il suffit de les tasser régulièrement.

« 3° Assurer la masse contre tout accès de l'air par une enveloppe de terre grasse ou par tout autre moyen ; veiller aux fissures qui peuvent survenir, les boucher sans délai.

« 4° Enfin assurer le fourrage contre les eaux de pluie ou contre les eaux du sol. » (Louis Hervé.)

On doit user des mêmes précautions pour le trèfle rouge.

La luzerne verte convient surtout aux bêtes bovines en prenant contre la météorisation les mesures plus haut indiquées.

Tous les autres fourrages artificiels constituent également pour ces animaux une excellente nourriture, surtout s'ils sont donnés à l'état vert. Ces divers fourrages sont la base essentielle, la ressource la plus précieuse pour l'alimentation, la multiplication et l'amélioration de l'espèce bovine. Cela est si vrai que l'on peut dire en règle générale aux agriculteurs : *Plus vous vous livrerez à la culture des prairies artificielles, plus vous pourrez étendre l'élevage, et plus les résultats de votre industrie seront féconds et productifs.*

§ 2. — *Pâturages.*

On donne le nom de *pâturages* ou *pacages* aux terrains de diverse nature, prairies et autres lieux gazonnés, où l'on mène les animaux pour leur faire brouter l'herbe sur pied.

1. AVANTAGES ET INCONVÉNIENTS DE LA NOURRITURE AU PATURAGE. — Les pâturages permettent d'utiliser des ressources alimentaires dont on ne pourrait profiter autrement. Ils procurent à l'agriculteur la faculté de nourrir un plus grand nombre d'animaux et d'économiser la nourriture donnée à l'étable. De plus, les pâturages n'exigent pas les frais de fumure et de récolte des prairies naturelles ou artificielles. Ils sont moins endommagés que ces dernières par les gelées et les inondations, ce qui fait que certains terrains maigres laissés en pâturages donnent plus de rendement que s'ils étaient cultivés, tandis que d'autres ne peuvent être convertis en terre arable à cause de leur composition pierreuse, de leur stérilité qui empêcherait toute espèce de culture. D'ailleurs, l'observation a démontré que l'agriculture d'une contrée est d'autant plus riche que cette contrée est plus riche en pâturages.

La vie au pâturage donne aux poulains de la vigueur et de

l'agilité, ils s'habituent aux changements de température et résistent mieux aux causes des maladies. — Les bœufs de travail trouvent au pacage un délassement salutaire, ceux d'engrais une herbe abondante, et les bêtes nourrices une nourriture savoureuse qui augmente la sécrétion du lait.

Il n'est pas à dire cependant que la nourriture au pâturage soit indispensable à ces divers animaux, car par la stabulation permanente bien comprise, on peut obtenir des animaux d'une santé tout aussi robuste, des bêtes à l'engrais tout aussi précoces et des nourrices donnant autant de lait. Au surplus, il est incontestable que par la vie à l'étable les animaux sont mieux rationnés, reçoivent une nourriture plus alibile et engraissent plus promptement. Les bêtes de travail ne perdent pas un temps précieux pour aller aux lieux de pâture, parfois situés très loin. Elles ne sont pas exposées au mauvais temps et la quantité de fumier produite est plus considérable.

Pour le mouton cependant la dépaissance n'offre que des avantages : la stabulation continuelle ne pourrait que difficilement donner à cet animal cette grande quantité d'air et cette température relativement basse que son organisation exige. D'autre part, les moutons rendent en viande et en laine les herbes qu'ils ramassent et que l'on ne pourrait utiliser.

II. Paturages qui conviennent aux animaux. — Les *prairies*, tant *naturelles* qu'*artificielles*, conviennent particulièrement aux poulinières et à leurs produits. Il n'y a guère d'exception que pour le trèfle incarnat en floraison, lequel est susceptible de former des pelotes dans l'estomac des poulains et d'entraîner la mort.

Les terrains longtemps pâturés manquent des principes minéraux indispensables au développement des os : aussi les élèves que l'on y conduit sont souvent atteints de rachitisme (ramollissement et déformation des os), d'arthrite (inflammation des articulations) ou d'exostoses (tumeurs osseuses). Il est de toute nécessité de rendre à ces pâturages les éléments qui leur manquent au moyen du fumier ou d'engrais artificiels. Les phosphates notamment, répandus dans les prairies, donnent au tissu osseux de la cohésion et de la résistance, et augmentent la taille des animaux en aidant au développement de leur charpente osseuse.

L'herbe des *prairies arrosées* est nuisible et provoque des indigestions fréquentes. Il en est de même des *prairies vasées* par les inondations, et des gazons *marécageux*. Les *étangs* et es *marécages* donnent une herbe trop aqueuse au printemps, trop dure lorsqu'elle est broutée tardivement, nuisible même si elle contient des renoncules et des scrofulaires. Les marécages sont surtout malfaisants par les larves dont ils sont infestés et par les miasmes qui s'en dégagent après une forte sécheresse. Il est alors prudent d'attendre avant d'y conduire les animaux que les pluies aient enlevé ces vapeurs délétères.

Les *embouches* ou *herbages* que l'on trouve sur les côtes de la Manche et de l'Océan, dans la Saintonge, le Nivernais et le Charolais, fournissent une herbe abondante, très propre à l'engraissement des bestiaux.

Les *montagnes* donnent d'excellents pâturages, mais ils ne peuvent être exploités que pendant la belle saison. L'herbe y est en général sapide et très nutritive. Les animaux qui vivent sur les montagnes sont forts, souples, habitués à la fatigue et très propres au travail. Ils ont des articulations solides, une ample poitrine et des muscles puissants.

Les *landes* et les *bruyères* peuvent être utilisées avantageusement pour les bêtes bovines, qui prennent par cette nourriture une viande de bonne qualité.

L'herbe des *forêts* est peu nutritive, celle des *taillis* et des *clairières* est préférable; mais les jeunes pousses d'arbre peuvent occasionner le pissement de sang ou mal de brou. U supplément de nourriture sèche donnée à l'étable est un excellent préservatif de cette maladie.

Les *chaumes* nourrissent peu, à moins qu'ils ne contiennent de l'herbe et des épis échappés aux moissonneurs.

Les *friches* et les *jachères* sont bonnes pour les vaches et les moutons, mais ces terrains sont souvent de mauvaise nature et peu gazonnés.

La nature du pâturage a une grande influence sur l'entretien des animaux et les produits de rendement. A ce point de vue il importe que les diverses espèces aient des herbages appropriés à leur organisation. Ainsi « les solipèdes ayant les pieds petits, durs, des dents incisives aux deux mâchoires, sont organisés pour les terres où l'herbe est fine et substantielle plutôt que longue; mais les grands ruminants dont le pied est fourchu, large, la mâchoire supérieure dépourvue de dents incisives et l'estomac multiple, peuvent fouler les sols gras, où l'herbe est abondante, et coupent plus facilement les plantes longues, seraient-elles dures, que celles qui sont courtes » (Magne). Le mouton, dont les mâchoires sont étroites et les lèvres minces, aime à brouter au ras l'herbe des endroits secs. La chèvre préfère l'herbe forte, ligneuse, les branches des arbres et des haies.

III. Précautions a prendre pour faire paturer. — Il faut amener les animaux dans des endroits où l'herbe est assez abondante pour qu'ils puissent se rassasier sans trop se fatiguer à courir. — On doit les laisser à l'étable pendant les grands froids et les fortes chaleurs. — Le matin, une petite ration de fourrage sec donnée aux animaux avant leur sortie de l'étable neutralise les mauvais effets de la rosée.

Lorsque les grands animaux sont surpris au pâturage par une averse, on doit s'empresser de les faire rentrer à l'étable, de les bouchonner pour leur enlever l'eau, et de leur mettre des couvertures, chaudes si cela est possible.

Les femelles et leurs produits doivent pâturer non loin de leurs habitations.

Les meilleurs pâturages doivent être réservés pour l'automne, afin que les animaux soient en état de résister à la maigre alimentation de l'hiver.

Nous tenons à signaler cette mauvaise habitude trop répandue de faire paître en commun tous les animaux d'une même

ferme. Il est préférable, pour éviter des accidents, d'assigner
à chaque espèce un pacage particulier, sauf à faire pâturer
successivement plusieurs espèces aux mêmes endroits, les
bêtes bovines d'abord, les poulinières ensuite, et enfin les
moutons. Les animaux d'engrais et les nourrices doivent passer avant les autres.

Dans les pâturages parsemés d'arbres fruitiers, les fruits
doivent être ramassés avant d'y mener les animaux. On évite
ainsi les accidents causés par l'arrêt de poires ou de pommes
dans l'œsophage.

En été, on ne doit laisser pacager les animaux que le matin et le soir, en ayant soin de les rentrer pendant les heures
trop chaudes. Le pacage de nuit peut être pratiqué pendant
l'été s'il ne tombe pas de rosée, et lorsque le bétail n'a pas
travaillé pendant le jour par un soleil ardent.

IV. DIVERSES MANIÈRES DE FAIRE PATURER. — On peut faire pâturer les animaux en *liberté*, *entravés*, *au piquet* ou *à la corde*.

Le pâturage *en liberté* doit être préféré à tous les autres
parce qu'il permet d'éviter les inconvénients des divers modes
d'attache dont nous allons parler; mais par contre les animaux piétinent l'herbe et en font perdre une certaine quantité.
On évite ce désagrément en installant des clôtures et en divisant les herbages.

Dans les endroits où l'herbe est longue et les abreuvoirs
éloignés, on diminue le gaspillage de l'herbe en attachant les
animaux à un *piquet* au moyen d'une longe assez courte,
sauf à les changer de place tous les jours ou même deux fois
par jour, suivant l'abondance de l'herbe. Mais il importe de
surveiller constamment les animaux, sinon il pourrait résulter
de ce système des chutes, des fractures et même des strangulations.

Le pâturage *à la corde* peut entrainer les mêmes accidents
et n'est pas non plus à recommander. Il est cependant en
usage dans la petite culture, sur les bords des chemins ou
dans les fossés qui avoisinent les récoltes.

Une coutume très répandue consiste à *entraver* les animaux pour gêner leurs mouvements, les empêcher de courir et les obliger à pâturer plus longtemps aux mêmes endroits. A cet effet, tantôt la longe du licol est fixée à l'un des paturons antérieurs ou postérieurs, au-dessus du genou ou du jarret, tantôt on attache les membres de devant l'un à l'autre, ou un membre antérieur au postérieur du même côté. Ou bien on fait trainer aux animaux une barre qui passe sous le poitrail entre les membres antérieurs, et fixée à une espèce de collier. Pour les porcs, cette barre est suspendue par son milieu et portée en travers en avant du poitrail, ou remplacée par une planchette.

Le système des entraves devrait être rejeté, au moins pour les chevaux et surtout pour les poulains, à cause des graves accidents qu'il peut occasionner, sans compter les tares diverses résultant de la compression ou du frottement longtemps prolongés sur la même région. On remédie en partie à ces derniers inconvénients en ne faisant pas usage des entraves en fer et en changeant assez souvent la manière d'entraver.

§ 3. — *Pailles et fanes.*

Elles forment un aliment complémentaire des foins et sont employées à la confection des litières.

Pailles. — Caractères. — Les *pailles* ne doivent servir à l'alimentation des animaux que si elles sont sèches et exemptes d'altérations; dans le cas contraire elles ne sont bonnes qu'à faire de la litière. La paille d'*avoine* est la plus molle et la meilleure comme aliment; les chevaux et les moutons la recherchent à cause de son arome. La paille de *blé* est plus coriace et moins estimée des animaux. La paille d'*orge* est dure et s'altère facilement; la propriété qu'on lui attribue d'activer la sécrétion du lait chez les vaches n'est pas bien prouvée. La paille de *seigle* ne se donne guère que pendant la diète qui suit les indigestions; celle de blé peut la remplacer dans les mêmes circonstances.

La qualité alimentaire des pailles varie suivant que le battage se fait au fléau, au rouleau ou aux batteuses. Par les deux premiers moyens la paille reste entière et tenace, tandis que par les batteuses elle est brisée, aplatie et facile à triturer.

ALTÉRATIONS. — L'altération la plus mauvaise et la plus commune des pailles est la *rouille* qui leur donne une couleur rougeâtre ou brune. La rouille est due à des champignons microscopiques qui se forment pendant les saisons humides, rarement à l'époque des chaleurs. La paille rouillée est peu nutritive et dangereuse.

Les grains des céréales peuvent aussi être atteints de *carie* ou de *charbon;* la paille qui en provient est pâle, comme lavée.

La paille peut également se moisir, se pourrir même, lorsqu'on la conserve à l'humidité.

On ne doit pas songer, comme pour les fourrages, à remédier à ces altérations diverses; toutes ces pailles doivent être mises dans la fosse à fumier, sans même passer par la litière, pour éviter qu'elles ne soient mangées par les animaux.

UTILISATION. — La paille est loin d'être aussi nutritive que le foin, mais elle n'en constitue pas moins un aliment supplémentaire de première importance. Elle convient à tous les herbivores sans exception. Chez ceux que l'on nourrit de graines, de racines ou de résidus, la paille a pour effet de conserver aux organes digestifs leur volume normal. En même temps elle absorbe l'excès d'humidité de ces aliments trop aqueux et facilite leur digestion. Mélangée au trèfle et à la luzerne elle empêche la météorisation.

La paille est utile aux chevaux de tout genre ; on la leur donne entière ou hachée, et mêlée alors avec du son ou des résidus. Certains ruminants sont nourris exclusivement de paille pendant l'hiver, mais ces animaux maigrissent, les bêtes laitières ne donnent presque plus de lait et leurs produits deviennent faibles et chétifs. La paille ne peut donc servir à elle seule à l'entretien des animaux, il est utile de lui adjoindre des aliments plus substantiels.

Lorsque les malades sont soumis à la diète et pendant les convalescences, on mélange les fourrages avec de la paille pour que la ration ne soit pas mangée avec trop de voracité.

Fanes. — Les *fanes* des légumineuses sont employées comme succédanées des pailles, mais elles doivent être récoltées avec soin si on veut les utiliser comme aliments.

Celles de fèves, de vesces, de pois et de lentilles nourrissent mieux que les pailles et sont recherchées des animaux.

Celles de sarrasin, de haricots et de colza doivent être plutôt employées pour les litières.

§ 4. — *Céréales.*

Parmi les céréales qui servent à l'alimentation des animaux, l'*avoine* doit être mise en première ligne. Nous trouvons ensuite l'*orge*, le *maïs*, le *froment*, le *seigle* et le *sarrasin*.

Avoine. — Caractères. — L'*avoine* est blanche, grise ou noire. Sa couleur importe peu, c'est son poids surtout qui en détermine la valeur; elle doit peser de 45 à 50 kilog. l'hectolitre. Les avoines légères sont de qualité inférieure et peu nutritives. Les grains de l'avoine doivent être égaux, pleins, à surface lisse, non ridés par la dessiccation (fig 43).

Ces divers caractères s'appliquent aussi aux grains des *autres céréales*; ils sont l'indice d'une maturité complète et d'une valeur nutritive supérieure.

Altérations. — Les principales altérations des céréales sont : le *charbon*, l'*ergot* et les *moisissures*.

Le *charbon* est caractérisé par une sorte de poussière noire qui peut se former sur les épis de l'avoine, de l'orge, du maïs, plus rarement sur le froment et le seigle.

L'*ergot* attaque surtout le seigle et donne aux grains une couleur noirâtre et une forme recourbée.

Les *moisissures* se montrent sur les céréales conservées à l'humidité.

Les grains altérés ou avariés sont dangereux pour les animaux et doivent être exclus de l'alimentation.

Utilisation — L'*avoine* est le meilleur aliment que l'on puisse donner au cheval. Elle le rend ardent et vigoureux sans l'exposer aux indigestions ni à la pléthore. Elle hâte le développement des poulains, fortifie leurs membres et redresse leurs aplombs faussés dès la naissance ou par la faiblesse du jeune âge. Les Anglais disent que *le cheval est dans le coffre à avoine*, et ils ont raison. On a tenté dans un but d'économie de substituer à l'avoine d'autres céréales, telles que l'orge, le maïs, etc., mais ces essais n'ont pas réussi dans nos contrées.

L'avoine ne pourrait pas cependant constituer à elle

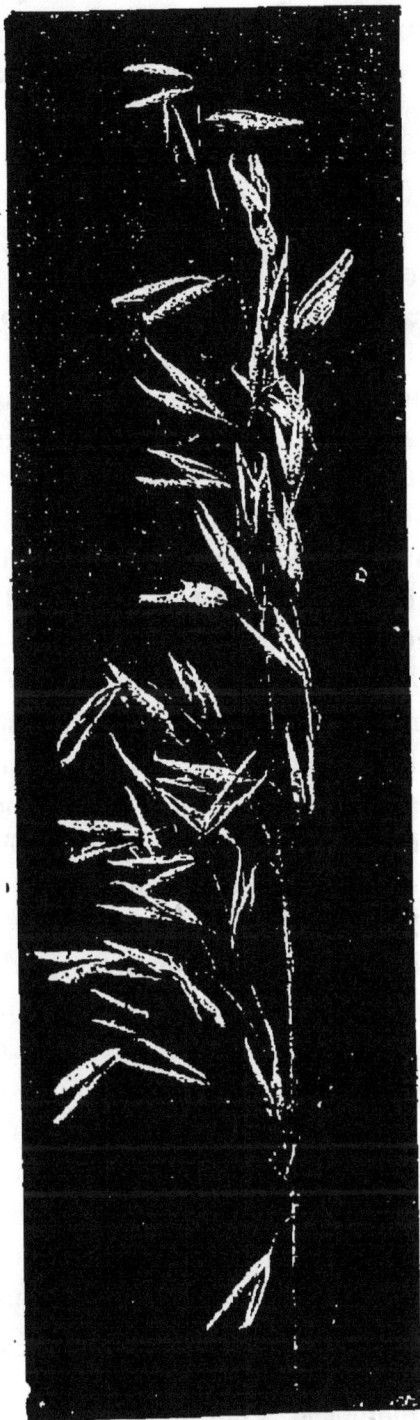

Fig. 43. — Avoine.

seule la nourriture du cheval, car il faut que les organes de la digestion conservent un certain volume. En outre, elle est trop échauffante employée ainsi, ce qui rend nécessaire l'adjonction des fourrages et de la paille.

Par l'usage de l'avoine, les *bêtes bovines* prennent comme le cheval de la force et de la vigueur, et la sécrétion du lait est augmentée. Chez les *juments*, les *vaches* et les *truies*, de fortes rations d'avoine hâtent l'apparition des chaleurs.

L'avoine cuite, macérée ou concassée, nourrit aussi bien que l'avoine en nature et est mieux digérée, mais par ces préparations elle perd ses propriétés excitantes.

Orge. — Dans les pays chauds, en Afrique par exemple, on donne de l'*orge* au cheval pour remplacer l'avoine et on en obtient les mêmes effets, tandis qu'en Europe l'orge rend les chevaux mous tout en les engraissant ; donc ce grain ne doit entrer chez nous que pour une faible partie dans l'alimentation de ces animaux. L'orge cuite, étant facile à mâcher, sert à nourrir les jeunes sujets en dentition et les vieux qui ne peuvent plus broyer le foin ou l'avoine. Donnée en trop grande quantité, elle peut provoquer des indigestions et des coliques. La drèche d'orge germée qui a servi à faire la bière peut être donnée aux animaux, mais avec prudence.

Maïs. — Le *maïs* engraisse très bien les bœufs, les moutons, les porcs et les volailles. Les ruminants le préfèrent à l'avoine : aussi l'utilise-t-on pendant les convalescences en le mélangeant avec du son. Ces animaux se remettent vite et reprennent de la chair lorsqu'on leur donne pendant quelque temps ce supplément de ration. La farine de maïs, délayée dans l'eau ou dans le lait, constitue un bon aliment pour les veaux à la mamelle, ainsi qu'au moment du sevrage. Le maïs nourrit aussi les chevaux, mais sans les exciter. Dans d'autres pays, au Mexique et dans les contrées du sud de l'Amérique, on le donne cependant aux chevaux comme succédané de l'avoine ; c'est d'ailleurs de tous les grains le seul qui puisse la remplacer. Pour mieux y habituer les animaux, on peut le concasser et le mélanger à l'orge, à l'avoine, au son, ou bien le torréfier et l'écraser.

Les tiges de maïs doivent être consommées vertes à la condition de les donner à doses modérées. Les bêtes bovines en sont très avides, aussi ne doit-on les distribuer qu'à la fin du repas, lorsque le plus grand appétit a été éteint par une demi-ration de fourrages secs. Les feuilles de maïs desséchées forment une bonne nourriture d'hiver pour les bestiaux.

Froment. — Le *froment*, à cause de son prix élevé, est peu employé pour l'alimentation des animaux. Il donne au cheval de la force et de l'embonpoint, mais pas d'activité. On peut le donner aux bêtes soumises à l'engrais (bœufs, porcs) et aux animaux reproducteurs, mais en petite quantité seulement, car il est difficilement digéré. Son usage trop longtemps continué expose les chevaux à la fourbure et à l'inflammation des viscères du ventre. On ne doit pas le donner aux chevaux de travail.

Seigle. — Le *seigle* nourrit mieux que l'orge et l'avoine. Il rend les tissus fermes et donne de la chair aux animaux ; mais par ses propriétés échauffantes il peut occasionner des congestions et des indigestions lorsqu'il est donné en grande quantité et pendant longtemps. Il est bon de le laisser macérer dans l'eau avant de le servir aux animaux. On peut l'utiliser pour les bœufs de travail, mais il donne une mauvaise viande aux bêtes à l'engrais.

Sarrasin ou **Blé noir.** — Il est très utile pour l'engraissement des bœufs, des moutons, des porcs et des volailles. Mélangé à une égale quantité d'avoine, le sarrasin constitue une bonne nourriture pour le cheval.

En résumé, les grains nourrissent fortement. Ils sont indispensables aux animaux que l'on soumet à des travaux pénibles et à ceux que l'on veut remettre d'une maladie ou de grandes fatigues. Par leur usage, les poulains deviennent forts et bien musclés, les bêtes de boucherie prennent de la chair de bonne nature, et les nourrissons au moment du se-

vrage s'habituent facilement à se passer de lait. Les grains
sont également utiles à l'époque de la gourme pour réparer
les déperditions qu'entraîne cette maladie. Ces aliments sont
mieux digérés par les chevaux que par les ruminants ; aussi
tandis qu'aux premiers on peut les donner secs et entiers, on
ne doit les servir aux seconds que macérés, concassés ou cuits.

Les céréales ne sont pas toujours données en nature. On
les soumet quelquefois à la mouture et l'on obtient ainsi la
farine et le *son*.

Farines. — Les principales farines sont celles de blé, de
maïs, d'orge, de seigle et de sarrasin. Elles ont la même valeur nutritive et les mêmes propriétés que les grains dont elles
proviennent, celle d'avoine exceptée.

ALTÉRATIONS. — Elles peuvent être altérées ou falsifiées. On
apprécie leurs qualités par le toucher, le goût et l'odeur. La
présence de substances étrangères se décèle en traitant la
farine par l'eau bouillante : il ne doit pas y avoir de résidu.

Les farines poussent à l'engraissement, et comme elles sont
facilement digérées on les donne en *barbotages* aux jeunes
animaux, aux malades et aux convalescents. La farine d'orge
est la plus estimée pour les barbotages.

Son. — Plus le son contient de farine, plus il est nourrissant et digestible. Le son provenant d'un blutage perfectionné
est de mince valeur. Le son vieux, en grumeaux, d'une odeur
fétide, d'une saveur aigre, ne doit pas être consommé par les
animaux.

Le son est nutritif et rafraîchissant, mais il ne doit pas être
donné sec et à quantités exagérées, car il pourrait occasionner
des indigestions redoutables et des bézoards (calculs des intestins). Donné avec mesure, il convient pour tous les animaux de travail, pour les bêtes à l'engrais (porcs, veaux,
moutons), et les bêtes bovines que l'on veut remettre afin de
les vendre en *bon état*.

§ 5. — *Graines.*

Les *fèves*, les *féveroles*, les *vesces* et *gesses*, les *châtaignes*, les *glands*, les *pois*, les *lentilles* et les *graines oléagineuses* sont les principales graines consommées par les animaux.

Fèves. — Les *fèves* conviennent aux chevaux que l'on veut remettre ou entrainer. On les donne en farine ou bien entières, après les avoir fait macérer dans l'eau pour les ramollir. Elles augmentent les forces musculaires et constituent un aliment très substantiel que l'on peut associer avec l'avoine. On doit prendre pour les fèves les mêmes précautions que pour le seigle, parce qu'elles sont susceptibles de produire les mêmes accidents que ce dernier. Elles hâtent chez les femelles la sortie en rut et donnent de l'énergie aux étalons. On ne doit pas en donner aux laitières, parce qu'elles diminuent la sécrétion lactée. La farine de fèves constitue une bonne nourriture pour les porcs.

Féveroles. — Les *féveroles* mélangées avec de la paille hachée conviennent aux chevaux de labour ou de roulage, ainsi qu'aux bêtes à cornes et aux porcs. On ne doit les faire consommer qu'après les avoir concassées, réduites en farine ou délayées dans l'eau. La paille de féveroles bien récoltée peut devenir un bon fourrage pour les chevaux, les vaches et les moutons.

Vesces. — Elles nourrissent bien, mais elles sont échauffantes, de digestion difficile, et, par suite, ne doivent être données qu'en petite quantité. On s'en sert dans l'engraissement des bœufs et des moutons. Les chevaux les mangent volontiers.

Gesses. — Elles ont la propriété d'engraisser les animaux. On doit cependant être prudent dans leur emploi. La *gesse chiche* ou *jarosse* surtout occasionne chez le cheval et le mouton une espèce d'empoisonnement qui se traduit par la faiblesse des reins, le cornage ou l'asphyxie.

Châtaignes et **Glands**. — Ils servent dans certains endroits à engraisser les porcs. Les châtaignes cuites ou écrasées nourrissent bien les volailles.

Pois, Lentilles, Lupin, Chènevis et **Graines de lin**. — Ils sont très nourrissants et servent pour l'engraissement des animaux. Les lentilles et le lupin cependant donnent de la mauvaise viande. Toutes ces graines sont lourdes et ne doivent par conséquent être servies qu'à petites rations. La farine de graine de lin convient aux très jeunes poulains dont les mères ne peuvent fournir assez de lait.

Les graines qui servent à l'alimentation des *bêtes bovines* et des *moutons* sont mieux digérées lorsqu'elles sont préalablement concassées ou écrasées. Celles que l'on donne aux *chevaux* peuvent être laissées entières; sous cette forme elles activent mieux la sécrétion de la salive et les fonctions de l'estomac.

§ 6. — *Racines et tubercules.*

Ces aliments constituent une précieuse ressource pour entretenir à l'étable les laitières et les bêtes à l'engrais pendant la saison d'hiver. Par la grande quantité d'eau qu'ils contiennent, ils corrigent les mauvais effets d'une nourriture sèche, longtemps prolongée.

Pour que les racines et les tubercules soient de bonne qualité, ils doivent être fermes et sains, tant à l'intérieur qu'à l'extérieur. Ceux qui proviennent de terrains secs sont les meilleurs. Ceux des sols humides ou dont la croissance a été favorisée par de fortes pluies, quoique ordinairement fort volumineux, sont très aqueux et peu nutritifs. Les racines et les tubercules qui viennent pendant une forte sécheresse sont peu développés, fibreux et durs. Ceux de moyenne dimension sont généralement les plus nutritifs.

Betteraves. — Cette plante fournit ses feuilles et sa racine. Les *feuilles* peuvent être données fraîches aux vaches. Il est préférable de les mettre au fumier lorsqu'elles ont fermenté, parce qu'elles pourraient produire des indigestions.

Les *racines* peuvent servir à engraisser les animaux que l'on destine à la boucherie. Pendant l'hiver, elles sont consommées par les vaches laitières dont elles activent la production du lait, par les bêtes bovines de travail et par les moutons. « Aucun fourrage d'hiver n'est plus propice à l'accroissement des élèves. Enfin, la betterave est un véritable médicament très propre à remédier aux entérites, aux toux, aux maladies chroniques de tous les herbivores et même à la pousse des divers solipèdes » (Lafosse).

Les racines de betteraves sont peu nutritives, car il en faut environ 350 kilog. pour remplacer 100 kilog. de foin. La ration approximative de betteraves pour les bêtes à l'engrais est de 30 à 50 kilog. par jour, celle des vaches laitières de 20 à 40 kilog., celle des moutons de 2 1/2 à 3 kilog. Données en trop grande quantité, les betteraves affaiblissent l'organisme, rendent le sang liquide, faible, et occasionnent des diarrhées rebelles. L'addition de bons fourrages, de paille hachée, de grains, de tourteaux, est indispensable pour prévenir ces fâcheux effets.

Raves. — Elles doivent être données à petites doses et en même temps que des matières sèches. Si on continue leur usage pendant longtemps, la diarrhée survient et le lait devient âcre. Les bœufs, les porcs et les moutons les recherchent beaucoup. On les donne, tantôt crues, tantôt cuites, toujours divisées en tranches; entières, elles pourraient s'arrêter dans l'œsophage lorsque les animaux les avalent avec avidité sans les mâcher suffisamment.

Carottes. — Celles qui servent pour les préparations culinaires sont meilleures que les espèces sauvages pour la nourriture des bestiaux. Coupées en morceaux, saupoudrées de sel et mélangées avec de la paille hachée, les carottes constituent un des meilleurs aliments que l'on puisse donner aux vaches et aux moutons. Elles augmentent le lait et lui communi-

quent, dit-on, une odeur agréable. A la dose de 6 à 8 kilog.
par jour, ces racines donnent de la chair aux chevaux maigres, fatigués, mais il faut que la ration d'avoine soit maintenue.

Pommes de terre. — Les pommes de terre sont mangées
par tous les animaux, principalement par les bêtes bovines
et les porcs. Les bêtes bovines les mangent le plus souvent
crues, coupées en tranches et mélangées à du son ; on les
donne plutôt cuites aux animaux de l'espèce porcine. A l'état
cru, les pommes de terre données en trop grande quantité
occasionnent des indigestions ou des diarrhées, et au printemps elles peuvent même produire des empoisonnements
mortels. Aussi ne doit-on les faire entrer dans l'alimentation
que comme complément de ration dans la proportion d'un
tiers ou de la moitié au plus. Pour les bêtes à l'engrais il est
bon de soumettre ces tubercules à la cuisson, afin de les rendre plus digestibles et d'éviter leurs effets toxiques. Aux chevaux, on ne doit les faire consommer qu'à défaut d'autres
aliments.

Les feuilles et les tiges de la pomme de terre ne peuvent
servir à l'alimentation à cause de la grande quantité de sola-
nine qu'elles contiennent. On les met dans la fosse à fumier
sans même les faire servir de litière.

Topinambours. — Les tubercules des *topinambours* sont
mangés par les bœufs, les porcs et les moutons. On les donne
crus, coupés en morceaux, mais toujours en petite quantité.

Choux. — Les choux sont peu nutritifs. Le chou cavalier
est cependant donné aux bestiaux et peut jusqu'à un certain
point remplacer le vert, après la diète prolongée à laquelle on
soumet les bêtes bovines atteintes d'indigestion ou d'entérite.

Choux-navets et **Panais.** — Ils sont également bons, à la
condition toutefois de leur faire subir une division préalable.

ALTÉRATIONS. — Les racines et les tubercules se pourrissent
lorsqu'on les récolte pendant la pluie ou avant leur complète
maturité. Ils sont alors peu nourrissants et peuvent causer des

troubles nutritifs, surtout lorsqu'on les fait consommer sans leur faire subir la cuisson. Les pommes de terre, altérées par la maladie qui leur est particulière, occasionnent quelquefois l'érysipèle gangréneux chez le porc (Zundel). Mieux vaut en somme ne pas se servir de ces aliments dangereux.

§ 7. — *Résidus.*

Résidus des betteraves et des pommes de terre. — Obtenus par la fabrication du sucre, de l'alcool ou de la fécule, ils entrent aussi dans l'alimentation des animaux. Ceux de betteraves d'où l'on a extrait le sucre par la pression ont une valeur médiocre et peuvent être mangés par les bœufs et les moutons, tandis que ceux des distilleries sont plus riches en principes nutritifs et plus propres à l'engraissement du bétail. Les résidus des pommes de terre provenant des distilleries nourrissent mieux que ceux des féculeries.

Marc de raisin. — Il peut aussi servir de matière alimentaire, mais la grande quantité de tartrate de potasse qu'il contient le rend irritant. On le débarrasse de cet excès de sel par la macération dans l'eau pendant une journée.

Résidus de la bière et **du cidre**, et **tourteaux** provenant de fabriques d'huiles diverses. — Ils sont aussi employés. Les tourteaux de faîne ont quelquefois produit chez le cheval un empoisonnement particulier, caractérisé par une surexcitation du système nerveux. Ceux de lin, d'œillette, de colza, d'olive, de coton, de sésame, d'arachide, de cameline et de noix, sont généralement consommés par les bêtes bovines et les moutons. Mais il est à remarquer que les tourteaux de lin donnent à la viande un goût de suif et ceux de colza une odeur de rancité. Ceux de coton sont à peu près les seuls qui ne donnent aucun goût désagréable au lait. En France, on emploie surtout ceux de nougat qui sont essentiellement toniques. Les tourteaux se donnent coupés en petits morceaux, réduits en poudre ou délayés dans l'eau.

Tous ces résidus, administrés seuls ou donnés en trop grande quantité, sont susceptibles de produire des indigestions ou des diarrhées opiniâtres. Aussi il est bon d'en user modérément, de donner en même temps d'autres fourrages et de s'en tenir à ces derniers lorsque les excréments deviennent trop mous.

§ 8. — *Feuilles d'arbres.*

Les feuilles d'arbres peuvent rendre de grands services pendant l'hiver comme supplément de ration. On les donne tantôt fraîches, tantôt sèches. Elles doivent être récoltées avant l'arrière-saison pour qu'elles conservent le plus de principes nutritifs possible et être conservées dans des silos.

Feuilles d'acacia. — Elles sont molles, sapides et par cela même très recherchées, surtout des moutons.

Feuilles de vigne vertes. — Hachées et mélangées avec du son ou des farines, elles forment une bonne nourriture pour les porcs et les chèvres. Elles sont consommées sèches par les bœufs et les moutons.

Feuilles de tilleul, de saule, de mûrier.

Feuilles des arbres de nos forêts, tels que chênes, frênes, hêtres, bouleaux, peupliers, etc. — Elles renferment beaucoup de tannin et sont par suite très toniques, mais assez coriaces et même irritantes lorsqu'elles ne sont pas administrées avec mesure.

La *récolte* des feuilles des arbres se fait par divers procédés : tantôt on ramasse les feuilles qui tombent d'elles-mêmes pendant l'automne, tantôt on pratique l'élagage, ce qui est préférable. La quantité d'aliments que l'on peut se procurer par cette dernière méthode est assez considérable, car l'élagage peut donner deux mille fagots par hectare de bois.

Les feuilles des arbres sont données à l'état de nature ou mélangées à d'autres substances avec lesquelles on les laisse fermenter par l'ensilage. C'est ainsi que les feuilles de vigne sont entassées pendant deux ou trois mois dans des fosses, des tonneaux ou des cuves, arrosées de temps en temps d'eau salée et administrées ensuite avec du son, des racines ou des tubercules coupés et des tourteaux. Mais on ne doit les donner vertes qu'en petite quantité aux vaches et aux chèvres, par la raison qu'elles rendent le lait acide et irritant lorsqu'on les fait manger sans mesure.

Quoique les feuilles dont nous venons de parler soient très riches en principes azotés, elles ne contiennent pas assez de matières hydrocarbonées pour pouvoir suffire à elles seules à l'entretien des animaux. On doit leur adjoindre d'autres aliments, tels que fourrages, grains, pailles, et utiliser pour la confection de la litière toutes celles qui sont plus ou moins avariées. Dans tous les cas elles ne constituent une ressource de quelque importance que dans les temps de disette de fourrages.

ARTICLE II. — BOISSONS. — EAU

Les boissons sont tout aussi nécessaires que les aliments solides à l'entretien de la vie, de la santé des animaux. Elles sont destinées à faciliter l'assimilation et à remplacer les déperditions produites par la respiration et les fonctions de la peau.

L'eau est la seule boisson des animaux. Pour servir à cet usage, elle doit être *potable*, c'est-à-dire légère et de facile digestion.

CARACTÈRES DES EAUX POTABLES. — L'eau potable est fraîche, claire sous une faible épaisseur, verdâtre sous une épaisseur assez grande; sans odeur et d'une saveur connue de tout le monde; elle cuit bien les légumes, dissout le savon avec facilité sans produire beaucoup de grumeaux. Elle ne se trouble pas quand on la fait bouillir, ne laisse pas de résidu par l'évaporation et ne renferme aucune matière minérale ou organique. Enfin elle est aérée, condition indispensable qui la rend légère et facilement digestible.

Les eaux *bourbeuses, vertes* ou *jaunâtres* sont malsaines à cause des matières putrescibles qu'elles tiennent en suspension. On les en débarrasse en les filtrant sur du charbon, mais il est préférable de les rejeter lorsqu'il est possible de s'en procurer d'autres.

Les eaux *trop froides* produisent dans toute l'économie un refroidissement subit qui se traduit par de violentes coliques, des indigestions, des fluxions de poitrine, des avortements, surtout si les animaux ont très chaud. Telles sont les eaux qui proviennent de la fonte des neiges et celles que l'on a laissées un certain temps dans des réservoirs pendant l'hiver. Il en est de même de celles que l'on vient d'extraire pendant l'été de puits très profonds ou de sources vives. Il est facile de prévenir ces divers accidents: en hiver, on donnera l'eau immédiatement après l'avoir tirée, avant qu'elle ne se refroidisse davantage, ou bien s'il est de toute nécessité de la puiser d'avance, on la laissera dans l'intérieur des étables. En été, on aura soin de l'exposer au soleil avant de la présenter aux animaux ou de la blanchir avec du son ou de la farine.

Les eaux *trop tièdes* affaiblissent, dérangent les digestions et sont souvent la cause de diarrhées, de dysenteries et d'altérations du sang. On évite ces inconvénients en les laissant dans un lieu frais.

Les eaux *dépourvues d'air* sont fades et lourdes; on doit les rejeter ou ne les donner qu'après les avoir aérées en les laissant tomber en jet d'une certaine hauteur.

Les eaux *courantes* sont toujours préférables aux eaux *stagnantes*.

Les eaux *troubles, limoneuses* ne peuvent occasionner des maladies que par un usage prolongé.

Les eaux *sélénitéuses*, c'est-à-dire renfermant du gypse ou pierre à plâtre, sont dangereuses, quoique très limpides; c'est le cas de l'eau de certains puits et de celle que l'on puise trop près des sources. Ces eaux sont *lourdes, crues*, fatiguent les intestins et prédisposent aux coliques et aux calculs. Elles doivent être rejetées, à moins qu'on ne les purifie au moyen du bicarbonate de soude (3 gram. par litre d'eau) ou de la congélation.

VALEUR DES DIVERSES VARIÉTÉS D'EAUX POTABLES. — Parmi les eaux potables, celles des *ruisseaux*, des *rivières* et des *fleuves* sont pures et très bonnes, si ce n'est près de la source, où elles sont tantôt dépourvues d'air, tantôt chargées de matières salines.

Les eaux des *fontaines*, ainsi que celles des *ruisseaux* encaissés et ombragés, ne peuvent non plus être utilisées qu'après avoir séjourné quelques heures dans des réservoirs où elles peuvent s'aérer et déposer leur excès de principes minéraux.

Les eaux des *mares*, des *lacs* et des *étangs* sont très sapides et recherchées par les animaux, mais elles sont souvent malsaines par la grande quantité de germes végétaux et d'animalcules qu'elles renferment. Ces matières organiques s'altèrent facilement et sont une source fréquente de maladies. Les poissons servent à purifier l'eau des mares, et les arbres plantés tout autour en absorbent les gaz méphitiques.

L'eau des *pluies* est une bonne boisson si elle n'est pas altérée. On s'en sert surtout dans les campagnes où l'on n'a pas de l'eau de sources ou de puits à proximité; elle est alors conservée dans des *citernes* ou des *viviers*. Ces réservoirs doivent être profonds, situés dans un lieu frais et assez éloignés des étables pour n'avoir pas à craindre les infiltrations de purin. Le meilleur moyen de rendre ces eaux salubres est de déposer au fond des citernes une couche de sable, de gravier et de charbon. Cet assainissement est également recommandable pour l'eau des mares et même pour celle des puits, lorsque cela est nécessaire.

L'eau des *puits* est ordinairement bonne. Elle peut cependant être altérée par des matières organiques provenant d'infiltrations que la maçonnerie, le ciment même, ne peuvent garantir. Ainsi elle se ressent du voisinage de latrines, de clos d'équarrissage, de cimetières, d'abattoirs, de tanneries, de teintureries. L'eau des mares peu éloignées et les déjections liquides des étables peuvent aussi lui donner des propriétés malfaisantes. Nous venons de voir de quelle manière on remédie à ces causes d'infection.

Les eaux des *marais*, des *tourbières* et en général toutes les eaux *croupissantes* sont aigres, insalubres et même dangereuses, parce qu'elles tiennent en suspension une quantité considérable de matières organiques. La cachexie aqueuse et les maladies de foie n'ont souvent pas d'autre cause. Des entérites, des maladies typhoïdes, la coagulation du lait dans les mamelles chez les vaches (Zundel), le lait visqueux (Foolsch), le lait bleu (Müller), peuvent également être attribués à la préhension de ces eaux. C'est en buvant de l'eau des marais que les animaux peuvent avaler des larves de tænias et d'ascarides (vers qui se logent dans l'intestin), ainsi que des strongles (vers qui se portent principalement dans les reins), dont la présence peut se traduire ultérieurement par diverses maladies des reins ou la bronchite vermineuse.

L'eau des *fossés d'irrigation* et des *bords des routes* présente les mêmes inconvénients.

Les eaux de *mer* occasionnent du malaise, de l'inappétence, de la diarrhée, des coliques rouges, du pissement de sang, de la fièvre et quelquefois même la mort (Haubner). En les distillant, on obtient un liquide un peu fade, mais qui est cependant d'un grand secours pour les animaux pendant les traversées.

ARTICLE III. — CONDIMENTS

On nomme ainsi les substances sapides que l'on mélange aux aliments pour les assaisonner en quelque sorte, en vue d'exciter l'appétit et de stimuler la digestion.

Les seuls condiments communément employés et à la portée de tout le monde sont le *sel marin* et le *vinaigre*. Les autres, tels que le sulfate de soude pour le cheval, celui de magnésie pour le bœuf, les astringents, les toniques apéritifs, etc., sont plutôt des médicaments dont l'emploi doit être prescrit par le vétérinaire.

Sel marin. — Il entre dans la composition des liquides de l'économie. Il est éliminé avec les excréments et la transpiration : donc il doit être renouvelé. D'autre part, il donne aux aliments une saveur agréable qui les rend plus appétissants, augmente les sécrétions de la bouche, de l'estomac et des intestins, rend ainsi les digestions plus promptes et plus faciles, et favorise par cela même toutes les fonctions. Aussi les animaux auxquels on donne du sel ont le poil plus brillant, se développent plus vite et s'engraissent plus facilement, sans compter que la viande est meilleure, le lait plus sapide et la laine plus soyeuse et plus forte.

Il serait difficile de préciser la dose de sel nécessaire à chaque animal. Cela dépend de la nature des aliments et aussi des localités. Les plantes qui croissent sur les lieux situés près de la mer renferment plus de sel que celles des coteaux, et c'est ainsi que, dans le premier cas, 10 grammes par jour et par animal suffisent, tandis que dans le second, on peut en donner 60 grammes. Ces doses s'appliquent au bœuf et sont tout au plus approximatives. Pour le cheval, la dose moyenne est de 32 grammes, de 20 grammes pour le porc, et de 16 grammes pour le mouton. Ces quantités peuvent être doublées pour les bœufs, les moutons et les porcs pendant la période de l'engraissement.

Le sel ne doit être donné qu'avec les aliments. On en saupoudre les foins avariés et même ceux de bonne qualité, ou bien on les arrose d'eau salée (Voir page 76). On en met aussi avec les aliments que l'on soumet à la cuisson, tels que les carottes, les pommes de terre, les betteraves, les topinambours, les pulpes, etc., pour leur donner du goût et les rendre plus digestibles.

Ajoutons cependant que l'usage du sel doit toujours se faire avec mesure, en tenant compte des doses que nous avons indiquées. Puisqu'il a pour effet d'exciter l'appétit, on ne doit pas en donner lorsqu'on ne dispose pas d'une nourriture abondante. Dans ce cas, le sel marin fait maigrir les animaux, car les déperditions qu'il provoque ne sont pas réparées à cause de l'insuffisance de la ration.

Vinaigre. — C'est un tempérant qui, par son goût acide, a des propriétés à peu près identiques à celles du sel marin. Administré dans les boissons, il leur communique une saveur aigrelette qui aide puissamment à la digestion. Mais il ne faut en user que dans des circonstances déterminées : pendant les fortes chaleurs, pour corriger les propriétés malfaisantes des eaux corrompues lorsque les animaux reviennent de travaux pénibles, quand ils sont en sueur ou qu'ils ont fait de longues courses sur des chemins poussiéreux. Dans ces derniers cas, des lotions d'eau vinaigrée sur la bouche et les naseaux sont aussi très utiles.

CHAPITRE III
ALIMENTATION

ARTICLE I. — GÉNÉRALITÉS

§ 1er. — *Importance d'une bonne alimentation.*

L'alimentation est le mode de distribution des aliments. Elle exerce une puissante influence sur la santé des animaux et sur leur genre de destination. L'alimentation des animaux est plus complexe et plus variée que celle de l'homme, parce que nos espèces domestiques sont nombreuses, qu'elles n'ont ni la même organisation ni le même tempérament, et qu'elles sont destinées à nous fournir des produits variés.

Nous nourrissons nos animaux, non pour le but abstrait d'entretenir leur santé ou de prolonger leur existence, mais pour que cette existence, cette santé, nous rapporte un revenu quelconque. En d'autres termes, nous les nourrissons pour *poser un et retenir deux*, et nous les sacrifions aussitôt que la spéculation cesse d'être productive.

Dans les campagnes, l'alimentation des animaux laisse généralement beaucoup à désirer, et c'est ce qui explique comment il y a parfois perte plutôt que bénéfice sur l'élevage. Tantôt la nourriture est trop abondante, tantôt elle est insuffisante.

Alimentation trop abondante. — Dans le premier cas, il peut y avoir qualité en même temps que quantité, et alors la santé se maintient si l'animal travaille; — s'il ne travaille pas suffisamment, il y a tendance à l'embonpoint, à la pléthore, et prédisposition aux maladies inflammatoires. Lorsque l'alimentation abondante pèche par la qualité, les organes de la digestion se fatiguent outre mesure et acquièrent un volume exagéré, les matières qui doivent servir à la nutrition sont en trop faible quantité, l'animal maigrit et est exposé aux indigestions et aux inflammations des organes de l'abdomen.

Alimentation insuffisante. — L'alimentation peut être insuffisante pour plusieurs motifs:

1º La quantité peut faire défaut et la qualité être bonne: alors les animaux se nourrissent quelque temps aux dépens de leur propre substance, mais ils conservent une certaine énergie qui les met à l'abri des maladies. Hâtons-nous d'ajouter que la frugalité ainsi comprise, très efficace pour remédier à certains travers de l'espèce humaine, n'est guère de mise en hygiène vétérinaire.

2º La quantité et la qualité peuvent manquer à la fois; les animaux deviennent faibles, dépérissent à vue d'œil et sont sujets aux plus graves affections. En effet, lorsqu'une maladie contagieuse éclate, les sujets maigres, mal nourris, sont presque toujours les premiers atteints.

On devrait donc s'attacher à bien nourrir les animaux, et malheureusement bon nombre de cultivateurs méconnaissent

les avantages de cette utile vérité. Ils voudraient bien retirer
des animaux beaucoup de travail, beaucoup de viande, beaucoup de lait, beaucoup de laine, etc., mais ils voudraient, en
même temps, restreindre les dépenses et économiser sur la
nourriture, ce qui n'est pas possible. D'ailleurs, il est prouvé
qu'en pareille matière on n'obtient un certain rendement que
si les animaux reçoivent une nourriture suffisante et bien
appropriée au genre de production que l'on désire. « Il n'y a
pas d'animaux qui donnent moins de profits que les animaux
maigrement nourris. Aujourd'hui, tout agriculteur qui veut
prospérer doit nourrir ses animaux abondamment. Toute par-
cimonie est ruineuse; les animaux s'affaiblissent, travaillent
moins et durent moins longtemps; quatre vaches alimentées
convenablement rendent plus que huit qui le sont mal » (Henri
de Dombasle).

§ 2. — *Précautions générales relatives à l'alimentation.*

Pour ce qui concerne la distribution des aliments, il faut
user de certaines précautions, futiles en apparence et qui ont
cependant une réelle utilité.

Ainsi, il ne faut pas faire manger les animaux aussitôt après
un exercice violent, ni les faire boire froid lorsqu'ils transpirent, à moins qu'on n'ait le soin de mélanger un peu de son
ou de farine avec les boissons.

S'ils sont affamés ou voraces, on leur sert la nourriture à
plusieurs reprises et par petites quantités à la fois.

S'ils sont gourmands, on leur donne d'abord les aliments
les moins savoureux, et à la fin du repas ceux qu'ils ont l'habitude de manger avidement ; les fourrages nouvellement récoltés sont de ce nombre. On peut par exemple calmer l'appétit avec de la paille d'abord, ou mieux encore la mélanger
avec le fourrage.

Il est bon que l'heure des repas soit toujours la même.

On doit autant que possible varier l'alimentation, c'est-à-dire faire entrer plusieurs espèces d'aliments dans la compo- sition du repas.

Tout changement de nourriture doit se faire peu à peu, sans transition brusque, pour que les organes puissent s'habituer sans fatigue au nouveau régime.

Le passage subit d'une nourriture restreinte à une nourriture abondante et substantielle est donc nuisible. La plupart des maladies qui frappent nos animaux au printemps n'ont pas d'autre cause. Le changement contraire a des effets tout aussi funestes.

En dehors de ces indications essentielles qui doivent régir toute alimentation, il est des particularités inhérentes à chaque espèce qu'il importe d'examiner maintenant.

ARTICLE II. — ALIMENTATION DU CHEVAL, DE L'ANE ET DU MULET

§ 1er. — *Nourriture.*

Le foin des prairies naturelles est indispensable au cheval. Il a une valeur nutritive élevée et sert de lest aux organes digestifs en les entretenant sous un certain volume par la masse de ses matières ligneuses qui échappent à la digestion. Sous ce dernier rapport seulement, le foin pourrait être remplacé par de la paille ou tout autre fourrage grossier, mais à la condition de compléter la ration par de l'avoine ou autres grains.

Les foins artificiels ne peuvent servir de nourriture exclusive que pour des chevaux tout à fait jeunes en période de croissance ou pour des chevaux adultes.

Tout cheval de travail doit avoir une ration de bon foin naturel égale à 1 p. 100 de son poids vif, servant à la fois de lest et d'aliment d'entretien, ainsi qu'une égale quantité de paille que l'on peut faire passer au râtelier avant de la faire servir pour la litière. Ainsi à un cheval pesant 500 kil., il faut 5 kil. de foin et 5 kil. de paille par jour. Le foin convient mieux que la paille aux chevaux étroits de boyau; la paille « engraisse bien moins que le foin : c'est pourquoi il faut plutôt donner du foin que de la paille à un cheval que l'on veut rendre gras, à moins qu'il ne soit poussif; car le foin nourrit et provoque à boire plus que ne le fait la paille : c'est aussi pourquoi on donne aux chevaux chargés d'encolure plutôt du foin que de la paille, parce que la paille fait augmenter le volume de la chair » (Henri de Dombasle).

Mais il ne suffit pas que les chevaux aient du foin et de la paille pour se nourrir. Ce sont des animaux de travail qui sont soumis à des allures plus ou moins rapides et qui exigent à cette fin de la vigueur, de l'énergie, en d'autres termes une certaine excitation du système nerveux. Nous avons vu (p. 89) que l'avoine remplit parfaitement ce rôle. Donc les chevaux ont besoin d'avoine. L'excitation produite par cette céréale est passagère, d'où l'utilité de la donner en plusieurs fois et souvent, plutôt que toute à la fois et à de rares intervalles. Ainsi, il ne faut pas croire que l'on peut sans inconvénient retrancher l'avoine, sauf à doubler ou à tripler la ration au moment d'entreprendre une longue course, car ce n'est qu'en la donnant régulièrement, tous les jours, après chaque repas, que l'on arrive à obtenir d'un cheval un travail assidu et des courses pénibles.

La quantité d'avoine à donner aux chevaux varie suivant le genre de travail que l'on exige d'eux, le degré d'excitation utile étant en rapport avec l'intensité de la vitesse qu'on veut obtenir. Il suit de là que les chevaux de gros trait n'étant soumis qu'à des allures lentes doivent être nourris surtout avec du foin, tandis que l'on pourra économiquement remplacer l'avoine par tout autre aliment concentré, tel que orge, maïs, son, sarrasin, féveroles. Nous admettons avec Sanson que pour un tel travail 1 kil. de son de froment aura le même effet utile que 1 kil. d'avoine, et 1 kil. de féveroles un effet utile double.

Pour les chevaux de trait léger, l'avoine est indispensable, au moins dans nos climats tempérés, nos chevaux n'étant pas naturellement doués de cette vigueur que l'on trouve chez ceux des pays chauds. Ces derniers peuvent se passer d'avoine, pourvu qu'ils trouvent dans d'autres graines, l'orge, le maïs par exemple, une quantité suffisante de principes nutritifs complémentaires. Chez nous il faut à ces moteurs autant de kilogrammes d'avoine qu'ils ont d'heures de travail à fournir.

On ne doit pas chercher à donner de l'embonpoint aux chevaux qui travaillent, la graisse leur est nuisible, elle les rend mous et diminue leur force musculaire. Les chevaux de luxe peuvent être gras sans inconvénient ; chez eux on recherche plutôt de l'élégance que du travail. Les chevaux maigres demandent une alimentation plus substantielle que les gras. Lorsqu'on veut les remettre en bon état, le repos est nécessaire, parce que le travail absorbe et dissipe à lui seul une grande portion de la nourriture.

Comme on n'a pas toujours du foin, de la paille et de l'avoine à donner aux chevaux, on peut être quelquefois réduit à remplacer un aliment par un autre. Disons un mot de ces substitutions.

Le foin fraîchement récolté doit être mélangé avec du foin vieux dans la proportion des cinq sixièmes.

La luzerne et le sainfoin peuvent remplacer le foin à poids égal.

Le trèfle ne doit jamais être donné seul, mais toujours mélangé à d'autres fourrages, en ne l'admettant que pour un quart ou un tiers au plus.

On peut remplacer pendant quelques jours le foin par le double de paille et la paille par un tiers de foin.

Si l'on veut donner du son au lieu d'avoine, la ration doit être double. Les carottes peuvent remplacer le son ; elles ont l'avantage d'exciter l'appétit, de favoriser les digestions et de rendre le poil lisse et brillant, sans jamais engendrer d'accidents.

Le maïs et l'orge peuvent être donnés à la place de l'avoine à égalité de poids.

Le seigle, les pois, le sarrasin, les vesces peuvent être mélangés à l'avoine, mais ne doivent être admis que pour la moitié de la ration; le froment, les gesses, les chènevis, pour le sixième au plus.

L'*âne* et le *mulet* sont plus rustiques que le cheval. Ils mangent peu et se contentent aisément des plantes dures et des fourrages de médiocre qualité que les autres animaux refusent. On se prévaut même trop de leur sobriété et de leurs goûts peu délicats, car on les nourrit généralement très mal relativement aux travaux que l'on exige d'eux.

§ 2. — *Régime du vert.*

Au printemps on est dans l'usage de soumettre les herbivores au *régime du vert* pendant un temps donné, dans le but de reconstituer leur tempérament affaibli par un travail excessif ou par des maladies. C'est ce que l'on appelle *mettre au vert, faire prendre le vert, donner le vert,* lorsqu'il s'agit d'animaux nourris habituellement avec des fourrages secs. Les solipèdes (chevaux, ânes, mulets) sont seuls dans ce cas.

DANS QUELS CAS FAUT-IL DONNER LE VERT? — Le vert est utile pour les jeunes chevaux qui ont été surmenés ou dont les aplombs ont été faussés par un travail prématuré; pour ceux que la nourriture a échauffés; pour les animaux fatigués, à ventre levretté, qui rendent des excréments durs et secs et dont le poil est terne et hérissé. — Il est encore indiqué contre les vieilles inflammations des organes digestifs, accompagnées de constipation; contre les maladies rebelles de la peau, telles que la gale, les dartres. — Chez les chevaux poussifs, il rend le ventre libre et facilite la respiration. — Enfin il accélère les convalescences à la suite des maladies aiguës.

On ne doit pas mettre au vert les chevaux qui se trouvent bien du régime sec, ceux à tempérament lymphatique ou qui sont sujets aux engorgements des membres. Ce régime est également nuisible aux chevaux qui n'ont pas complètement jeté leur gourme, qui sont atteints de cornage ou d'anciennes maladies de poitrine.

QUELS SONT LES EFFETS DU VERT ? — Le vert bien appliqué active toutes les fonctions de l'économie. Au début, il provoque une espèce de purgation ; les urines deviennent abondantes, peu chargées, les excréments se ramollissent, l'appétit est augmenté, les digestions sont activées, la peau devient souple, la mue se fait rapidement, le poil se polit, l'animal prend de l'embonpoint et devient gai et agile.

Si le cheval dépérit, que l'appétit soit diminué, que la diarrhée persiste ; si le ventre se ballonne ou que les membres s'engorgent, on doit discontinuer le vert.

COMMENT DOIT-ON DONNER LE VERT ? — On peut le donner dans l'écurie ou en liberté.

La prise du vert *en liberté* permet aux animaux de choisir les plantes qui leur conviennent, de faire de l'exercice, de respirer l'air pur, et de reprendre les aplombs que le sol de l'écurie ou la gêne amenée par le défaut d'espace ont pu leur faire perdre. — Mais en revanche le vert en liberté expose les chevaux à des accidents, au mauvais temps, à des catarrhes et aux rhumatismes. Les vents et les brouillards sont à craindre, surtout pour les convalescents.

Le vert *dans l'écurie* est à conseiller pour les chevaux d'un certain âge que l'on continue de faire travailler. Ce mode permet de rationner les animaux, de mitiger à volonté la nourriture et de mélanger le vert avec des fourrages secs. En outre, on évite par ce moyen les inconvénients du vert pris sur place.

Le vert au râtelier, *sous des hangars* établis dans les prairies, est encore préférable en ce sens qu'il réunit les avantages des deux autres et n'en a pas les inconvénients.

L'herbe doit être fauchée depuis huit ou dix heures au moins avant de la servir aux animaux. On doit la conserver dans les granges, étendue en couches peu épaisses et en donner souvent, mais peu à la fois.

On donne ordinairement le vert au mois de juin, de mai ou d'avril même, si le printemps est doux, précoce, ou si les fourrages d'hiver sont de mauvaise nature.

La *durée* doit être de quinze jours à six semaines, suivant les effets produits.

La *quantité* de vert donnée par jour varie de 25 à 60 kil., suivant la taille et la race de chaque animal.

Les animaux qui travaillent pendant le régime du vert ont besoin d'une ration d'avoine. Il est même nécessaire de mélanger à l'herbe une certaine quantité de fourrage sec lorsque les intestins sont trop relâchés. Cette précaution est surtout utile au commencement et à la fin de la période du vert, pour que le changement de nourriture se fasse graduellement et sans secousses. Lorsque les animaux ont pris le vert, on doit les ménager et les faire travailler modérément, au moins pendant quelque temps.

§ 3. — *Boissons.*

Le cheval boit généralement deux fois par jour, et trois fois pendant les grandes chaleurs. A moins d'indications spéciales, on le mène aux abreuvoirs. Il est préférable de donner les boissons à l'écurie lors des fortes gelées. Il est bon dans ces circonstances de les faire tiédir et de mélanger à l'eau quelques poignées de son ou de farine sous forme de *barbotages*, lorsque les chevaux reviennent d'un travail qui a amené la transpiration, et en général pendant les maladies, les convalescences et les accouchements.

Les boissons tièdes conviennent aussi aux chevaux qui habitent des écuries chaudes. Au contraire, ceux qui sont nourris aux pâturages ne sont incommodés que rarement par les boissons fraîches.

On ne doit pas laisser les chevaux pâtir de la soif, pas plus que les exciter à boire démesurément. Une grande quantité d'eau prise d'un seul coup peut, si elle est froide, produire des indigestions parfois mortelles ou des avortements.

Il faut se garder de faire courir un cheval immédiatement après qu'il a bu, sous peine d'occasionner des coliques.

Le son, l'avoine et les autres grains doivent être donnés après la boisson. Administrés avant, ils sont entrainés en grande partie par l'eau avant d'être attaqués par les sucs digestifs. C'est autant de perdu.

ARTICLE III. — ALIMENTATION DES BÊTES BOVINES

§ 1er. — *Nourriture à l'étable.*

On doit conserver une quantité de fourrages secs suffisante pour nourrir abondamment les bêtes bovines au râtelier pendant l'hiver et les pluies d'été. Le foin et le regain des prairies naturelles, les pailles d'avoine, de blé, de lentilles, etc., constituent pour ces animaux une bonne nourriture. La luzerne, le sainfoin et le trèfle, donnés seuls, rendent les animaux faibles et mous; c'est pour ce motif que l'on doit adjoindre à ces fourrages de la paille et du foin, au moins pour les bêtes de travail.

Les estomacs des ruminants ont un volume relativement énorme et doivent contenir une grande masse d'aliments solides servant de lest, afin que les fonctions digestives puissent se faire dans de bonnes conditions. On a calculé que la ration pour un bœuf de moyenne taille peut être évaluée à 2 kil. de foin et 4 kil. de paille pour 100 kil. de poids vif. Cette ration varie d'ailleurs suivant la race et les aptitudes de chaque animal.

Les racines et les tubercules doivent aussi entrer pour une large part dans la composition de la *nourriture d'hiver*. Les betteraves, les raves, les pommes de terre, les topinambours, les choux, etc., divisés, écrasés, cuits ou fermentés, conviennent très bien à l'organisation des ruminants. Nous en dirons autant des résidus des distilleries, des féculeries ou des sucreries. Ces divers aliments, donnés par mesure et en même

temps que des fourrages secs, relâchent les intestins, rafrai-
chissent les animaux et rendent le poil luisant. La grande
quantité d'eau qu'ils renferment favorise en outre la rumination, car on sait que pour que cette fonction puisse s'effectuer,
il faut que les aliments soient suffisamment délayés dans
l'estomac.

Le *vert* a les mêmes effets favorables, mais à un plus haut
degré, et peut servir à peu près exclusivement à l'entretien des
animaux de rente. Pour les bêtes de travail, il convient de
donner en même temps des fourrages secs, des tourteaux, des
grains ou des graines. Après l'hiver, on commence par donner
le farouche, puis le trèfle et la luzerne en prenant les précautions plus haut indiquées (voir page 79), puis du maïs, des
fanes, du foin naturel, du regain, et enfin des feuilles d'arbres
et du marc de raisin. Les fourrages verts peuvent produire des
accidents s'ils sont échauffés, souvent aussi s'ils sont simplement mouillés, couverts de givre ou de rosée, surtout lorsqu'ils
sont pris avidement et en grande quantité.

En hiver, les bêtes bovines sont généralement mal nourries,
deviennent faibles et dépérissent. Cela se voit surtout dans
les pays pauvres, où la culture des prairies artificielles est
trop restreinte. Si l'on n'a pas assez de fourrages pour *hiverner*
convenablement, on peut les économiser en mélangeant par
couches des foins et des pailles au moment de la récolte. Ce
mélange donné en nature, ou mieux haché, arrosé d'eau salée
et mêlé avec des grains concassés, des farineux, des tourteaux
ou des racines, forme une excellente nourriture. Les feuilles
de maïs, les gousses, les siliques, certains fourrages de médiocre qualité, etc., peuvent également servir d'appoint pour
arriver au printemps.

Comme on le voit, les aliments propres à nourrir les bêtes
bovines sont si variés qu'il serait trop long de déterminer pour
chacun d'eux la proportion dans laquelle ils doivent entrer
pour la composition des rations, et les substitutions multiples
que l'on pourrait réaliser dans un but économique. Les princi-

pales règles en ont d'ailleurs été posées à propos de l'alimentation du cheval (voir page 109), et s'appliquent également aux
bêtes bovines. Pour résumer ce que nous avons dit sur ces
divers points, nous ajouterons que c'est surtout à l'agriculteur
qu'incombe la tâche délicate d'utiliser d'une manière rationnelle et avantageuse les produits alimentaires dont il dispose,
et de chercher par une observation attentive les proportions
respectives des divers aliments à donner. Ainsi il devra diminuer la ration de fourrages verts et de racines si la diarrhée
apparaît et l'augmenter au contraire s'il y a constipation;
donner plus de nourriture pendant les travaux pénibles, surveiller avec soin les effets produits par le changement de
régime et tâtonner jusqu'à ce qu'il arrive à une ration suffisante. Les animaux qui mangent avec avidité, qui regardent
autour d'eux sans se coucher lorsque le repas est terminé,
qui transpirent au moindre travail, etc., n'ont pas assez de
nourriture. Ils en ont trop au contraire lorsqu'ils laissent du
fourrage à la mangeoire.

Trois repas par jour sont nécessaires aux bêtes bovines nourries à l'étable. Mieux vaut même distribuer la ration en plusieurs fois si cela est possible; on évite ainsi les indigestions et
les animaux ne se dégoûtent pas des aliments. Après des repas
copieux et lorsque les travaux doivent être pénibles, les bœufs
ne doivent être attelés que lorsque la rumination est déjà
commencée. On les laissera ensuite prendre haleine de temps
en temps pour que cette fonction ne soit pas suspendue, car il
ne faut pas oublier que le bœuf ne peut pas digérer s'il ne rumine pas.

§ 2. — *Boissons.*

Il faut faire boire les bêtes à cornes deux fois par jour,
après les repas du matin et du soir, en prenant, suivant les
saisons, les précautions que nous avons indiquées en parlant
des boissons en général.

§ 3. — *Nourriture au pâturage.*

Le pacage des bêtes bovines se fait sur les montagnes et dans les plaines. Le pâturage des *montagnes* n'a lieu que pendant l'été. On utilise d'abord l'herbe la plus précoce, celle des bas-fonds, puis celle des hauteurs à mesure qu'elle pousse, et les animaux sont ramenés vers le bas avant l'hiver. Dans les temps d'orage, le pâtre doit éloigner son troupeau des endroits dangereux et le ramener vers la vacherie. L'herbe des montagnes est sapide et très nourrissante ; celle des régions élevées donne surtout du lait et des fromages de bonne qualité.

Dans la *plaine* on mène les bêtes à cornes sur divers terrains, suivant la saison : les friches, les marais, les clairières et les lisières des bois, sont utilisés dès les premiers jours du printemps ; viennent ensuite les chaumes, l'herbe des prairies fauchées, soit naturelles, soit artificielles, et les gazons communaux. Pour plus de détails sur le choix des pâturages, nous renvoyons à ce que nous avons dit à la page 82.

Parmi les animaux qui vont pacager ensemble, il en est d'un caractère agressif qui pourraient nuire à leurs camarades : une planchette en bois appliquée sur le devant de la tête les empêche de voir en avant et les rend plus sociables. Quand on amène les vaches dans des pacages garnis d'arbres à fruits, il est bon de leur mettre une martingale qui part des cornes ou du licol, passe entre les jambes de devant et va s'attacher en arrière et en bas à un surfaix. On les empêche ainsi de dévaster les arbres et on prévient les avortements.

Il est rare que l'on puisse employer exclusivement le pâturage ou la stabulation pour la nourriture des bêtes bovines. Un *régime mixte* serait le mode d'entretien le plus rationnel en prenant ceci pour règle : *utiliser autant que possible les pâturages dont on peut disposer, et donner à l'étable un supplément de ration en rapport avec les besoins et le genre de production de chaque animal.*

§ 4. — *Engraissement.*

CHOIX DES ALIMENTS. — Pour ce qui concerne le choix des aliments, l'engraissement des bêtes à cornes varie suivant leur âge.

Bouvillons. — *Génisses.* — On engraisse ces animaux avec du foin, du regain, de la farine d'orge ou de seigle, du son, du maïs, de l'avoine ou autres grains écrasés, du vert (trèfle ou vesces), des racines ou des tourteaux. Les aliments fibreux développent les muscles, les autres se transforment plutôt en graisse. Les grains sont mieux payés par les jeunes animaux en période de croissance que par ceux dont le développement est achevé.

Plus la nourriture donnée pendant le jeune âge est abondante et de bonne qualité, plus l'engraissement est rapide. Il est également avantageux de châtrer les veaux que l'on veut engraisser. Cette opération doit se faire vers l'âge d'un mois par l'excision des testicules. Quant aux femelles, il est bon de les faire saillir vers 15 ou 16 mois pour les vendre 2 ou 3 mois après.

Bœufs. — *Vaches.* — Certains agriculteurs engraissent les animaux qui ne peuvent plus servir pour le travail, tandis que dans les distilleries et les pays de pâturages on achète des bœufs maigres pour utiliser les produits de la contrée. Dans ce dernier cas on doit choisir des animaux en bon état, de 6 à 10 ans, à poitrine ample, à lombe et à croupe larges, à cuisses épaisses et tombantes, à tempérament lymphatique plutôt que nerveux.

L'engraissement au pâturage convient pour les bœufs plutôt petits que grands, à moins que l'herbe ne soit très abondante et très sapide. Les bœufs de forte taille s'engraissent mieux à la bouverie.

Les vaches qui entrent souvent en chaleur, soit qu'elles n'aient pas été saillies, soit qu'elles ne puissent être fécondées,

engraissent difficilement. Lorsqu'elles sont pleines, elles prennent promptement de la viande et de la graisse ; on doit les
vendre lorsqu'elles arrivent vers le milieu de la gestation.
Celles que l'on engraisse dans les herbages doivent être séparées des bœufs, mais la société d'un taureau est avantageuse
pour les couvrir quand elles entrent en chaleur.

Les aliments propres à l'engraissement des bœufs et des
vaches sont : le foin, la paille hachée et mélangée à des pulpes,
les tubercules, les racines, les tourteaux, les résidus, les grains
et les graines, cuits, macérés, écrasés ou à l'état de farineux.
On commence par donner les aliments les moins chers et les
plus communs (foin, racines, herbe), puis progressivement
ceux qui sont plus appétissants, plus nutritifs et d'un prix plus
élevé. En tout temps la nourriture sèche doit être judicieusement combinée avec la nourriture aqueuse.

On devra donner à manger à discrétion et exciter l'appétit
au moyen de condiments. Pour prévenir le dégoût des aliments,
on devra autant que possible varier la nourriture, la donner
régulièrement, par petites rations et souvent. Il est préférable
de multiplier les repas (5 à 8 par jour) que de les faire faire
copieux et à intervalles éloignés.

Voici quelques exemples de rations d'engraissement :

1. — Dans la Vendée et le Limousin, on donne le matin du
foin à deux ou trois reprises, et on mène les animaux à l'a-
breuvoir. En rentrant, on leur sert, suivant l'appétit, deux ou
trois distributions de choux ou de raves divisés. A midi, ration
de nourriture verte. A trois heures, même repas que celui du
matin, que l'on fait suivre pendant l'hiver d'une ration de
raves et de choux. Au printemps, on remplace les choux et les
raves par un mélange de vesce et d'avoine, et à la dernière
période par des grains cuits, de la farine ou des tourteaux.

II. — A Hohenheim, la ration pour des bœufs de 700 kil.
était ainsi composée : betteraves, 11 kil. 250 ; pommes de
terre, 11 kil. 250 ; regain, 7 kil. 500 ; orge, 5 kil. ; paille, 2 kil.

500. On pourrait remplacer avantageusement les pommes de terre par les topinambours.

III. — Pour des bœufs de 550 kil. : foin, 5 kil. ; paille, 2 kil. 500 ; betteraves, 25 kil. ; tourteaux de lin, 2 kil. ; féveroles, 2 kil. ; farine d'orge, 1 kil.

IV. — Pour des bœufs pesant 600. kil., au début de l'engraissement : paille, 12 kil. ; pulpe de betteraves, 30 kil. ; tourteaux de colza, 6 kil.

Les rations III et IV, extraites de l'ouvrage de Magne (1), doivent être modifiées suivant le poids des animaux et la période plus ou moins avancée de l'engraissement.

Soins généraux pendant l'engraissement. — Les animaux que l'on engraisse doivent pouvoir boire à volonté. Les boissons farineuses, légèrement salées ou saupoudrées de tourteaux, sont les meilleures. Si la constipation survient, on supprime les aliments secs, et les aliments aqueux dans le cas de diarrhée. Si les animaux deviennent tristes et cessent de manger, on les met à la diète et l'on prévient le vétérinaire, soit pour traiter la maladie existante, soit pour changer le régime, s'il y a lieu.

On doit placer les bêtes à engraisser dans des étables assez vastes, où l'air est plutôt chaud que froid, à température douce et uniforme. Ces habitations seront tenues dans une demi-obscurité pour éviter l'introduction des insectes. On n'y entrera pas sans nécessité, de même que l'on évitera de faire lever les animaux lorsqu'ils seront couchés et en train de ruminer.

Le repos absolu est indispensable à l'engraissement : il joue, peut-on dire, un aussi grand rôle que la nourriture. Plus les animaux se fatiguent, moins vite ils engraissent ; c'est pour cela que dans les pâturages on doit éviter qu'ils ne fassent trop d'exercice. On les fait marcher lentement si les pâturages sont éloignés, et on les rentre à l'étable pendant les heures du jour où les mouches pourraient les tourmenter.

(1) Magne, *Hygiène vétérinaire appliquée*, 3ᵉ édition.

Un bon pansage produit toujours d'excellents effets.

Les bœufs mal nourris jusqu'au moment où l'on commence à les engraisser doivent être saignés par précaution. Cette saignée, pratiquée quinze jours environ après le changement de régime, peut prévenir des apoplexies et autres maladies bien souvent mortelles.

§ 5. — *Saignée du printemps.*

Les propriétaires étaient autrefois dans l'habitude de faire saigner leurs bœufs aux approches de la Pentecôte. Aux yeux des gens crédules, amis des préjugés, cette saignée de précaution constituait une sorte de panacée universelle. Chez les bœufs maigres, elle devait enlever la crasse sanguine ; chez les bœufs gras, elle prévenait toute espèce de transports de sang ; enfin les animaux en bon état devaient également être saignés à seule fin de conjurer toutes sortes de maladies.

On est maintenant revenu de ces croyances absurdes et l'on sait qu'au lieu de préserver les animaux des maladies contagieuses ou autres, ces spoliations sanguines ne servent qu'à mieux préparer le terrain pour l'éclosion de ces diverses affections.

Il n'est pas à dire cependant que cette opération doive être proscrite d'une manière absolue. Les animaux pauvrement nourris pendant l'hiver, maigres, épuisés par une alimentation de mauvaise nature autant qu'insuffisante et qui, lorsqu'arrive le printemps, passent subitement de cette ration misérable à la pleine abondance des fourrages verts, ces animaux, disons-nous, prennent tout à coup de l'embonpoint et de la graisse. Ils ont les conjonctives rouges, les vaisseaux gorgés de sang, le pouls plein et dur : c'est ce que l'on nomme l'*état pléthorique* ou *pléthore* qui prédispose les animaux aux congestions et aux coups de sang. Dans ces circonstances, la saignée est utile, indispensable même, car elle vient à propos, comme dans l'engraissement des animaux en mauvais état, détendre la circulation, diminuer la tension des vaisseaux en enlevant le trop-plein, et conjurer enfin les accidents déjà cités.

ARTICLE IV. — ALIMENTATION DU MOUTON

§ 1er. — *Nourriture au pâturage.*

Le choix des pâturages pour l'espèce ovine doit varier suivant les races et leur destination. Les terrains vagues, peu fertiles, tels que les landes, les bruyères, les genestières, ne sont bons que pour l'élevage. Les herbages sapides et substantiels doivent être réservés aux bêtes à l'engrais.

Le trèfle commun et la luzerne, les prairies naturelles même, ne doivent être broutés sur pied que pendant très peu de temps chaque fois, surtout quand le temps est sec : faute de ces précautions, la météorisation survient infailliblement. La météorisation et les indigestions sont également à redouter lorsque les animaux sont affamés et qu'ils prennent les aliments avec avidité, quelle que soit d'ailleurs la nature du pâturage.

Les herbages humides, tels que les marécages, les prairies arrosées, ont sur le mouton une influence pernicieuse et sont fréquemment la cause de la pourriture ou cachexie aqueuse. La rosée intense et les brouillards amènent aussi la débilitation du sang, des hydropisies et des péritonites, surtout si l'herbe est naturellement aqueuse et grasse ; cette humidité n'est pas aussi malfaisante dans les terrains secs et salubres.

Dans tous les cas, une ration sèche donnée le matin au râtelier retarde singulièrement l'apparition de ces diverses maladies. Cette simple précaution suffit pour éviter de grandes mortalités pendant la saison d'hiver. Un autre moyen excellent de prévenir la cachexie aqueuse consiste à quitter les pâturages humides, et à conduire les animaux sur des sols secs, siliceux ou calcaires.

Pendant les temps chauds on doit laisser paitre les moutons le matin avec le frais, même avec la rosée si elle est légère, les rentrer lorsque le soleil est ardent, et les laisser ressortir depuis quatre ou cinq heures de l'après-midi jusqu'à la nuit ; au printemps et en automne il est préférable de les faire pâturer de huit ou neuf heures du matin à trois ou quatre heures du soir.

Lorsque les moutons pacagent, ils peuvent se passer de boire si l'herbe est aqueuse et le temps humide. Dans les temps chauds, lorsque les plantes sont sèches, il est nécessaire de les abreuver de temps en temps.

§ 2. — *Nourriture à la bergerie.*

La nourriture à l'étable est pour le mouton d'importance secondaire, vu qu'elle n'est usitée que pour les animaux à laine extra-fine, et pour les reproducteurs dans les contrées peu riches en pâturages.

Le vert doit former la base de la *nourriture d'été*. Le seigle est donné au printemps, seul d'abord, puis mélangé à de la vesce d'hiver ; plus tard on le mélange à de l'avoine, de l'orge ou du froment. Viennent ensuite la luzerne, le trèfle et le sainfoin, les vesces d'été et le regain de luzerne. On devra couper ces plantes vertes et les laisser faner sur place pendant douze à vingt-quatre heures avant de les servir aux animaux, ou bien les rentrer et les étendre en couches minces sous un hangar lorsqu'on ne veut pas les ensiler. La quantité d'herbe nécessaire au mouton peut être évaluée à 4 kilogrammes par jour.

La *nourriture d'hiver* comprend les foins, les regains des prairies naturelles et des légumineuses, les pailles et les feuilles d'arbres. Un mouton de moyenne taille mange 1 kilogramme de foin et 1 kilogramme de paille par jour. A titre de supplément de ces fourrages, on peut donner des betteraves, des topinambours, des carottes ou des glands. Comme nourriture économique, les résidus mêlés au foin ou à de la paille hachée sont à recommander. On doit diminuer la ration de racines lorsque la diarrhée apparait, et les remplacer par des grains, avoine, féveroles, vesces, gesses, orge, tourteaux ; ces divers aliments conviennent surtout aux agneaux et aux nourrices. Le son est utile pour les bêtes que l'on engraisse et pour celles qui sont échauffées.

Les moutons doivent pouvoir boire à la bergerie lorsqu'ils en sentent le besoin. A cet effet, on met l'eau dans des auges que l'on place au coin de la bergerie et que l'on nettoie de temps en temps. Lorsqu'ils sont dégoûtés des aliments, on leur donne un peu de sel marin (4 grammes par jour) dissous dans les boissons ; ce sel active l'appétit en même temps qu'il préserve de la pourriture.

Le meilleur mode d'entretien des troupeaux et sans contredit le plus répandu consiste à les soumettre à un régime mixte que nous formulerons ainsi d'une manière générale : *Faire pâturer toutes les fois que le temps le permet ou donner du vert à la bergerie. Pendant l'automne, ajouter une ration supplémentaire de bons fourrages ou autres aliments secs. Pendant l'hiver, nourrir les troupeaux à la bergerie en leur faisant consommer les fourrages médiocres lors des grands froids.*

§ 3. — *Engraissement.*

Les moutons sont engraissés par les mêmes procédés que les bêtes bovines ; aussi nous renvoyons pour les règles générales à suivre à l'article *Engraissement du bœuf* (voy. page 117).

L'engraissement du mouton *au pâturage* exige une herbe abondante et de bonne qualité. On réservera les meilleurs herbages pour la dernière période et on aura soin de choisir les plus rapprochés des bergeries pour que les animaux ne se fatiguent pas. Des hangars servant d'étables sont utiles lorsque les pâturages sont éloignés. Si la quantité d'herbe est insuffisante, on donnera à la bergerie un supplément de ration. On évitera de faire sortir les troupeaux pendant la pluie, les grands froids et les fortes chaleurs.

Les moutons que l'on veut engraisser *à la bergerie* doivent être préalablement tondus. On fera usage des aliments énumérés à propos de la nourriture des bêtes ovines, en commençant par le foin, l'herbe, les racines et les résidus, pour terminer ensuite par les tourteaux, le son, les grains et les graines. Inutile d'ajouter que ces aliments doivent être donnés à discrétion et associés en vue d'exciter l'appétit. « Mathieu de Dombasle donnait par jour à 100 moutons 100 kil. de foin, 50 kil. de tourteaux de lin et 50 kil. d'orge grossièrement moulue; il ajoutait des résidus de distillerie à discrétion. Le foin était généralement employé haché, mêlé à la farine, aux tourteaux, et le tout arrosé d'eau salée; l'engraissement était complet après six semaines, deux mois de ce régime » (Magne).

Les moutons à l'engrais doivent toujours avoir de l'eau à leur disposition. On les pousse à boire en assaisonnant les boissons de quelques poignées de farine ou de poudre de tourteaux.

ARTICLE V. — ALIMENTATION DE LA CHÈVRE

Les broussailles, les lieux stériles, incultes ou escarpés, conviennent surtout aux chèvres, car ces animaux broutent toute espèce de plantes, fraîches ou sèches, et s'entretiennent convenablement là où d'autres animaux souffriraient de la faim.

Les chèvres font beaucoup de mal aux cultures, aux haies, aux jeunes arbres et aux arbustes. On peut cependant les conduire sans inconvénient, à la condition qu'on les garde avec soin, dans les chaumes, les prairies fauchées, et dans les vignes après les vendanges.

Les fourrages artificiels pris en trop grande quantité peuvent causer des indigestions, et les jeunes pousses des taillis le pissement de sang.

Les chèvres sont très sensibles au froid, à l'humidité et aux fortes chaleurs ; ces diverses intempéries ont pour effet de diminuer la quantité de lait lorsqu'elles n'engendrent pas des maladies. Aussi il est préférable dans ces circonstances de les nourrir à l'étable avec des vesces, des gesses, du trèfle, des feuilles de choux ou de vigne, du son, des betteraves, des pommes de terre, des topinambours, des grains, des glands ou des tourteaux de noix. Les résidus des distilleries, le marc de raisin non macéré dans l'eau, sont avantageux pendant l'hiver.

Le vert peut à la longue produire la diarrhée. Lorsque les chèvres n'ont pas d'appétit, il est bon de mêler un peu de sel avec les aliments. Les chèvres nourries à l'étable feront au moins quatre repas par jour pendant l'été et trois pendant l'hiver, en ayant soin de varier autant que possible la nourriture et d'alterner ou de combiner judicieusement le vert et le sec.

La quantité de boissons doit être en rapport avec la nature plus ou moins aqueuse de l'alimentation.

ARTICLE VI. — ALIMENTATION DU PORC

§ 1er. — *Nourriture à la porcherie.*

La nourriture *à la porcherie* varie suivant les substances dont on dispose : eaux grasses, restes de table, petit-lait, criblures de grains, son, farineux, légumes, fruits et autres substances végétales (choux, laitues, oseille, chardons, chicorée, pois, trèfle, vesces, sainfoin, feuilles d'arbres). On donne ces plantes hachées et mélangées à du son, de la farine d'orge ou de maïs. Les raves, les pommes de terre, les topinambours et les panais doivent être préalablement coupés en morceaux. La viande des animaux abattus ou morts accidentellement de maladies non contagieuses peut servir à la nourriture du porc. On la donne cuite ou crue, suffisamment divisée, afin d'éviter des accidents de strangulation.

§ 2. — *Nourriture au pâturage.*

Le porc s'accommode des *pâturages* que l'on ne pourrait utiliser avec les autres espèces : ainsi les marais sont pour lui
sans danger; les terrains vagues, peu productifs, lui fournissent des feuilles et des racines dont il sait se contenter. En
automne, on mène les porcs dans les bois et sous les châtai-
gniers; les glands et les châtaignes qu'ils y trouvent servent,
non seulement à leur entretien, mais encore à leur engraissement.

On ne doit pas lâcher ces animaux dans les prairies naturelles : ils défoncent la terre au moyen de leur groin et nui-
sent à la récolte des fourrages. Les prairies artificielles après
le fauchage, les chaumes, les friches, etc., leur conviennent
mieux.

Le sarrasin en fleur fauché et donné à l'étable ou mangé sur
pied produit chez le porc l'engorgement de la tête et des oreilles
(érysipèle). Cet aliment doit donc être exclu de la consommation. Il ne faut pas non plus laisser pacager les porcs sur
les champs de trèfle ou de farouche, car après avoir fréquenté
ces pâturages pendant quelques jours, il survient une maladie
de la peau caractérisée par la formation de boutons et de rougeurs, et une vive démangeaison (rougeole). Chez les truies
nourrices frappées de cette maladie, les mamelles sont souvent
atteintes et ne donnent que très peu de lait.

Les porcs pacagent le plus souvent en liberté, quelquefois au
piquet ou à la corde.

§ 3. — *Engraissement.*

L'engraissement du porc a pour objet la production du lard
et de la graisse. Les porcs, mâles ou femelles, que l'on veut
engraisser doivent être châtrés. Les animaux très maigres, et
ceux qui sont atteints de rhumatismes ou de maladies articulaires, sont difficiles à engraisser.

Il en est de même des truies sur lesquelles on a simulé la castration par une incision au flanc gauche. Certains propriétaires de mauvaise foi trouvent des hongreurs peu scrupuleux qui, moyennant rétribution, se livrent sans vergogne à cette pratique dolosive. La bête est menée au marché. Et quelques jours après, à l'ébahissement du nouveau propriétaire, la truie entre en chaleur. Pendant cette période d'excitation, qui se renouvelle assez souvent, la bête mange peu, de sorte que l'engraissement est long et toujours incomplet. On doit autant que possible se mettre en garde contre cette fraude et exiger, si l'on a des doutes, une garantie écrite.

Les jeunes porcs que l'on vend à l'âge de quatre à six mois ne sont engraissés qu'à demi. Pour eux le genre de la nourriture importe peu, pourvu qu'elle soit abondante. C'est ainsi que l'on utilise les débris de table, les eaux grasses, le lait et le petit-lait, le son, l'orge, etc., mélangés à des pommes de terre ou à de la viande coupée en petits morceaux.

L'engraissement des vieux est plus complet. On le commence avec des racines ou des tubercules (pommes de terre, raves, etc.), cuits et mêlés avec de la farine et des bouillons gras. On l'achève avec des grains (maïs, orge, blé), que l'on donne entiers ou en farine, cuits ou fermentés. L'addition d'une petite quantité de sel aux aliments fades (racines, tubercules, farineux), en relève la saveur et excite l'appétit. Les glands et les châtaignes peuvent être également employés au début, mais ces aliments ne suffisent pas à l'engraissement, pas plus que les racines et les tubercules ; il faut y ajouter des grains, ou même donner ces derniers comme nourriture exclusive. Les grains cuits ou donnés en farine sont mieux digérés que lorsqu'ils sont donnés crus.

Les résidus des féculeries et des distilleries doivent être donnés cuits et seulement lorsque l'eau a été extraite par la pression. Les tourteaux sont administrés bouillis, avec des pommes de terre ou de la farine d'orge. Ces aliments ne doivent être donnés qu'en petite quantité et comme supplément de ration, pour prévenir la diarrhée qu'ils pourraient occasionner. On en cesse même complètement l'usage pendant la dernière quinzaine de l'engraissement et on les remplace par des grains.

Les porcs à l'engrais doivent être tenus dans une habitation sèche, aérée, un peu obscure. Une bonne litière, la propreté des auges et la variété dans la nourriture favorisent l'engraissement. Lorsque les animaux sont dégoûtés et qu'il est impossible de relever l'appétit au moyen des condiments, il est économique de les tuer ou de les vendre immédiatement.

CHAPITRE IV
SOINS PARTICULIERS

ARTICLE I. — PANSAGE

Le pansage est l'ensemble des soins de la main qui ont pour but d'entretenir la propreté de la peau chez nos animaux. Cette mesure hygiénique est tout aussi essentielle qu'une bonne alimentation pour la conservation de la santé. Les animaux se portent mieux avec un pansage régulier et une demi-ration qu'avec la ration entière sans pansage. Tâchons de faire comprendre cette vérité.

La peau est criblée de petites ouvertures qui livrent passage à la sueur et aux produits de la transpiration insensible. Ces diverses matières s'accumulent à la surface du tégument et forment une espèce de croûte en s'agglutinant avec la poussière du dehors et des parcelles de fumier. Si l'on n'a pas le soin d'enlever tous les jours cette couche de malpropreté, les fonctions de la peau se ralentissent, les substances qui devraient être éliminées restent dans le sang qui se trouve ainsi vicié, la respiration et la circulation s'exécutent imparfaitement, les digestions sont difficiles et incomplètes, et des maladies cuta-

nées, telles que la gale, les dartres, etc., etc., apparaissent.
Au contraire, lorsque la peau est soigneusement nettoyée et
que ses pores sont tenus ouverts par le pansage, les principes
d'élimination s'évaporent, le poil est luisant et les organes
internes fonctionnent dans les meilleures conditions.

Disons maintenant quelques mots sur la manière d'effectuer
le pansage. Au moyen de l'*étrille*, on enlève les matières solides
logées entre les poils, telles que la crasse, la boue et le fumier.
On doit se garder d'étriller trop rudement pour ne pas excorier
l'épiderme et irriter la peau ; sur les membres et en général
sur toutes les parties sensibles du corps, l'étrille doit être
passée très légèrement.

De l'étrille on passe à la *brosse* pour enlever les corpuscules
que l'étrille a détachés de la peau, mais qu'elle a laissés à sa
surface. Chez les chevaux fins, la brosse ou le bouchon de
paille remplacent avantageusement l'étrille.

On rend ensuite le poil lisse et luisant en promenant sur la
peau, dans le sens des poils, un morceau de gros drap que l'on
nomme *époussette*. On dégage ainsi le tégument de la fine
poussière que la brosse n'a pu enlever. L'époussette sert aussi
à nettoyer la tête, les oreilles, les ars et les aines.

Enfin, on brosse les membres et on les lave en se servant
d'une *éponge*. Il faut surtout bien nettoyer la partie postérieure
des paturons, car la crasse qui y séjourne est souvent la cause
de la formation de croûtes. La crinière et la queue doivent
être lavées et peignées avec soin, car les démangeaisons et la
gale qui siègent parfois dans ces régions sont la conséquence
de la malpropreté.

Il ne faudrait pas croire que le pansage n'est utile que pour
les bêtes de luxe, les chevaux de sang par exemple. Il convient
tout aussi bien aux chevaux de race commune, à l'âne, au
mulet et aux bêtes bovines. On le néglige tellement chez l'âne
notamment, que cet animal est obligé de se rouler par terre et
de se frotter contre les murs, à cause des démangeaisons qu'il
éprouve, dues à la malpropreté de la peau. Zundel dit avec

raison que « les bêtes à cornes, les brebis et les porcs n'exigent peut-être pas des soins si minutieux que le cheval ; mais, reprend-il, la négligence de la propreté n'en est pas moins une des principales causes de la chétivité de leurs produits, de la fréquence des maladies qui les attaquent : habituellement couverts de crasse et des ordures qu'ils ramassent dans le fumier, le bœuf dépérit, la vache donne moins de lait et contracte plus aisément la phtisie pulmonaire, la brebis fournit une laine plus grossière, le cochon engraisse plus difficilement et prend une graisse de moins bonne qualité ». Les propriétaires peuvent juger par cet exposé des avantages immenses qu'ils peuvent retirer de la pratique régulière du pansage.

ARTICLE II. — TONDAGE

Pour faciliter le pansage et pour activer la transpiration de la peau, on emploie le *tondage*, opération qui consiste à couper, au moyen d'instruments appelés *tondeuses* (fig. 44, 45 et 46), les poils longs et serrés dont les animaux sont couverts à la fin de l'automne. Autrefois, le tondage était considéré comme nuisible, parce qu'on croyait que le poil constituait une fourrure propre à garantir les animaux du froid pendant l'hiver. C'est une erreur.

Le poil d'hiver forme à la surface de la peau un feutrage qui rend le pansage impossible ou tout au moins incomplet, qui empêche l'évaporation de la sueur, et qui sert à loger la poussière, les insectes de la gale, les poux, etc. En outre, avec le pelage d'hiver, les animaux sont couverts de sueur au moindre travail et restent plongés pour

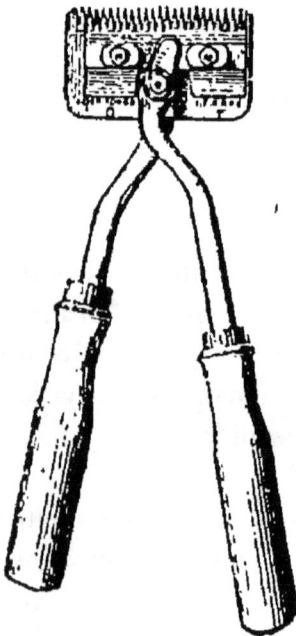

Fig. 44. — Tondeuse de Clark.

ainsi dire dans un bain froid. On ne prend pas toujours la précaution d'enlever l'eau avec un bouchon de paille ou un couteau de chaleur; chacun sait d'ailleurs qu'il faut bouchonner fortement et longtemps un cheval mouillé avant de parvenir à le sécher. Aussi ces sueurs abondantes amènent-elles souvent des refroidissements qui se traduisent par des bronchites, des angines ou des fluxions de poitrine.

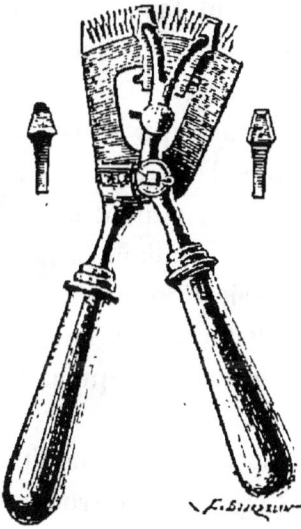

Fig. 45. — Tondeuse dite la Rapide d'Espinasse.

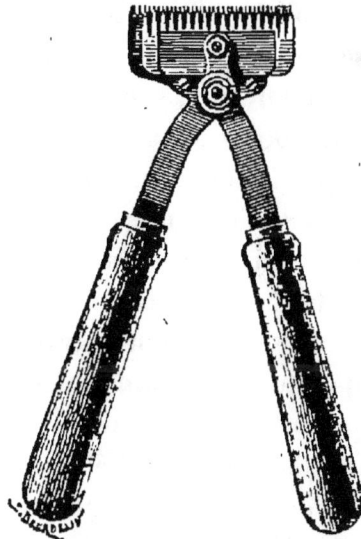

Fig. 46. — Tondeuse dite Sans rivale.

Supposons maintenant que le cheval soit dégagé par le tondage de cette enveloppe spongieuse : la peau pourra être entretenue dans toute la propreté désirable, on évitera une foule de maladies, telles que la gale, les dartres, on préviendra les blessures occasionnées souvent par les harnais en frottant contre les poils, et on rendra bien moins fréquents les refroidissements et les maladies qui en sont la conséquence.

Le tondage doit se faire vers la fin de l'automne, en octobre ou en novembre, c'est-à-dire avant les grands froids : le corps a ainsi le temps de s'habituer insensiblement à la température basse. Si l'on attend le mois de décembre, le poil d'hiver ayant fait toute sa croissance ne peut pas repousser suffisamment, la transition du chaud au froid est trop brusque, et les animaux se trouvant presque nus sont très sensibles aux intempéries. On peut renouveler le tondage au commencement de l'été, lorsque le poil a repoussé après la mue. Cette précaution est surtout utile pour les chevaux de travail, gras ou à tempérament lymphatique. On se borne parfois à tondre la partie supérieure du corps ; mais le tondage complet est de beaucoup préférable pour les animaux qui transpirent facilement, en ce sens que les résultats visés, propreté de la peau, évaporation de la sueur, etc., sont alors complètement atteints.

Dans tous les cas, pendant les huit jours qui suivent le tondage, les chevaux doivent être entourés de certains soins : 1° on leur tient une couverture lorsqu'ils reviennent du travail, quand on les mène à l'abreuvoir et pendant la nuit ; 2° on les fait boire tiède s'ils sont en transpiration ou s'ils restent exposés pendant le travail aux changements brusques de température ; 3° enfin, on les laisse à l'écurie lorsqu'on a à craindre le mauvais temps.

Afin de donner de l'élégance aux chevaux, on est dans l'habitude de couper de temps en temps les crins qui se trouvent derrière le paturon. Si l'on tient à faire cette opération, il faut avoir soin de les tondre souvent et très ras ; car si on les laisse pousser, ces gros poils deviennent raides, s'enfoncent dans la peau, lorsque l'animal marche, et irritent cette membrane au point de produire des crevasses.

Le tondage est à recommander chez les bêtes bovines délicates qui transpirent facilement et qui ont le poil long.

Le tondage, chez le mouton, porte le nom de *tonte* et se pratique une fois l'an, au mois de mai ou de juin, toujours pendant un temps chaud, afin d'éviter les accidents dus à un changement brusque de température. Après l'opération il faut se garder d'exposer les animaux au froid ou à la pluie. On prend les mêmes précautions lorsque pendant l'hiver on est obligé de tondre partiellement les moutons atteints de maladies de peau.

ARTICLE III. — FERRURE

La ferrure a pour objet de prémunir le pied de nos animaux de travail contre les frottements, les chocs et les contusions qui pourraient l'offenser. Elle consiste dans l'application, à la face inférieure du sabot du cheval et des onglons des ruminants, d'une semelle en fer que l'on fixe à la corne au moyen de clous.

Ferrure des chevaux. — La ferrure est indispensable pour les *chevaux* que l'on fait travailler d'une façon à peu près continue, afin de prévenir l'usure de la corne, ainsi que les blessures des clous et des pierres aiguës qui peuvent se trouver sur les routes ou autres lieux de travail. Personne n'ignore qu'un cheval déferré par accident ne tarde pas à boiter par suite de la foulure de la sole ; il peut même contracter la fourbure si on continue de le faire travailler en cet état.

On ne doit commencer de ferrer les *poulains* que le plus tard possible, vers l'âge de trois ans. A cette époque, quelquefois avant, le pied est suffisamment formé et l'on n'apporte pas d'obstacle à son développement. Jusqu'alors il suffit d'enlever de temps en temps la corne en excès et de raccourcir le pied pour que la longueur démesurée du sabot n'entraîne pas la déviation des aplombs.

« Les pieds de devant sont ferrés pendant cinq ou six mois avant ceux de derrière, parce qu'ils ont à supporter une partie plus considérable du poids du corps et sont plus sujets à se détériorer. Quelquefois, on commence à ferrer les pieds postérieurs dès la seconde ferrure » (Rey) (1).

Il n'est pas utile de ferrer les *juments poulinières* pendant les périodes de gestation et d'allaitement. On se contente de raccourcir la corne par intervalles.

Chez les chevaux, l'âne et le mulet, la ferrure doit être

(1) Rey, *Traité de maréchalerie vétérinaire*, 2ᵉ édition, p. 387. Voy. aussi Goyau, *Traité de maréchalerie*, 3ᵉ édition, Paris, 1890.

renouvelée lorsque les fers sont usés ou que la corne est trop
longue ; si l'on ferrait trop souvent, la corne se trouverait
bientôt percée de trous qui nuiraient à la solidité de la ferrure.
Il faut cependant avoir soin de faire enlever le fer et rogner le
pied lorsque le sabot a acquis trop de longueur. Un pied trop
long a l'inconvénient de fatiguer les tendons et le boulet, et
de fausser les aplombs.

Lorsqu'en route on s'aperçoit que le fer ne tient que par
quelques clous, on doit achever de l'enlever, l'animal pouvant
se blesser le membre opposé ou même tomber si ce fer venait
à tourner sur lui-même et à porter ses branches en dedans.

Des crampons peuvent être utiles lorsqu'on a à craindre les
glissades pendant l'hiver sur les routes glacées. Dans ce cas, il
est encore préférable de ferrer les animaux à glace avant de
partir en voyage. — En temps de neige, le mieux est de déferrer les pieds lorsque la sole est assez épaisse et de graisser
de temps en temps en route la surface de la sole au moyen
d'un pinceau.

Ferrure des bœufs. — Pour les *bêtes bovines*, la ferrure est
généralement moins employée que pour le cheval. Dans certaines contrées, on ne ferre les bœufs que pendant les saisons
de travail, lorsqu'on veut les faire marcher sur des routes ou
des terrains caillouteux ; dans d'autres, on ne ferre que les
onglons de dehors ; enfin, il est des pays où la ferrure des
bœufs est complètement négligée. Quoi qu'il en soit, il est bon
d'appliquer un ou deux fers à chaque pied toutes les fois que
l'on craint l'usure de la corne ou la foulure de la sole.

ARTICLE IV. — BAINS

Pendant l'été, lorsque le temps est chaud, on fait prendre
des bains aux animaux afin de les rafraîchir et de les débarrasser de la crasse, de la boue et du fumier qui s'accumulent à la
surface de la peau. L'eau qui sert à cet effet peut être courante
ou dormante. La première est préférable parce qu'elle est plus

puře et qu'elle exerce sur la peau un massage qui tonifie les tissus : ainsi l'eau de ruisseau, de rivière ou de fleuve, est à recommander. — On peut faire prendre aux animaux des bains entiers, des demi-bains ou des bains de pieds.

Bains entiers. — Les *bains entiers*, consistant dans l'immersion complète du corps, doivent être donnés avec prudence de même que les demi-bains. On ne doit les faire prendre que pendant les fortes chaleurs et de préférence dans l'après-midi. Les animaux doivent être menés à la rivière au pas, pour qu'ils n'aient pas chaud au moment où ils entrent dans l'eau. On aura soin de les faire remuer constamment dans le bain, afin d'éviter le refroidissement du corps. Les bains hygiéniques généraux et les demi-bains ne doivent durer que quelques minutes lorsqu'ils sont simplement destinés à rafraîchir les animaux ; un peu plus longtemps, s'il s'agit de détremper les ordures qui salissent la peau. Au sortir du bain il est bon de sécher les animaux avec le couteau de chaleur, un bouchon de paille, la brosse ou un tampon de laine, et de les faire promener un certain temps au soleil pour faciliter la réaction. Le graissage des sabots avec l'onguent de pied termine la toilette ; il prévient la sécheresse de la corne et le rapprochement anormal des talons.

Il faut s'abstenir des bains en hiver et en général lorsque la température est basse, de même qu'après les repas ou quand les animaux sont couverts de sueur. L'oubli de ces précautions les expose aux fluxions de poitrine, aux indigestions et aux coups de sang.

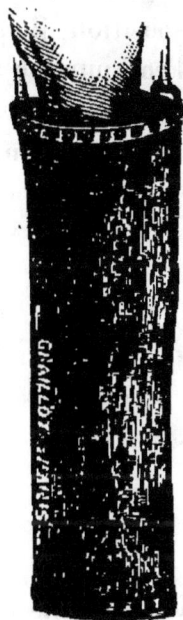

Fig. 47. — Botte à bain pour chevaux.

On ne doit pas prudemment permettre les bains aux femelles pleines ou en état d'allaitement.

Pédiluves ou bains de pieds. — Ils sont souvent employés,

surtout chez les chevaux, pour entretenir la propreté du bas
des membres et pour délasser ces animaux lorsqu'ils sont fatigués à la suite d'une longue course (fig. 47). Ces bains sont
aussi très efficaces contre les foulures, les entorses, les engorgements et les plaies.

Les bains ont une action salutaire sur tous nos animaux
domestiques, lorsqu'ils sont donnés dans les conditions vou-
lues. Ils sont surtout nécessaires au cheval. Les bêtes bovines
en ont également besoin, lorsqu'il s'agit d'enlever la couche
de bouse qui tapisse souvent les fesses et la face externe des
cuisses.

Ce n'est que par les bains que le porc peut se débarrasser
de la poussière et de la boue dont il se salit. L'emploi de ce
moyen facilite l'engraissement et permet d'éviter beaucoup de
maladies graves, les démangeaisons de la peau et notamment
des oreilles. Si l'on n'a pas des rivières ou des mares à sa
disposition, il est bon de laver les porcs assez fréquemment
à l'eau pure ou à l'eau de savon.

Les bains chez le mouton sont plutôt nuisibles qu'utiles, si
ce n'est pendant les jours secs et chauds, en prenant le soin
de les laisser ensuite au soleil pour activer l'évaporation.

ARTICLE V. — HARNAIS

Certaines maladies et certains accidents peuvent résulter
de la mauvaise conformation et de l'utilisation défectueuse
des harnais.

§ 1er. — Harnais des chevaux.

Licol. — Le *licol* en cuir assez large convient parfaitement
comme moyen d'attache, à la condition qu'il ne blesse pas les
animaux; ceux en corde ne sont pas non plus à dédaigner.
Le licol est de beaucoup préférable au collier, lequel peut
exposer à des accidents : les animaux peuvent se détacher si

la courroie est trop lâche, et s'étrangler si elle est trop serrée, lorsqu'ils viennent à s'entraver ou à s'abattre.

Mors. — Les *mors* doux sont en général les plus utiles; ceux de sûreté ne doivent servir que pour les chevaux que l'on ne peut maitriser différemment. Le mors ne doit gêner aucune partie de la bouche du cheval, et la *bride* doit être ajustée sur la tête de façon à ne pas la blesser. Il importe chez les chevaux de trait que les montants de la bride ne soient pas trop lâches et qu'ils s'appliquent sur les joues, pour que le cheval ne puisse pas voir le véhicule qu'il traine; différemment le cheval peut ruer ou prendre *le mors aux dents*. Il faut également aviser à ce que les œillères ne frottent pas contre les yeux, la cornée pouvant s'ulcérer par ce contact.

Selle. — Dans la conformation de la *selle*, on doit rechercher qu'elle permette la liberté du mouvement des épaules, et qu'elle ne blesse pas les surfaces sur lesquelles elle est appliquée. On obtient ce double résultat si les panneaux suivent exactement les contours de l'assiette du dos, et s'ils ne basculent en aucun sens pendant la marche de l'animal. Aujourd'hui on emploie avec avantage la sous-selle en laine feutrée pour prévenir toute espèce de blessures.

Sangles. — Elles doivent être assez larges pour ne pas excorier la peau qu'elles recouvrent.

Bât. — Il doit remplir les mêmes conditions que la selle. Il faut qu'il soit léger, très épais et d'une assez grande étendue, sans cependant frotter sur le garrot ou sur les lombes.

Harnais des chevaux de trait. — Il faut qu'ils soient légers, quoique solides, et rembourrés convenablement. Ils ne doivent ni gêner les mouvements, ni exercer des frottements sur les régions qui doivent les porter, car ce sont les frottements et non les pressions qui déterminent les blessures.

Collier. — Il doit s'appliquer uniformément sur les **deux** côtés de l'encolure, tout en laissant libre le garrot et **la tra-**

8.

chée. Un collier trop grand ballotte en tout sens et produit
des décollements de peau ou des plaies de gangrène sèche;
par contre, un collier trop petit comprime la base du cou et
empêche le cours du sang au point que, pendant un tirage
pénible et soutenu, l'animal peut tomber, frappé de congestion cérébrale ou d'apoplexie. Le collier doit être aussi léger
que possible, quel que soit le genre de service de l'animal qui
le porte : un collier très lourd, quoique favorable au tirage
pour le gros trait, fatigue trop les chevaux et peut occasionner par son poids énorme le mal de garrot, parfois bien difficile à guérir. Les *bracelets* ou *mancillons*, espèces d'anneaux
ou crochets destinés à recevoir les traits, doivent être placés
vers le tiers inférieur des attelles du collier. Ils sont ordinairement fixés trop bas, ce qui fait que le tirage porte sur la
pointe de l'épaule et que le collier, faisant bascule en avant
par son extrémité supérieure, blesse les animaux. Si au contraire ils étaient attachés trop haut, le collier serait soulevé et
gênerait la respiration.

On ne doit se servir de la *bricole* que pour les chevaux qui
tirent peu ou qui sont blessés par le collier.

Manière de harnacher les chevaux. — Pour mettre la bride,
bien des gens introduisent le mors dans la bouche en le frottant contre les dents. Cette habitude vicieuse agace les animaux. On doit adopter pour principe de passer le doigt sur le
côté de la bouche entre les barres, en même temps qu'on présente le mors; le cheval ouvre la bouche sans difficulté et se
laisse ainsi brider facilement. Après avoir enlevé les crins qui
pourraient rester sous la têtière et le frontal, on ajuste la
bride, au moins quand on l'emploie pour la première fois, en
donnant une longueur convenable aux joues, à la muserolle,
à la sous-gorge et à la gourmette : aux *joues*, pour que le
mors appuie sur les barres sans plisser les lèvres et sans être
trop bas; — à la *muserolle* pour qu'elle n'empêche pas le
mouvement des mâchoires; — à la *sous-gorge* pour qu'elle
tienne la bride sans presser la gorge; — à la *gourmette* enfin

pour la serrer ou la lâcher, suivant que l'animal a la bouche dure ou douce.

Lorsqu'on veut *seller* un cheval ou lui mettre le *collier*, la *sellette*, etc., il est bon de toujours l'avertir et de poser doucement les harnais sur le corps. Pour passer la croupière, on doit se tenir sur le côté de la bête et non pas derrière, pour ne pas s'exposer aux coups de pieds. On s'assure que les poils de la crinière ou de la queue ne restent pas enchevêtrés sous le collier ou sous la croupière et on serre les sangles ou la sous-ventrière en tirant modérément et sans soubresauts.

Entretien des harnais. — Les harnais des chevaux doivent être *solides* et *tenus proprement*. On ne doit pas négliger de les faire réparer lorsque besoin est, car une réparation qui pourrait paraître insignifiante, faite à temps, peut prévenir des accidents. Il faut aussi les nettoyer et les graisser souvent pour qu'ils ne blessent pas les animaux et se conservent longtemps. Un mélange à chaud de 300 grammes de suif de mouton avec 30 grammes d'huile d'olive ramollit le cuir et le garantit de l'humidité.

Le mors de la bride doit être lavé souvent, parce que l'écume et la salive qui le salissent lui communiquent une odeur fétide et un mauvais goût qui répugne aux animaux. Les panneaux de la selle, s'ils sont mouillés de sueur, seront exposés au soleil et battus avec une gaule pour les rendre plus souples.

Les coussins de la sellette et du collier deviennent durs à la longue, et produisent par la pression des callosités difficiles à guérir. Aussi il est bon de battre ces coussins lorsque la crasse forme un enduit à leur surface, et de les faire rembourrer de temps en temps.

On ne doit se servir des harnais qui blessent qu'après avoir fait des vides aux coussins vis-à-vis des parties malades, pour que celles-ci soient soustraites à tout contact ou frottement. De cette façon les points blessés se cicatrisent, même pendant que l'animal travaille.

§ 2. — *Harnais des bêtes bovines.*

Les grands ruminants travaillent au joug ou au collier.

Joug. — Le *joug* est double ou simple. Le joug double, que l'on emploie dans le Midi, repose sur la nuque et se fixe à la tête au moyen d'une longue lanière qui ne touche les animaux que sur le front et sur la base des cornes. Quoique la peau de cette région soit dure et peu sensible, on est dans l'habitude de mettre une tresse de paille ou un coussin quelconque entre la peau et la lanière.

Le joug simple s'applique sur le front. Il a sur le joug double l'avantage de laisser plus de liberté aux animaux et de les fatiguer moins lorsqu'ils travaillent sur un terrain à pente rapide. Mais en revanche le joug double permet de favoriser le bœuf le plus faible lorsque l'attelage est mal assorti : on n'a pour cela qu'à rapprocher le timon du bœuf le plus fort. Sans cette précaution, le tirage est inégal, et le bœuf le plus fort avançant plus que l'autre laisse à ce dernier la plus large part de traction.

Les bœufs habitués à tirer toujours au même côté se fatiguent vite lorsqu'on les change de place; aussi il est bon en les domptant de les habituer à travailler, soit à droite, soit à gauche.

Collier. — Ce que nous avons dit pour le collier du cheval s'applique également à celui du bœuf.

§ 3. — *Couvertures.*

Elles ont pour effet de maintenir une douce transpiration, de prévenir l'action du froid et de garantir les animaux des mouches et de la poussière.

L'usage des couvertures est général pour les *chevaux* de luxe. En été on emploie celles de toile, et en hiver celles de laine; ces dernières doivent être à tissu grossier afin de permettre le passage de l'air à travers le feutrage. On ne les met que pendant le repos, lorsque l'écurie est vaste et trop fraîche, et pour mener les animaux à la promenade et à l'abreuvoir dans les temps de brouillards.

Lorsque les chevaux transpirent, il faut avoir soin de les bouchonner, de bien sécher la peau et de les envelopper dans une couverture aussi ample que possible. On évite ainsi beaucoup d'angines et de maladies de poitrine. L'emploi de la couverture est surtout indispensable pour les chevaux fraîchement tondus. On la leur conserve au moins pendant une quinzaine de jours, soit à l'écurie, soit lorsqu'on les lâche en plein air après le travail.

C'est toujours une excellente mesure de mettre une couverture à un animal lorsqu'il tombe malade.

En été, on préserve les chevaux des mouches au moyen de *caparaçons* ou de *filets* à longues franges, que l'on attache des deux côtés des traits.

Pour les *bêtes bovines*, on ne se sert que de couvertures en toile. Elles sont surtout utiles pour les vaches délicates que l'on fait pâturer jour et nuit, et pour les bêtes de travail lorsqu'elles rentrent à l'étable en sueur ou mouillées par la pluie.

Ce que nous venons de dire suffit pour faire comprendre l'importance du rôle hygiénique des couvertures utilisées dans certaines conditions. Mais on ne doit pas cependant abuser de leur emploi, car si on habitue un animal aux couvertures, on le rend sensible, délicat, et on l'expose par cela même aux refroidissements.

ARTICLE VI. — RÈGLES POUR LE TRAVAIL DES ANIMAUX

§ 1er. — *Exercice et repos.*

L'exercice et le repos sont l'un et l'autre nécessaires pour la conservation de la santé des animaux. L'exercice modéré aide à la transpiration, augmente la force musculaire et empêche la stagnation des humeurs. Le travail proportionné à la force du tempérament et au degré de résistance des animaux entretient également leur santé. Mais un exercice violent, exagéré, au-dessus des forces du sujet, est toujours funeste; il use prématurément les organes et détraque la machine animale, alors même que l'on mesure sur le travail outré la quantité d'aliments propres à réparer les pertes.

C'est dire qu'après une limite que l'expérience et le bon sens font connaître, on ne peut pas obtenir une nouvelle somme de travail en ajoutant un supplément de ration. La maigreur, la pousse, la déviation des membres, les tumeurs dures ou molles des articulations, surviennent fatalement par l'excès de travail longtemps continué. La fourbure et la courbature frappent de préférence les animaux que l'on surmène, c'est-à-dire que l'on soumet à un travail pénible de trop longue durée.

Le *repos* doit succéder au travail pour réparer les pertes et laisser disparaître la fatigue. C'est principalement pendant le repos que la digestion s'opère, et que l'économie absorbe les sucs nutritifs destinés à remplacer ceux qui ont été dépensés pour la production du travail.

Il n'est pas à dire cependant que le repos exagéré, le régime sédentaire n'aient pas des inconvénients. Au contraire, la vie à l'étable trop longtemps prolongée ralentit le cours des humeurs, rend les chairs molles et les articulations raides. Ce n'est qu'au défaut d'exercice que l'on doit attribuer l'apathie, la paresse, l'obésité, les engorgements des membres, des boulets, du fourreau, etc., que l'on observe chez les chevaux qui restent indéfiniment dans les écuries sans sortir.

§ 2. — *Conduite et soins des animaux de travail.*

Conduite du cheval. — Un cheval transpire facilement et se fatigue vite si, après plusieurs jours de repos, on exige de lui une course un peu longue. Aussi il est bon de l'y préparer en lui faisant faire une promenade de quelques heures les jours qui précèdent, pour que ses articulations soient plus souples.

En même temps il faut augmenter graduellement la ration d'avoine, et non la prodiguer tout à coup comme le font beaucoup de propriétaires qui ne se servent que rarement de leurs animaux.

Ainsi préparé, le cheval fournit aisément le travail qu'il doit faire.

On ne doit seller ou atteler un cheval qu'une heure environ après qu'il a pris sa boisson, pour que la digestion ne soit pas troublée en route. L'avoine, au contraire, doit être donnée immédiatement avant le départ, parce que son effet excitant est tout à fait passager.

Avant de partir il faut examiner les pieds du cheval, les nettoyer avec le cure-pieds pour en enlever les graviers, les pierres ou la terre qui pourraient s'y être logés. Après cela il ne reste plus qu'à bien harnacher, à bien atteler, en ayant soin surtout de mettre les traits courts et égaux.

Au départ, s'il y a plusieurs chevaux, le conducteur les fera tirer tous à la fois, après les avoir *mis sur les traits*. *En route*, il ne devra jamais perdre ses animaux de vue, de façon à surveiller leurs mouvements, à les maintenir dans la bonne voie et à exciter ceux qui se montrent paresseux. Dans les montées et les descentes, il les fera marcher modérément et les laissera souffler après un coup de collier. D'une manière générale les chevaux, qu'ils soient utilisés à n'importe quel service, doivent être conduits avec douceur, car on en voit beaucoup, de dociles qu'ils étaient, devenir méchants et vicieux par les mauvais traitements des conducteurs.

Si, en route, un cheval se met à boiter subitement, ou simplement à faire sur le même membre plusieurs faux pas à intervalles rapprochés, le conducteur fera bien de descendre, et de lever le pied boiteux, afin de s'assurer si quelque caillou n'est pas logé dans la fourchette, entre les branches du fer.

Lorsqu'on approche de l'endroit où l'on veut s'arrêter, on ralentit l'allure pour que le cheval ne soit pas en transpiration en arrivant à l'écurie. C'est à la suite de ces transpirations que les animaux sont souvent pris de refroidissements, lesquels amènent à leur suite des fluxions de poitrine, des esquinancies, des fourbures.

Si, malgré cette précaution, l'animal est en sueur, on le promène jusqu'à ce qu'il soit sec, ou bien on le met à l'abri des courants d'air dans une écurie ou tout autre local tempéré. Là, on doit le débarrasser de l'eau avec le couteau de chaleur, le bouchonner fortement, l'épousseter, laver avec une éponge trempée dans l'eau claire et fraîche les naseaux, les lèvres, les yeux, le fondement, le fourreau, ainsi que les membres, lui mettre ensuite sur le corps quelques poignées de paille, une couverture et le surfaix, et au bout d'un quart d'heure lui servir une ration d'avoine.

Après que l'animal s'est un peu reposé, on lui donne le foin qui lui est nécessaire, on le fait boire lorsqu'il l'a à peu près mangé, même avant si on s'aperçoit que la soif lui ôte l'appétit du fourrage, et on lui donne l'avoine quelques instants après.

Aux chevaux très fatigués, on donne des barbotages et du son mouillé au lieu d'avoine; on fait sur les membres de fréquentes lotions d'eau fraîche vinaigrée, et des onctions d'onguent de pied ou autres corps gras autour du sabot.

Conduite du bœuf. — Dans les saisons tempérées, les *bœufs* peuvent travailler de neuf heures du matin à cinq heures du soir. Mais pendant les chaleurs, mieux vaut faire deux attelées et laisser reposer les animaux quelques heures vers le milieu de la journée. Certaines bêtes bovines, en effet, ne résistent que péniblement aux labours pendant certaines journées brûlantes de l'été. Les bœufs trop maigres ou trop gras, dont le tempérament est délicat et qui transpirent facilement, ainsi que les vaches pleines ou nourrices, sont dans ce cas. Aussi les voit-on essoufflés, haletants; parfois même ils finissent par tomber suffoqués. Il est facile de conjurer cet accident en prenant la précaution de ne pas surmener les animaux, de bien les nourrir, de les dételer au moment où la chaleur commence à se faire trop vivement sentir, vers neuf heures ou dix heures du matin par exemple, et ne reprendre le travail de l'après-midi que vers trois heures.

Les mouches et autres insectes fatiguent autant les bœufs que le travail lui-même. On garantit la tête de ces animaux au moyen de chasse-mouches attachés aux cornes, et le reste du corps avec une couverture en toile qui, en outre, a l'avantage de les préserver de la poussière, de la trop grande chaleur et des injures de l'air.

Pendant que les bouviers font leurs repas, ils doivent mettre les animaux à l'abri et les couvrir, ou laisser tomber la couverture si elle est relevée. Ces précautions sont utiles, surtout si l'air est vif, afin d'éviter les coups d'air et les courbatures qui en sont la suite. A défaut de couvertures, ils ralentiront le travail avant de le suspendre, et mettront les bœufs le nez au vent pour que le froid ne les saisisse pas avec autant de force.

Enfin, après de fortes fatigues, on devrait bouchonner les bœufs, leur sécher la peau et leur mettre des couvertures, tout comme pour les chevaux.

Ces divers soins sont généralement négligés, quoique bien à tort, car si par cette négligence on s'épargne un peu de peine, on s'expose par contre à bien des maladies.

ARTICLE VII. — HYGIÈNE DANS LES MALADIES

Si la logique et le bon sens s'accordent à reconnaître que la bonne hygiène est la base de la prospérité des animaux de la ferme, si l'observation de chaque jour vient confirmer cette règle par des preuves indéniables, on ne saurait méconnaître non plus que les conditions de logement, d'alimentation et autres modificateurs hygiéniques ont sur l'animal malade une influence considérable.

En principe, sauf de très rares exceptions, le traitemsnt des maladies de nos animaux comporte deux genres de soins : les prescriptions purement médicales et celles qui sont du ressort de l'hygiène. Les unes et les autres doivent marcher de pair, sans omissions ni négligences, si l'on veut arriver le plus rapidement possible au but visé : la guérison. Sans doute, l'ordonnance du vétérinaire, en tant que médicaments, constitue, dans l'ensemble des soins, le véritable gouvernail; c'est elle qui est principalement chargée de diriger, d'accélérer ou de ralentir, suivant les besoins, le fonctionnement des divers organes de la machine détraquée.

Mais, d'un autre côté, les secours de l'hygiène servent à déblayer le terrain pour que le traitement médical puisse s'y mouvoir plus à l'aise, de sorte qu'on peut les considérer à juste titre comme des auxiliaires indispensables propres à assurer l'efficacité de ce dernier. Voulez-vous un exemple puisé dans la pratique courante ? Prenons un cheval atteint d'esquinancie. J'admets que l'on exécute méticuleusement la partie de l'ordonnance relative aux sinapismes, vésicatoires, électuaires, fumigations, etc. Eh bien, si les conditions de milieu laissent à désirer, ou qu'on néglige les couvertures, la suppression partielle ou complète du fourrage, etc., il y a gros à parier que la toux ne perdra rien de sa fréquence, ni la maladie de sa gravité, en dépit de toute médicamentation. Par contre, si la maladie est légère, elle pourra parfaitement céder aux seuls soins hygiéniques, s'ils sont ponctuellement et rationnellement suivis. Ce qui est vrai pour l'angine l'est relativement pour bien d'autres maladies.

Mais c'est surtout dans la médecine des jeunes animaux que l'hygiène joue un rôle prépondérant. Les jeunes animaux sont comme les enfants : le moindre mal les accable, un rien les remet en santé. Leur organisme est si délicat encore et si tendre, qu'il ne pourrait impunément supporter une médication énergique. Il est donc préférable, en l'espèce, de ne demander à la pharmacie que les remèdes jugés absolument nécessaires et de prodig er plutôt aux jeunes malades de petits soins domestiques qui viennent seconder la nature, sans aller jamais au delà du but.

Il est donc exact de dire que les secours fournis par l'hygiène aux animaux malades contribuent pour une large part au rétablissement de la santé. Employés d'une manière exclusive, c'est-à-dire en dehors des moyens pharmaceutiques, ils peuvent, je le répète, amener la guérison d'un grand nombre de maladies aiguës, tandis que sans leur concours les médicaments les mieux appropriés à l'état du malade restent sans succès. Et si, dans les cas de maladies anciennes, chroniques, il est permis aux vétérinaires d'enregistrer quelques cures, ce n'est certainement qu'aux bons effets de ces secours qu'ils les doivent.

Disons maintenant un mot sur les principaux modificateurs hygiéniques journellement mis à contribution en médecine vétérinaire. Parmi ceux qui intéressent plus particulièrement le propriétaire, nous trouvons la diète, le pansage, les couvertures, l'aération, le repos et l'exercice.

Le mot diète, dans son acception la plus restreinte, la plus vulgaire (c'est celle que j'adopte présentement sans plus amples développements, pour être plus clair), s'entend de la privation plus ou moins complète d'aliments à laquelle on soumet les malades. Ainsi comprise, la diète peut être partielle ou absolue. Dans la diète partielle, qui s'impose dans les maladies avec fièvre et le début des convalescences, on permet très peu de fourrages, quelquefois même des boissons farineuses seulement, ou des barbotages (diète blanche). La diète absolue est souvent prescrite dans les indigestions des bêtes bovines. C'est au vétérinaire qu'il appartient de juger de l'opportunité de la diète et de la quantité d'aliments solides ou liquides à donner, suivant les animaux, dans tel ou tel cas. Mais les cultivateurs ne tiennent pas toujours suffisamment compte des recommandations de l'homme de l'art. Il en est qui dépassent parfois la mesure permise et forcent la ration, à seule fin de ne pas laisser le malade « mourir de faim ». J'ai vu, chez les bêtes bovines, des infractions de ce genre produire des récidives et occasionner la mort.

En revanche, il est rare que nos gardes-malades montrent autant de zèle pour étriller et brosser les animaux confiés à leurs soins. Et cependant le pansage, en débarrassant la peau des malpropretés qui ferment ses pores, en la rendant souple et perméable, produit d'excellents résultats dans quelques affections de cette membrane, pendant le cours des maladies chroniques, ainsi que lorsqu'il s'agit d'obtenir la disparition de certains engorgements. Notons cependant qu'il doit être suspendu dans les maladies qui s'accompagnent de fièvre, afin d'éviter les refroidissements. On laisse alors les couvertures à demeure pour tenir la peau constamment ouverte, à une température uniforme.

Ces effets salutaires des couvertures se lient étroitement avec une aération judicieusement réglée. L'aération, qu'on ne l'oublie pas, est un des principaux facteurs de l'hygiène des animaux malades. Ainsi, il faut que l'air des étables qu'ils occupent soit pur, et qu'il se renouvelle d'une façon constante et insensible. On ne doit donc pas, en hiver, fermer complètement les issues, pas plus qu'on ne doit, en été, les ouvrir démesurément. Ici, comme en toutes choses, il faut rester entre les extrêmes, en maintenant l'air des étables à une température moyenne.

En terminant, je ne dirai rien du repos et de l'exercice employés comme moyens thérapeutiques, si ce n'est que les propriétaires sont généralement enclins à faire travailler les malades avant leur complète guérison. Ils ne devraient cependant pas oublier ainsi à leur détriment ce vieux proverbe qui court encore les rues de nos villages : « Mieux vaut chômer que mal moudre. »

ARTICLE VIII. — HYGIÈNE DANS LES OPÉRATIONS

C'est surtout dans les opérations qu'il importe de ne pas s'écarter de la ligne tracée par le vétérinaire. Une opération

a beau être faite le plus méthodiquement, le plus scientifique-
ment possible, la main qui agit a beau avoir de l'expérience
et du talent, pour que dame Nature puisse parfaire l'œuvre
curative et remettre l'économie en équilibre, il faut de toute
nécessité qu'elle soit aidée, secondée par les moyens de l'hygiène dont il a déjà été question.

Je ne parle pas ici des soins préparatoires, des précautions
diverses qui doivent précéder la tâche de l'opérateur; c'est
l'affaire du vétérinaire de s'assurer *de visu* ou par les renseignements tirés du propriétaire si son sujet a été oui ou non suffisamment et convenablement préparé en vue du succès de l'opération. Il serait inutile et déplacé d'entrer dans ce domaine.
Ces instructions, d'ailleurs, s'adressent exclusivement aux propriétaires.

Eh bien, c'est généralement lorsque le rôle du vétérinaire
est achevé que celui du propriétaire commence. Simple ou
compliquée, la coopération de ce dernier ne souffre ni relâ-
chement, ni erreur. Ainsi, il est des opérations, celles des
grands animaux notamment, qui nécessitent une surveillance
active et assidue. Les opérations sanglantes, la castration des
chevaux par exemple, sont de ce genre. L'animal peut briser
une longe, tirer avec les dents sur la région opérée, enlever
les casseaux et provoquer ainsi une hémorragie mortelle.
Autre cas : après l'accouchement, une vache fait des efforts
pour expulser les enveloppes, ses tissus sont relâchés et l'arrière-train est sur un plan déclive. Si la bête est laissée dans
cet état et qu'on lui donne une ration de fourrage trop
copieuse, le vagin ne tardera pas à poindre, à se renverser
ensuite complètement si l'on n'y met obstacle; et comme
ordinairement un accident en amène un autre, la sortie du
vagin pourra n'être que le premier temps d'un second bien
plus grave : le renversement de l'utérus. Je pourrais à loisir
multiplier ces exemples.

Il importe donc de surveiller attentivement les animaux
opérés. La chose n'est pas difficile, elle ne demande que de la

bonne volonté. On ne doit pas regretter la perte de temps, car elle est toujours payée avec usure.

Nous devons dire, pour être vrai, que la plupart des propriétaires comprennent ainsi leurs intérêts et obtempèrent volontiers aux désirs du vétérinaire. Mais on en rencontre aussi qui savent tout mieux que personne et qui dédaignent toute espèce de bons conseils. Qu'on en juge. Il y a quelque temps, un de nos confrères fut appelé pour extraire l'arrière-faix d'une vache qui avait avorté l'avant-veille. En arrivant, il trouve la malade sans couvertures, à l'entrée d'une étable grande ouverte, dans une stalle située en face d'une fenêtre sans volets. Ce confrère pratique l'opération sans difficulté, recommande au propriétaire de fermer soigneusement les ouvertures et de couvrir chaudement l'animal, lui faisant toucher du doigt quelles pourraient être les suites fâcheuses de son imprudence.

Mais il n'est de pire sourd que celui qui ne veut point entendre. Que fit notre homme? Il laissa tout simplement les choses en l'état, persuadé que la vache était complètement guérie, que les craintes de son vétérinaire étaient chimériques et ses conseils superflus. Le soir, la bête prit son repas, mais le lendemain elle était étendue sur la litière, en proie à une fièvre vitulaire intense dont les progrès rapides déterminèrent à ordonner l'abatage. Ce cas, dira-t-on, est la grande exception. Sans doute. Mais cela prouve encore une fois que le cultivateur doit s'astreindre à exécuter point par point les instructions du vétérinaire, et qu'il ne doit dans aucun cas les éluder, ni les modifier, à moins que des changements insolites survenus dans l'état du malade ne nécessitent une nouvelle visite et peut-être une nouvelle prescription.

A chacun son métier.....

CHAPITRE V

ÉLEVAGE

On appelle *élevage* l'ensemble des opérations qui concernent la multiplication et l'éducation des animaux domestiques. L'étude de l'amélioration des races, c'est-à-dire des influences complexes du père et de la mère sur le produit et des divers modes d'appareillement, tels que croisement, sélection, métissage, hybridation, etc., n'a pas sa place ici. Pour être fructueuse cette étude doit être approfondie, et par cela même elle appartient à peu près exclusivement aux vétérinaires. C'est donc à ces derniers que les propriétaires doivent s'adresser pour faire le choix raisonné de leurs animaux reproducteurs, au lieu de se fier à eux-mêmes comme ils le font trop souvent, et de se baser sur des apparences futiles pour ces sortes d'appréciations, que la pauvreté des résultats condamne presque toujours.

Notre tâche sur la question de l'élevage se bornera à l'examen des précautions générales à prendre pour diriger la saillie, surveiller la gestation, aider à l'accouchement, veiller à l'allaitement et à la nourriture des jeunes produits, et façonner leur éducation.

ARTICLE 1ᵉʳ. — ELEVAGE DU CHEVAL

Age pour la saillie. — L'*âge* auquel l'étalon peut servir à la saillie est de cinq ans pour les chevaux fins et de quatre ans pour les chevaux de carrosse et de trait. Des étalons trop jeunes, non complètement développés, ne donneraient que des produits faibles, mal conformés. Jusqu'à douze ans, époque à laquelle les forces commencent à décroître, les chevaux peuvent être efficacement employés à la reproduction. Passé cet âge ils doivent être délaissés, à moins qu'ils n'aient acquis par leurs antécédents une réputation exceptionnelle comme bons reproducteurs.

Quoique les juments soient plus précoces que les mâles, on ne doit leur permettre l'approche de l'étalon qu'à deux ans s'il s'agit des races du nord, et à trois ans s'il s'agit de juments fines et légères. C'est donc un tort de les faire couvrir plus jeunes, car, n'étant pas formées, elles doivent à la fois suffire à leur propre alimentation, à leur croissance, au développement du fœtus et plus tard à son allaitement. Aussi, tandis que les produits de ces gestations hâtives sont maigres et délicats, les mères, arrivées à l'âge de quatre ou cinq ans, sont ensellées comme si elles étaient très vieilles.

Les mauvaises nourrices, celles qui ont avorté plusieurs fois, qui sont chatouilleuses pour laisser téter leur poulain, les juments dont la stérilité est reconnue, celles qui sont trop grasses ou trop vieilles et qui par suite ne retiennent pas facilement, seront exclues de la reproduction.

Nourriture des reproducteurs. — Les juments qu'on laisse pâturer pendant la saison des saillies retiennent mieux que celles qui sont abondamment nourries à l'écurie. Aux étalons, au contraire, il faut une nourriture substantielle pour qu'ils conservent de la vigueur et un certain embonpoint. Une ration composée de substances sèches, foin, paille et avoine, par exemple, est préférable à une alimentation molle. On ne doit point cependant donner du foin à discrétion, la plupart des étalons devenant poussifs lorsqu'ils arrivent à un certain âge, surtout ceux qui sont naturellement grands mangeurs. L'orge, les fèves et le blé conviennent aussi aux étalons et doivent être donnés en nature. A l'époque de la monte, on ajoute un supplément à la ration ordinaire.

Les étalons, à quelque race qu'ils appartiennent, ont besoin d'exercice, car l'inaction les rend lourds, capricieux, et paralyse à un certain degré l'instinct de la génération. C'est ainsi que l'on doit utiliser les chevaux fins pour les promenades, et ceux de races communes pour le service des fermes, de façon qu'ils puissent payer par leur travail la nourriture qu'ils consomment. Ce travail doit toujours être modéré et peu pénible. De même les juments qui nourrissent ne peuvent guère être employées que pour les travaux agricoles.

§ 1er. — Monte.

La *monte* ou *saillie* est l'accouplement de l'étalon et de la jument. Quoique nos animaux domestiques soient susceptibles de se reproduire dans toutes les saisons, c'est principalement au printemps que leur instinct génésique se réveille, c'est-à-dire qu'ils *entrent en chaleur*. C'est pour cette raison que l'on fait saillir les juments depuis le commencement d'avril jusqu'à la fin de juin.

On reconnaît que la jument est en chaleur à son hennissement, au désir qu'elle a de s'approcher du premier cheval qu'elle aperçoit, au gonflement de la partie inférieure de la vulve, et à l'écoulement fréquent par cette ouverture d'une liqueur blanchâtre et gluante. C'est lorsque les juments se trouvent en cet état qu'elles permettent l'approche du mâle et que l'accouplement est le plus efficace.

Mais il est des juments froides dont les chaleurs sont rares et de courte durée, qui repoussent toujours le cheval, même lorsqu'elles sont sous le coup de l'ardeur génésique intérieure. Il importe de les surveiller afin de les faire couvrir au moment opportun. Une bonne nourriture composée de foin, d'avoine et de froment, est éminemment propre à hâter l'apparition des chaleurs. On les provoque également en logeant les juments à côté de l'étalon *d'essai* ou *souffleur*, qui les flaire et les caresse. La jument, séparée de l'étalon par une grille intermédiaire, répond d'abord par des ruades, mais elle se modère bientôt et finit par se laisser couvrir sans difficulté.

Dans certaines montes particulières, on excite les étalons de basse qualité en leur donnant du poivre ou du gingembre mélangés avec de la farine ou du son. Les étalons qui ne peuvent effectuer la monte qu'au moyen de ces ingrédients énergiques, doivent être réformés.

Monte en liberté. — Il y a plusieurs manières de faire effectuer la monte. L'une consiste à lâcher l'étalon dans un pâturage fermé, avec le nombre de juments qu'on veut lui faire couvrir.

C'est ce que l'on appelle la *monte en liberté*. Par ce genre de monte la fécondation est à peu près certaine, l'accouplement n'ayant lieu que lorsque le mâle et la femelle sont bien disposés ; mais d'un autre côté les animaux peuvent se blesser entre eux. En outre, on ne peut pas donner à chaque jument l'étalon que sa conformation exigerait pour l'amélioration de la race. De plus, la monte en liberté fatigue l'étalon et le ruine prématurément par le nombre exagéré de saillies auxquelles il se livre. Quoi qu'il en soit, si l'on pratique ce genre de monte, on doit déferrer les juments avant de les lâcher dans l'herbage, et ne réunir dans le même enclos que celles dont la conformation réclame le même étalon.

Monte en main. — La monte en main est la plus répandue. Elle permet de diriger l'amélioration des races et de ménager les étalons en limitant le nombre de saillies. Les juments, une fois reconnues en chaleur par l'étalon d'essai, sont entravées des membres postérieurs pour que la saillie se fasse en toute sécurité.

Il arrive quelquefois que des chevaux trop vigoureux et agissant trop précipitamment, pénètrent dans le rectum au lieu de la vulve. Cette erreur de lieu peut entraîner la rupture de l'intestin et conséquemment la mort. Pour prévenir cet accident, le palefrenier aura soin d'arranger la litière de façon que le cheval et la jument soient placés convenablement suivant leur taille, et de diriger la verge afin de faciliter le coït.

Dans bien des haras, on a la mauvaise habitude de faire descendre de force l'étalon de dessus la jument lorsque la saillie est terminée. L'étalon est ainsi obligé de reculer en marchant sur ses membres postérieurs, ce qui fatigue et use considérablement ses jarrets. On évite cet inconvénient en faisant avancer la jument tout en retenant l'étalon avec précaution. L'étalon est ensuite ramené dans sa loge et reçoit une ration d'avoine.

Saillies stériles. — Par la monte en main, bon nombre de saillies restent infructueuses, tantôt parce que les juments ne sont pas suffisamment disposées à recevoir l'étalon, tantôt parce qu'elles sont trop ardentes ou trop molles. Il est vrai de dire aussi que l'on prend rarement après la monte les précautions nécessaires pour faciliter la conception. Enfin, on rencontre des juments peu fécondes, que l'on ne peut faire retenir qu'en les préparant au coït par des manipulations particulières.

Comment remédier à ces diverses causes d'insuccès ?

Lorsque la jument vient d'être couverte on la frappe sur la croupe, soit avec la main, soit avec la longe du licol, ou bien on lui jette un seau d'eau sur cette région. L'impression produite par ces coups et ces ablutions empêche les efforts d'uriner et calme l'excitation de la matrice. Après la saillie il ne faut pas laisser les juments au voisinage des chevaux entiers, ni les faire trotter ou les monter à la selle pour les ramener des haras à la ferme.

Il est à remarquer que les saillies qui se font dans la première huitaine qui suit la mise bas réussissent le plus souvent.

Pour les juments trop ardentes il faut une nourriture rafraichissante ; on supprime l'avoine et on pratique une saignée avant la saillie. Certains éleveurs ne les font couvrir qu'après les avoir fatiguées par une course plus ou moins longue ; d'autres préfèrent les faire saillir deux fois de suite, de manière à calmer les désirs par le premier accouplement et à favoriser la fécondation par la copulation suivante ; il en est enfin qui les font saigner entre les deux saillies, ce qui, dit-on, donne d'excellents résultats.

S'il est des juments qui restent stériles par suite d'un excès
d'ardeur, on en voit dans les campagnes un bien plus grand
nombre dont l'infécondité provient du manque d'énergie dû à
la mauvaise nourriture. A ces juments mollasses ou chétives,
de bons fourrages et l'avoine, donnés régulièrement pendant
le mois qui précède l'époque de la monte, contribuent considérablement à la réussite des saillies.

L'introduction dans la matrice d'un tampon de laine enduit
de graisse, d'une balle de plomb, etc., ainsi que l'excision du
repli vaginal vulgairement appelé *bouton*, *verrue*, sont des
moyens empiriques qu'il faut laisser de côté.

Chez les juments vieilles ou qui sont arrivées à un certain
âge sans avoir nourri, il peut être utile d'élargir le col de
l'utérus en y introduisant avec précaution un doigt d'abord,
puis deux, puis trois. Cette opération, qui doit précéder immédiatement la saillie, n'est efficace que lorsque la jument
est en chaleur.

Monte mixte. — La monte mixte n'est autre chose que la
combinaison des deux autres méthodes : la jument et l'étalon,
déferrés tous les deux, sont laissés ensemble dans le même
local et séparés aussitôt après l'accouplement. Ce genre de
monte présente les avantages des deux autres procédés sans
en avoir les inconvénients.

§ 2. — *Gestation.*

Lorsqu'après une, deux, trois saillies, la jument n'entre plus
en chaleur et se défend de l'approche du mâle, on a des pro-
babilités pour supposer qu'elle est pleine. Cependant, les chaleurs peuvent par exception persister après la fécondation, de
même qu'elles cessent parfois quoique la conception n'ait pas
eu lieu.

Vers le 3e, le 4e et le 5e mois, la gestation se manifeste par
l'augmentation de volume du flanc, la facilité avec laquelle
la jument s'engraisse pendant l'hiver, et la difficulté qu'elle

éprouve à gravir les côtes. Mais on ne peut affirmer sûrement
la plénitude si l'on n'a pas vu ou senti les mouvements du
poulain dans le ventre de la mère. On ne peut les saisir à l'œil
que vers le 7ᵉ ou le 8ᵉ mois; il est plus facile et plus sûr de
s'en rendre compte par la voie du tact. C'est surtout le matin
qu'ils sont énergiques et fréquents, après que la jument a bu
ou lorsqu'on vient de la faire trotter pendant quelques ins-

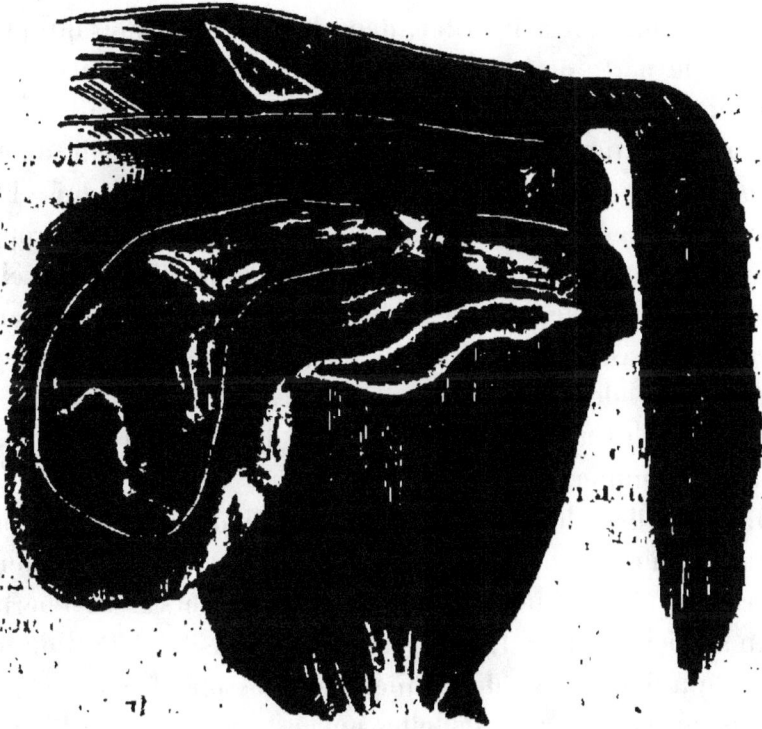

Fig. 48. — Gestation normale chez la jument.

tants. Il suffit alors de placer la main à plat sous le ventre
(fig. 48), du côté gauche, et de la tenir immobile dans cette
position pour sentir, lorsque le fœtus remue, un mouvement
brusque qui soulève plus ou moins la main, comme si un
corps rond situé à l'intérieur venait frapper avec une certaine
force. Mais de ce que les mouvements du fœtus ne peuvent
être perçus, il ne s'ensuit pas que la jument n'est pas pleine,
car on peut ne pas palper au moment opportun, d'autant plus

que beaucoup de produits ne donnent signe de vie que dans les derniers temps de la gestation.

Si nous avons insisté sur les signes qui dénotent la gestation, c'est parce que les juments, une fois reconnues pleines, réclament certains soins particuliers qui sans cela seraient inutiles. On les sépare des mâles pour éviter que ceux-ci ne les couvrent de nouveau. Un travail modéré leur est salutaire pour les rendre moins impressionnables aux causes de l'avortement ; mais on doit éviter, dans les derniers mois qui précèdent le part, de les soumettre à des efforts violents ou à des allures rapides sur des chemins défoncés ou rocailleux.

L'alimentation doit être abondante, alibile, de facile digestion et augmentée progressivement à mesure que la mise bas approche, car la mère doit suffire, non seulement à son propre entretien, mais encore à celui du produit. Toutefois, elle doit être réglée de façon à tenir les juments en bon état sans être trop grasses. Les aliments durs, indigestes, pourraient occasionner des troubles dans la digestion, des coliques, et provoquer des avortements. On doit donc se garder de les faire consommer.

Les femelles pleines se trouvent fort bien du régime au pâturage, à la condition de leur donner à l'écurie un supplément de ration, lorsqu'elles ne trouvent pas au dehors assez d'herbe pour se bien nourrir. Le fœtus étant très sensible à l'action du froid, on doit éviter de donner des boissons froides et de mener au pâturage les femelles en gestation, lorsque l'herbe est couverte de givre ou de gelée. Ce sont là des causes fréquentes d'avortement. Enfin, dans le même but d'éviter cet accident, nous signalerons une précaution utile, que nous recommandons aux éleveurs, quoiqu'elle paraisse insignifiante. Elle consiste à faire lever de temps en temps la tête aux juments pleines lorsqu'on les fait boire, pour qu'elles ne se désaltèrent pas d'un trait, sans respirer, ce qui produit fréquemment le décollement des enveloppes du fœtus dans la matrice et la mise bas prématurée.

Le logement pour les juments pleines doit être assez spacieux pour qu'elles puissent s'y mouvoir aisément. Les boxes, surtout dans les derniers mois, conviennent de préférence.

Les poulinières exigent comme tous les animaux un pansage régulier. C'est donc à tort que certains propriétaires les aissent croupir dans la malpropreté, sous prétexte de produire par le contact de l'étrille une excitation nuisible. Nous devons également condamner la pratique de la saignée de précaution que l'on emploie le plus souvent sans la moindre utilité. La saignée n'est indiquée que dans le cas de maladies ou d'accidents, et vers la fin de la gestation, chez les juments devenues pléthoriques par l'effet d'une nourriture trop abondante. On saigne enfin quelques jours avant l'époque présumée de la mise bas, dans le but de conserver le produit des juments dont les poulains des parts antérieurs sont morts de pissement de sang.

§ 3. — Avortement.

La jument porte ordinairement de 340 à 360 jours (onze mois et quelques jours). Lorsqu'elle n'arrive pas à ce terme, le petit n'est pas en état de vivre : il y a alors avortement.

CAUSES. — Les causes de cet accident sont très nombreuses. Nous citerons notamment : 1° les accouplements répétés après la fécondation ; 2° les coups et les chocs de toute nature, coups de corne, coups d'éperon, contusions contre les huisseries des portes, efforts violents, glissades, chutes, travail au trot ou au galop, etc. ; — 3° les habitations humides, malsaines ; — 4° les écarts de régime résultant d'une alimentation trop copieuse ou insuffisante ; 5° l'usage des boissons froides ou impures, de l'herbe couverte de givre ou de rosée, des fourrages moisis ou terreux ; 6° les indigestions, les coliques venteuses et autres maladies.

MOYENS DE PRÉVENIR OU D'ARRÊTER L'AVORTEMENT. — Pour prévenir l'avortement, il faut en éviter les causes et s'astreindre à l'exécution des mesures que nous avons énumérées à propos de la gestation. Lorsque, malgré ces soins, on s'aperçoit avant l'époque probable de l'accouchement que la jument a des coliques et refuse de manger, l'avortement est à craindre. On doit alors s'empresser de mettre la bête dans un lieu obscur pourvu d'une bonne litière, de bouchonner doucement et longtemps tout le corps et principalement le ventre, d'administrer une infusion de tilleul ou de camomille, et de donner un petit lavement simple toutes les demi-heures jusqu'à complète disparition des symptômes (1). Certains éleveurs remplacent les bouchonnements par des frictions avec du vin chaud, et l'infusion excitante par de la pimprenelle qu'ils donnent à manger avec du son. Ordinairement ces moyens employés au début suffisent pour enrayer l'avortement. Mais si l'on n'agit que lorsque les attaches du fœtus à la matrice ont été rompues, l'avortement suit sa marche, la poche des eaux apparaît et l'expulsion du fœtus a lieu.

Il peut se faire que le travail s'effectue trop lentement et que l'animal s'efforce en vain de se débarrasser du fœtus. Le secours de l'homme de l'art est alors indispensable. Il en est de même lorsque le délivre est resté dans la matrice après la sortie du fœtus.

La jument qui vient d'avorter doit être soignée comme après l'accouchement naturel. Ainsi, on la tient au repos à l'écurie pendant les quatre à huit jours qui suivent la mise bas, on lui donne une demi-ration et des boissons farineuses tièdes, on l'enveloppe d'une couverture dans les temps froids et l'on évite de l'exposer aux refroidissements.

§ 4. — *Accouchement naturel.*

Lorsque la jument arrive au terme de la gestation, le ventre a considérablement grossi, le flanc est creux et la croupe

(1) Voir les nos 25, 26 et 35 de la *Pharmacie domestique.*

avalée (fig. 49). Les mamelles donnent un lait visqueux et s'engorgent par la présence du fluxus sanguin destiné à produire la sécrétion lactée. Cet engorgement s'étend du haut vers le bas, et forme inférieurement un bourrelet qui devient saillant et descend de plus en plus vers le bout du mamelon à mesure que le part approche. Lorsqu'il arrive tout à fait à l'extrémité,

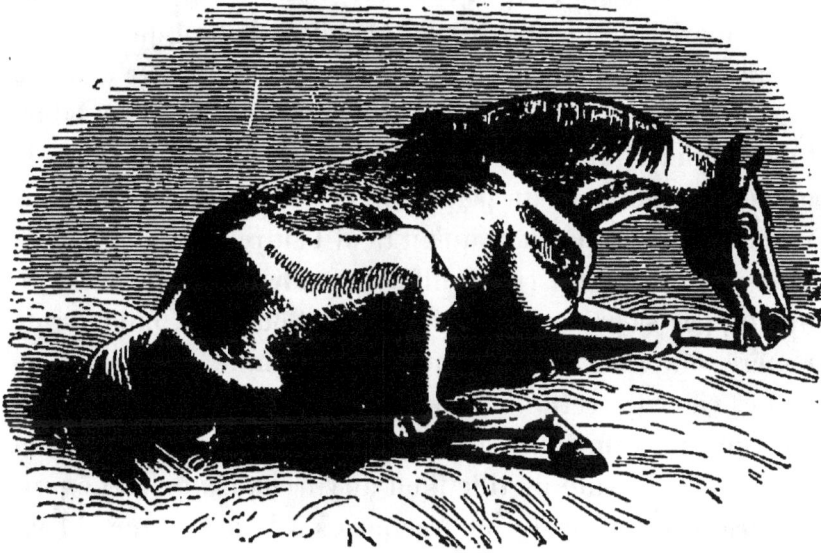

Fig. 49. — Jument en parturition.

on peut être certain que l'accouchement ne se fera pas longtemps attendre.

Le propriétaire doit se tenir en garde lorsque ces signes apparaissent, placer la jument seule et libre dans une boxe, la surveiller et la visiter souvent pendant la nuit. Le part naturel ne demande aucun secours. On ne doit pas se hâter de rompre les enveloppes; tout au plus pourrait-on, *pendant les douleurs*, tirer doucement sur le fœtus pour seconder les efforts de la mère.

Le plus souvent, le petit sujet naît dégagé de ses enveloppes, et le cordon ombilical qui le rattachait à la mère est rompu. Mais il peut arriver aussi qu'il naisse enveloppé, *coiffé*, ou bien que le cordon ombilical soit encore intact. Dans le premier cas, il faut de suite faire respirer le petit en déchirant, au moyen des doigts, les membranes qui l'emprisonnent, tandis que dans le second on fait une ligature à trois doigts environ de l'ombilic, et on excise le reste au-dessous de la ligature.

La plupart des produits paraissent pleins de vie aussitôt après la naissance, mais il en est aussi qui ne respirent pas et restent étendus sans faire le moindre mouvement, comme s'ils étaient morts. On ne doit pas les abandonner tant que le cœur bat encore, car il suffit quelquefois pour les rappeler à la vie de les frictionner quelques instants avec une étoffe de laine, et de simuler la respiration en leur insufflant de l'air dans le poumon, au moyen d'un petit soufflet que l'on introduit dans l'une des narines pendant qu'on tient l'autre fermée.

Lorsque le part est rendu difficile par le volume exagéré du poulain, par sa présentation défectueuse ou par la faiblesse de la mère, on peut, en attendant que l'homme de l'art intervienne, vider le rectum en donnant un lavement émollient, faire quelques onctions d'huile sur les parois du vagin et donner une infusion de tilleul ou du vin chaud miellé. Le propriétaire ne devra opérer de tractions sur le fœtus que si l'accouchement suit sa marche naturelle. Il ne devra pas davantage confier les parts laborieux au premier téméraire venu; l'homme consommé dans l'étude de l'art, c'est-à-dire le vétérinaire muni du diplôme, est le seul qui mérite quelque confiance, le seul qui réunisse la prudence et les lumières nécessaires à ces graves opérations.

Dès que la jument a mis bas, il faut la bouchonner, la couvrir, lui donner un demi-seau de barbotage tiède, enlever le délivre et faire la litière avec de la paille fraîche et sèche. Cela fait, on approche le poulain de la mère pour qu'elle puisse le nettoyer, le sécher et le réchauffer en le léchant. La plupart des mères sont naturellement portées à cet acte; on les y excite d'ailleurs en saupoudrant les petits avec une poignée de son ou de sel marin.

On trouve cependant des juments, surtout de celles qui

mettent bas pour la première fois, qui n'aiment pas leurs poulains et se refusent à les lécher. Il importe alors d'essuyer le petit en le frottant avec un chiffon de laine. On le couvre ensuite et on le met à la portée de la mère pour qu'elle puisse le caresser à son aise et se familiariser avec lui. On ferme l'écurie et l'on revient une demi-heure après pour donner à boire à la mère et faire téter le petit. A cette seconde visite, on trouve ordinairement le nouveau-né qui essaie de se tenir debout, ou cherche le mamelon s'il ne tette déjà. Lorsqu'il ne peut le trouver ou le saisir, on l'y aide en le soutenant et en dirigeant sa tête vers la mamelle. S'il suce pendant quelques instants, le succès est certain. S'il ne sait pas téter, on lui introduit le petit doigt dans la bouche en guise de mamelon et on lui fait sucer ensuite le mamelon lui-même.

Quelquefois la mère est chatouilleuse et ne veut pas laisser téter le poulain ; il faut alors qu'une personne qui la connaisse la tienne par le licol et lui lève un pied de devant, pendant qu'une autre va presser doucement le mamelon et en faire couler un peu de lait. La jument s'habitue peu à peu à cet attouchement, on approche ensuite le poulain en prenant les mêmes précautions, et la mère se laisse téter facilement après trois ou quatre de ces leçons.

Le premier lait ou *colostrum* est utile au nouveau-né pour chasser cette matière excrémentitielle accumulée dans l'intestin et que l'on nomme *méconium*. Le colostrum jouit à cet effet de propriétés purgatives juste assez élevées pour ne pas nuire au jeune sujet, mais il ne suffit pas toujours pour combattre la constipation des poulains. Dans ce cas, on peut donner en breuvage 15 grammes de manne ou de 20 à 25 grammes de sirop de nerprun dans du lait, et quelques lavements huileux.

Dès que la jument est familiarisée avec son produit, il faut la laisser libre dans la boxe et lui enlever le licol pour que le jeune ne soit pas en danger de s'étrangler en jouant avec la longe.

§ 5. — *Allaitement.*

Pendant la première quinzaine, la mère ne doit pas être séparée du poulain, car cette séparation la rendrait inquiète, agitée, et l'empêcherait de manger comme à l'ordinaire, ce qui diminuerait considérablement la sécrétion du lait.

Les juments qui donnent beaucoup de lait sont sans contredit les meilleures poulinières. Mais cette qualité a quelquefois des inconvénients; dans les premiers jours qui suivent la naissance, il peut arriver, en effet, que le jeune produit étant impuissant à vider complètement les mamelles, celles-ci se gorgent de lait, se distendent, s'enflamment et deviennent douloureuses au point que la mère refuse de se laisser téter. On évite ces désagréments en prenant soin de traire les juments toutes les fois que les mamelles restent pleines après le repas du poulain.

Une maladie autrement grave, c'est la diarrhée des nourrissons. Elle survient du 1er au 8e jour, alors que le lait trop riche de la mère est difficilement élaboré par les organes digestifs bien faibles encore des nouveau-nés. Aussitôt qu'elle apparaît, il faut diminuer la nourriture de la mère, lui donner de la paille et des barbotages de farine d'orge, et l'on combat en même temps la diarrhée du jeune par des moyens directs. Après la disparition de la diarrhée, on remet la jument au régime ordinaire que nous indiquerons plus loin.

Dès l'âge de deux semaines, le poulain peut commencer à suivre la mère au pâturage si le temps est propice. Dans le cas contraire, on retarde ce régime de quelques jours, parce que les jeunes animaux sont très sensibles à l'action du froid, des vents et de la pluie, et qu'ils pourraient contracter par ces refroidissements des maladies de poitrine ou d'intestins fréquemment mortelles.

La nourriture au pâturage est la plus favorable à l'abondance et à la qualité du lait; c'est pour cela qu'on doit en user le

plus tôt possible. On choisit de préférence les prairies naturelles ou artificielles non accidentées, les plus rapprochées de la
ferme, pour que les jeunes ne soient pas obligés de faire de
trop longues courses. Il est en effet prouvé que si l'exercice
leur est salutaire, la fatigue les incommode et retarde singulièrement leur croissance.

Quand le poulain a atteint trois semaines ou un mois, on
peut faire travailler la mère. Ce travail, pourvu qu'il soit modéré, augmente l'appétit, favorise la digestion et active la production du lait. C'est alors qu'il faut habituer peu à peu le
produit à se passer de sa mère une partie de la journée. Ne
pouvant plus la téter à volonté, il est bon de lui faire faire ses
repas toujours aux mêmes heures, pour qu'il ne s'impatiente
pas et ne souffre pas de l'absence prolongée de sa mère. C'est
ainsi qu'on pourra mener celle-ci au pâturage avec son poulain le matin jusqu'à neuf heures, la tenir au travail jusqu'à
midi, la faire rentrer ensuite à l'écurie pour allaiter son
fruit et prendre elle-même son repas, commencer le travail
vers deux heures de l'après-midi jusqu'à cinq heures, et la
lâcher de nouveau au pâturage avec son petit jusqu'à la fin
du jour.

Pour suffire à la fois au travail et à l'allaitement, les juments
ont besoin d'être bien nourries. Si l'herbe qu'elles ramassent
au dehors n'est pas en quantité suffisante, on complète le
repas par une ration de grains, orge, fèves, etc.

Le jeune produit ne doit pas non plus être oublié pendant
l'absence de la mère, d'autant plus qu'à un moment donné le
lait ne suffit plus à son développement. On remplace cette
quantité de lait qu'il perd en lui donnant, dès l'âge de quinze
jours ou trois semaines, quelques poignées d'avoine, de féveroles, de son, de farine de graine de lin, un peu de bon fourrage sec, dont on augmente la ration à mesure que l'on se
rapproche de l'époque du sevrage.

Lorsqu'elle reste à l'écurie, la mère doit être nourrie abondamment et avec des aliments qui poussent à la sécrétion du

lait. Le bon foin et le son de froment légèrement aspergé d'eau remplissent bien cet office. Le son est pour cela bien supérieur à l'avoine et beaucoup plus économique. On peut également y joindre quelques aliments aqueux, tels que des panais, des topinambours, etc., dans le but de varier l'alimentation et de maintenir la sécrétion lactée dans une proportion constante et régulière.

Si la jument n'a pas de lait ou qu'un accident quelconque l'empêche d'allaiter, on donne au petit une autre nourrice ou bien on l'élève sans téter avec du lait de jument, de vache ou de chèvre. On commence à lui faire sucer le doigt trempé dans du lait, et bientôt il s'habitue à boire seul. C'est dans ces cas surtout que la nourriture solide doit être aussi copieuse que possible.

§ 6. — *Sevrage.*

Les jeunes produits doivent être sevrés, c'est-à-dire privés du lait de la mère, lorsqu'ils ont atteint six ou huit mois. A cet âge, leur dentition est complète et ils peuvent triturer facilement les végétaux. L'époque du sevrage doit aussi être subordonnée à l'état de la mère: si celle-ci est faible, par exemple, ou si son lait produit un effet irritant chez le jeune sujet, il est utile de l'avancer. Dans le cas contraire, il y a tout avantage à retarder le sevrage d'un ou deux mois, pourvu que la mère n'ait pas à souffrir de cet allaitement prolongé.

Le passage de la nourriture lactée à la nourriture végétale doit s'effectuer lentement et progressivement, afin que les organes de la digestion puissent se façonner sans secousses à ce changement. Cette transition est facile lorsqu'on a fait suivre aux poulains le régime que nous avons tracé dans le paragraphe précédent et qui consiste à les accoutumer peu à peu au vert, à l'avoine, aux féveroles, au son, à la farine de graine de lin et aux fourrages secs. Avec ce régime, ils tettent moins souvent, les mamelles fournissent moins de lait et le sevrage

peut ainsi s'effectuer dans les meilleures conditions, soit pour
le petit, soit pour la mère.

Mais si pendant l'allaitement le jeune n'a reçu que du lait
pour toute nourriture, il importe de le préparer au sevrage
pendant quelque temps en le séparant graduellement de sa
mère, de façon à ne le laisser téter que trois fois par jour
d'abord, puis deux, puis une, puis enfin plus du tout. En même
temps, on lui donne des aliments solides dont on augmente
peu à peu la quantité, à mesure que la consommation du lait
diminue. Ces aliments seront d'abord distribués en petite
quantité et souvent. Après chaque repas, on donnera pour boisson de l'eau claire ou légèrement blanchie avec du son ou
des farineux. L'avoine sera mélangée à de la paille hachée,
pour qu'elle ne soit pas mangée avec trop de voracité. A la
fin du sevrage, la ration « doit être de 1 kil. féveroles, 1 kil.
500 d'avoine entière et sèche, 2 kil. 500 de foin, et de paille
fine et tendre à volonté. » (Sanson.)

Si des poulinières sont soumises à un certain travail ou
qu'elles soient pleines de nouveau (et ce sont les cas les plus
ordinaires), le tarissement du lait ne se fait pas longtemps
attendre et s'opère de lui-même. Il n'en est pas ainsi chez les
bonnes laitières qui ne travaillent pas ou que l'on ne livre que
tous les deux ans à la reproduction. On est alors obligé, pour
arrêter la sécrétion lactée, de les traire chaque jour légèrement,
c'est-à-dire en ne faisant couler qu'une partie du lait, et de
badigeonner matin et soir les mamelles avec un mélange de
craie pulvérisée et de vinaigre. Lorsque ces moyens sont
insuffisants, on donne en même temps 30 grammes de sel de
nitre (azotate de potasse) par jour, moitié le matin, moitié le
soir, dans des barbotages. Ce traitement, continué pendant
quatre ou cinq jours, amène la disparition du lait.

Pendant le sevrage, le poulain doit être laissé dans l'écurie
sans être attaché. On lui fait une bonne litière que l'on renouvelle souvent. Le pansage n'est pas encore nécessaire. On ne
lui permet de sortir que lorsqu'il ne témoigne aucun désir de

rejoindre sa mère. Alors on peut le conduire aux pâturages pendant le beau temps seulement, après lui avoir donné le matin une ration de son ou plutôt d'avoine, et l'avoir fait boire une heure au moins avant de le mettre à l'herbe. Faute de cette précaution, les poulains sont pris de coliques violentes qui les emportent rapidement. Lorsqu'ils sont rentrés le soir à l'écurie, on leur distribue une nouvelle ration d'avoine.

§ 7. — *Soins après le sevrage.*

Les poulains sont ordinairement sevrés vers la fin de la belle saison. A cette époque, ils sont à la fois privés de lait et de l'herbe des pâturages. Aussi, pendant le premier hiver, on doit continuer la nourriture choisie du sevrage et augmenter la ration de grains ou de graines. L'avoine surtout ne doit pas être ménagée. Il faut qu'à l'âge de 18 mois on soit arrivé insensiblement à la dose de 2 kil. à 2 kil. et demi. C'est par l'usage de l'avoine à la période de l'enfance que les produits acquièrent à la fois force, énergie et précocité. Si on ne leur donne pendant cette période qu'une simple ration d'entretien, ils maigrissent, prennent un gros ventre et manquent de vigueur. Remarquons que cette misère de nourriture ne pourra pas être réparée plus tard, quoi que l'on fasse; on n'aura que des chevaux chétifs et mal conformés, toujours de médiocre qualité.

La féverole peut, jusqu'à un certain point, remplacer l'avoine. Les carottes à la dose de 2 kil. au plus, la paille hachée mélangée à l'avoine ou à d'autres graines, conviennent aussi à la nourriture des poulains. Par contre, nous conseillons d'être très prudents dans l'emploi de la jarosse, à cause des accidents de paralysie qu'elle pourrait occasionner. Nous en dirons autant pour les foins artificiels (trèfle, luzerne, sainfoin), lesquels, au dire de certains agriculteurs, prédisposeraient à la fluxion périodique. Il nous semble cependant que ces fourrages peuvent impunément entrer dans la ration pour le tiers ou la moitié, surtout si on leur adjoint une quantité raisonnable d'avoine.

Le premier pas de l'éducation des poulains est de les accoutumer à l'attache. On leur met d'abord un licol sans longe ou muni d'une longe courte. Au bout de quelques jours, on les attache à côté de la mère et seulement pendant qu'ils mangent.

Le voisinage des animaux de la même espèce est à recommander. Ils deviennent plus sociables, à la condition de ne mettre ensemble que ceux de même âge et de même sexe.

Pour les rendre doux et familiers, on les caresse souvent et on leur donne de temps en temps quelques friandises, du pain, du sucre, par exemple. Il est vrai que ces caresses, quoique nécessaires, leur donnent quelquefois envie de mordre. Dans ce cas, il faut s'abstenir de leur présenter souvent la main à la bouche et de leur prendre les lèvres et les naseaux. Si malgré ces précautions ils montrent un véritable penchant à ce défaut, on fait suivre la faute d'une légère correction.

Il faut également les habituer de bonne heure à se laisser lever les pieds et à se laisser panser. On commence par les bouchonner avec une étoffe de laine d'abord, puis avec un bouchon de paille. Plus tard, on passe à la brosse et à l'étrille, que l'on promène légèrement sur les parties les moins sensibles du corps.

Ce n'est que par ces soins et ces bons traitements que l'on arrive à former le caractère des produits, à les corriger de leurs caprices et à les rendre maniables et obéissants.

Chez les mâles, la castration vient ensuite compléter cette éducation première. Pour ne pas produire de révolution critique, cette opération doit se pratiquer aussitôt que les testicules sont descendus dans les bourses, c'est-à-dire vers l'âge de un an et demi à deux ans. C'est alors que les accidents sont le moins à craindre, le jeune sujet n'ayant pas encore ressenti les désirs de l'accouplement.

ARTICLE II. — ÉLEVAGE DE L'ANE ET DU MULET

L'âne qui doit servir d'étalon est en état d'engendrer à deux ans, mais c'est surtout de trois à dix qu'il donne les meilleurs produits, si toutefois on prend la précaution de limiter le nombre des saillies.

L'avortement est fréquent et facile chez les juments pleines du baudet. On ne saurait donc être trop avisé pour éviter les causes de cet accident.

Chez l'ânesse, les chaleurs ne tardent pas à reparaître après le part. Comme pour les juments, les saillies faites dans les huit jours qui suivent la mise bas sont les plus fécondes.

L'élevage des ânons et des mulets est difficile en ce que beaucoup de sujets meurent prématurément. On évite les causes principales de cette mortalité en observant les règles hygiéniques déjà prescrites à propos de l'élevage du cheval. De plus, dans les premiers jours de l'allaitement, on rationne le petit en lui mettant une muselière dans l'intervalle des repas, on met la mère à la demi-diète avec peu de boissons, et on la trait en partie avant de laisser téter le jeune.

Si ce dernier vient à être constipé, ce qui n'est pas rare, on lui donne les mêmes soins qu'aux poulains en pareil cas (voir page 163). Le purgatif peut être remplacé par un mélange d'huile et de vin blanc, parties égales.

Pendant la durée de l'allaitement, on doit bien nourrir la mère. Les ânons et les muletons ne resteront pas aux pâturages pendant le froid et le mauvais temps, car ils sont très frileux. Lorsque le temps est beau, on leur permet de pacager et on leur distribue le matin et le soir, à l'écurie, du foin ou de la paille suivant le temps qu'ils sont restés dehors, ainsi qu'une ration de son, d'avoine, d'orge ou de maïs.

Le sevrage a lieu à l'âge de six mois, surtout si la mère est pleine, et la castration des mâles vers deux ans ou deux ans et demi.

Dans sa jeunesse, l'âne se montre gai, léger et même assez joli. Mais il ne tarde pas à devenir paresseux, têtu et indocile par le peu de soin que l'on prend de lui et les mauvais traitements qu'on lui fait subir. Il serait donc à désirer que cet animal fût mené avec douceur, nourri convenablement, et soigné en raison des précieux services qu'il est appelé à rendre.

ARTICLE III. — ÉLEVAGE DES BÊTES BOVINES

Le taureau peut être employé à la saillie dès l'âge de quinze mois. Au delà de trois ans, quelquefois même avant, il devient méchant, dangereux, et doit pour cause être châtré vers cette époque. Il vaut mieux laisser les taureaux libres avec les vaches que seuls à l'étable. Le travail les rend dociles, maniables et prévient l'obésité. On ne doit jamais, même en les caressant, les approcher qu'avec précaution.

Il n'y a pas le moindre inconvénient, ni pour le développement de la mère, ni pour l'avenir du produit, de faire saillir les génisses aussitôt qu'elles entrent en chaleur, c'est-à-dire vers l'âge de 15 à 18 mois. Cette manière de procéder n'a que des avantages : on évite que les vaches ne deviennent *taurelières* par les chaleurs non satisfaites, et on active la sécrétion du lait en hâtant le développement des mamelles. Les génisses livrées ainsi bien jeunes à la reproduction doivent être bien nourries, soit pendant qu'elles portent le produit, soit pendant qu'elles allaitent.

§ 1er. — *Rut. — Saillie.*

Le *rut* chez la vache s'annonce par les mêmes signes que chez la jument (voir page 153). Lorsqu'il se fait trop attendre on donne des aliments excitants, tels que de l'avoine, des fèves, des vesces, ou bien on fait usage, mais avec prudence, de certains médicaments dits *aphrodisiaques*. Au contraire les vaches taurelières sortent trop souvent en chaleur, toutes les semaines par exemple, retiennent rarement et sont pour la plupart stériles.

La *saillie* des vaches se fait par les mêmes procédés que celle des juments. On use cependant de moins de précautions pour les assujettir. La plupart des vaches se laissent saillir sans difficulté, et si elles opposent de la résistance, c'est une preuve à peu près sûre qu'elles ne sont pas en chaleur.

Les coups et les ablutions sur la croupe, la double saillie, la saignée, l'enlèvement des verrues, sont des moyens recommandés pour faire retenir les vaches. Si elles sont trop grasses ou trop ardentes, on les fait jeûner 24 heures avant de les mener au taureau, et on ne les laisse couvrir qu'à la fin des chaleurs, lorsqu'il n'y a plus d'écoulement par la vulve.

Ici comme chez la jument, la monte en liberté réussit presque toujours.

§ 2. — *Gestation.*

La gestation de la vache se décèle par les mêmes signes que celle de la jument: cessation des chaleurs, développement du ventre, démarche plus lente, etc. Les mouvements du fœtus sont percevables à partir du cinquième mois, en pratiquant la palpation du côté droit avec le poing fermé. On les sent surtout après le repas et lorsque la vache vient de boire, parce qu'alors le volume de la panse pousse le fœtus vers le côté droit.

Il faut aux vaches pleines une nourriture abondante, un pansage régulier, des étables propres, aérées, éclairées et assez spacieuses. On leur tiendra une bonne litière, suffisamment épaisse en arrière pour que le train postérieur soit relevé. Cette précaution ne doit pas être oubliée, au moins pour les vaches dont la vulve est flasque et lâche, parce qu'elles sont sujettes aux renversements du vagin ou de la matrice. Pendant l'été, les étables ne doivent recevoir qu'un demi-jour, pour que les mouches ne tracassent pas les animaux.

Pendant le cours de la gestation on ne laissera pas les taureaux avec les vaches ; celles-ci seront mises aux pâturages seules, pour qu'elles ne soient pas tourmentées par les mâles. On aura soin de les faire rentrer à l'étable aux heures chaudes de la journée, à cause des insectes ailés, et toutes les fois qu'on aura à craindre le mauvais temps et les orages.

On évitera de leur laisser paître l'herbe froide, humide ou couverte de givre, et de leur faire boire de l'eau trop fraiche. On ne les mènera pas non plus aux prairies de trèfle ou de luzerne, pour que le fœtus ne subisse pas la pression qui accompagnerait la météorisation.

A l'étable les vaches seront nourries avec des aliments très nutritifs et de bonne qualité, qui ne surchargent pas la panse et ne gênent pas le produit. Il faut viser aussi à ce que les fourrages et les grains n'aient pas subi de fermentation et ne contiennent pas de moisissures, qui pourraient empoisonner le petit et provoquer l'avortement.

On peut faire travailler les vaches lorsqu'elles sont pleines, mais ce travail doit diminuer à mesure que l'accouchement approche, et cesser tout à fait vers le 8ᵉ mois. Il est toujours imprudent de le continuer jusqu'au moment de la mise bas.

§ 3. — *Avortement.*

Toutes les précautions que nous venons d'énumérer doivent être soigneusement observées si l'on veut prévenir l'avortement.

Cet accident procure de grandes pertes à l'agriculture, car il frappe parfois avec une certaine apparence de contagion un grand nombre d'animaux habitant le même local. Aussi, lorsque plusieurs vaches d'une même étable avortent successivement, on doit les mettre dans un lieu à part et veiller à ce que les bêtes pleines soient entourées des meilleures conditions hygiéniques.

Les signes quia nnoncent l'avortement chez la vache, les moyens d'arrêter l'accident dans sa marche et les soins à donner à la mère, lorsqu'on ne peut empêcher la sortie du fœtus, sont les mêmes que pour la jument (Voir page 159).

§ 4. — *Accouchement naturel.*

La durée de la gestation chez les vaches est de neuf mois et quelques jours.

Pendant la huitaine qui précède l'époque présumée de la mise bas, les vaches doivent être laissées dans les pâturages les plus rapprochés de la ferme, et surveillées constamment. Lorsque l'accouchement va avoir lieu, on les voit trépigner, se coucher, se relever et se mettre à l'écart du reste du troupeau. On les rentre alors à l'étable, bientôt la poche des eaux apparaît à l'entrée de la vulve, puis les membres du fœtus, lequel finit par être expulsé après des efforts plus ou moins longs.

Le rôle du propriétaire consiste tout simplement à surveiller le part et à aider la mère en tirant légèrement sur le fœtus pendant les efforts. Il ne doit percer la poche des eaux que lorsque l'accouchement est à peu près terminé, ce liquide étant nécessaire pour faciliter le glissement du produit.

Si la mère arrivée à terme fait des efforts fréquents et que rien ne se montre à l'extérieur, on doit craindre un accouchement difficile et appeler l'homme de l'art. D'autres fois, la bête se livre à des efforts expulsifs assez énergiques, puis tout à coup les douleurs deviennent lentes, peu accentuées. Ce ralentissement est dû bien souvent à la faiblesse de la mère ; on donne alors à celle-ci un litre de vin chaud, et l'on renouvelle la dose une demi-heure après, si cela est nécessaire.

Si l'accouchement est impossible par suite de l'impuissance de la mère ou de la mauvaise présentation du produit, il faut pour opérer l'accouchement une science et une adresse que l'on ne trouve guère que chez un homme qui a fait des études spéciales. « Un vétérinaire instruit tourne un veau qui se présente mal et le place convenablement ; il peut même découper et extraire en morceaux, sans blesser la mère, un veau dont la sortie serait autrement impossible, tandis que bien des vaches périssent entre les mains de paysans ignorants qui ne connaissent que l'emploi de la force brutale » [Félix Villeroy, cultivateur à Ritterhoff (Bavière)].

Ordinairement le délivre suit de près la sortie du fœtus, mais quelquefois il reste attaché à la matrice et se montre généralement à l'extérieur sous la forme d'un cordon plus ou moins long. On doit alors appeler le vétérinaire pour en opérer l'extraction ou prescrire ce qu'il y a à faire. Ces enveloppes, en séjournant dans la matrice, finiraient par s'y putréfier et pourraient amener la septicémie, ou tout au moins un état grave de maigreur et de dépérissement connu sous le nom de *suites de la non-délivrance.*

Après l'accouchement, on répand sur le veau une poignée de sel ou de son et on l'approche de sa mère pour qu'elle puisse le lécher à son aise. On met ensuite une couverture à la mère, on lui sert de l'eau tiède blanchie avec du son ou de la farine, et on ferme les ouvertures de l'étable pour qu'il n'y ait pas de courants d'air.

Bientôt le veau cherche à se tenir debout et à se diriger vers la mamelle. S'il est trop faible, on lui fait avaler un peu de lait ou de vin chaud. Le plus souvent il prend lui-même le mamelon ; s'il ne sait pas le saisir, on lui fait d'abord sucer le bout du doigt que l'on remplace ensuite par le mamelon. Après qu'il a tété on l'attache non loin de la mère, ou mieux on le laisse libre dans une loge spéciale où les accidents sont moins à craindre, on lui fait une bonne litière et on le couvre si besoin est.

Lorsque la mère se refuse à laisser téter le petit, il est bon de l'entraver de façon qu'elle ne puisse pas le blesser. Un moyen qui nous réussit souvent consiste à passer sur la croupe, en arrière de la pointe de la hanche et autour du

ventre, une corde qui forme ceinture. L'un des bouts de la
corde est muni d'une ganse dans laquelle passe l'autre bout
que l'on tire assez fortement, pendant qu'un aide tient le petit à la mamelle. La pression de la corde paralyse les mouvements des membres postérieurs ; en usant de ce procédé pendant deux ou trois jours, la mère s'habitue à se laisser téter.
Si elle fait encore des difficultés, on attend avant d'approcher
le veau que le pis soit plein, et alors la douleur causée par
l'accumulation du lait pousse la mère à supporter le veau. On
emploie les mêmes procédés pour faire adopter à une vache
un veau qui n'est pas le sien.

Il ne faut pas priver le nouveau-né du premier lait de sa
mère ; loin de lui être nuisible, comme on le croit généralement, ce lait favorise la sortie du contenu poisseux de l'intestin.

§ 5. — *Allaitement.*

Pendant les quatre ou cinq premiers jours, on ne doit donner que très peu d'aliments aux vaches qui viennent de mettre bas, surtout si la fièvre de lait est intense. La diète sera
d'autant plus longue que l'accouchement aura été pénible.
Dans le cours de cette période, le veau ne pouvant enlever
tout le lait des mamelles, on doit traire l'excédent afin d'é-
viter l'empissement laiteux qui pourrait survenir. Cet accident, souvent suivi d'inflammation du pis, se montre malgré
la traite, à la suite d'un changement brusque de température,
de l'usage de fourrages verts ou mouillés, ou bien lorsque la
litière est insuffisante et que les vaches se couchent sur un
sol froid et humide. C'est assez dire que les pâturages ne doivent être permis qu'après la première huitaine, et seulement
lorsque le temps est beau. Voilà pour la mère.

Quant au petit, on doit le laisser téter d'autant plus souvent
qu'il est plus jeune : ainsi, les premiers jours on le présente à
la mamelle cinq ou six fois dans la journée ; puis, à mesure

qu'il prend de la force, on réduit ce nombre à quatre, puis à trois et enfin à deux.

Mais lorsqu'on arrive à ne faire téter les veaux que deux fois par jour, le matin et le soir, il faut avoir soin de tenir à leur portée des aliments appropriés à leur âge, son, farineux, soupes, racines cuites, graines concassées, etc., afin de remplacer le lait. Ils s'habituent peu à peu à cette alimentation solide et ne se ressentent pas du sevrage.

Les farines seront données cuites ; crues, elles peuvent produire la diarrhée. Le regain, les racines, les graines, etc., doivent être de première qualité et en quantité suffisante, car il ne faut pas oublier que c'est du choix et de l'abondance de la nourriture dans le jeune âge que dépend le développement ultérieur du produit.

Lorsqu'une vache a eu deux veaux d'une même portée, on ne doit lui en laisser nourrir qu'un, à moins qu'elle ne soit forte et bien constituée, tandis que l'autre sera donné à une autre nourrice ou élevé artificiellement, en lui faisant boire du lait pur pendant les douze ou quinze premiers jours, et que l'on mêlera ensuite avec de la farine d'orge et de l'eau.

C'est ce qu'on appelle l'*allaitement artificiel*, par opposition à l'*allaitement naturel*, dans lequel le veau puise le lait à la mamelle de sa mère ou d'une autre femelle de la même espèce.

Que le lait soit pris à la mamelle ou qu'on le fasse boire, peu importe : il suffit que le jeune en reçoive à satiété, que ce lait soit naturel et donné à la température du corps. Quatre litres par jour pendant la première semaine, cinq litres pendant la deuxième, six litres pendant les troisième et quatrième, telles sont les quantités approximatives de lait nécessaire au jeune sujet. Depuis l'âge de un mois on remplace le tiers de lait par autant d'eau, on diminue graduellement le lait et on augmente en même temps la ration de farineux et de racines.

Pour habituer les veaux à boire, on trempe le doigt dans du lait, on le leur met dans la bouche, et pendant qu'ils sucent le doigt on le plonge insensiblement dans un vase contenant du lait.

Certains agriculteurs pratiquent l'allaitement artificiel en faisant avaler de force le lait ou autres liquides nourrissants, au moyen de la bouteille. Ce procédé est assez délicat et peut entraîner des accidents, car si l'on ne prend pas la précaution de vider la bouteille par petites gorgées, le veau ne peut avaler assez vite et une partie du liquide tombe dans le conduit respiratoire. Aussitôt survient un essoufflement très prononcé, et l'animal porte la tête en avant et en haut pour tâcher de respirer plus à son aise. Quelquefois, par les efforts de toux, le poumon se dégage et la respiration devient plus libre, mais cette terminaison heureuse est relativement rare. Ordinairement l'essoufflement augmente, la météorisation apparaît, et l'on doit se hâter de sacrifier la bête immédiatement pour prévenir la mort par asphyxie.

Nous avons vu l'asphyxie se produire aussi chez un veau de trois mois que l'on venait de lâcher pour le faire téter et qui, arrivé à la mamelle tout essoufflé de s'être ébattu dans l'étable pendant quelques minutes, tomba mort instantanément. L'autopsie nous démontra que cette mort était due à l'introduction d'une certaine quantité de lait dans la trachée et dans les bronches. Il faut donc empêcher autant que possible les ébats des veaux avant de leur laisser prendre la mamelle.

§ 6. — *Sevrage.*

Les jeunes bovinés destinés au travail ou à l'engraissement ne doivent pas être sevrés trop tôt. Il faut attendre que leur dentition soit assez développée pour qu'ils puissent mâcher suffisamment les aliments solides dont ils doivent se nourrir exclusivement.

D'après Sanson, cette époque coïncide avec l'apparition de la première molaire permanente, qui est la 4e de chaque rangée, et varie suivant les races entre le 5e et le 8e mois. C'est donc vers cet âge que l'on doit substituer au lait le son, les grains, les farineux et les tourteaux délayés dans l'eau, l'herbe fraiche, le regain, les racines et les tubercules, cuits d'abord, crus ensuite et coupés en morceaux. Cette substitution doit s'opérer progressivement et non d'une manière brusque, afin de laisser les organes se faire au nouveau régime.

Pendant le sevrage, il convient de faire boire les veaux plusieurs fois par jour avec de l'eau blanche.

On doit veiller à ce qu'ils ne se lèchent pas entre eux. Ce tic s'observe quelquefois sur les élèves que l'on enferme dans une même loge. Il suffit qu'un seul veau soit pris de ce vice pour que ses compagnons se mettent bientôt à se lécher par imitation. Cette mauvaise habitude a pour conséquence la formation de pelotes de poils dans les organes digestifs. Pour la faire disparaître, on isole les veaux qui sont le plus portés à lécher, et, s'ils continuent de se lécher eux-mêmes, on leur met une muselière pendant les intervalles des repas.

Si la vache est pleine au moment du sevrage, on lui diminue la nourriture pendant quelques jours et on la prive d'aliments verts, afin de diminuer la sécrétion du lait et de prévenir les dépôts qui pourraient se former dans les mamelles.

Les vaches maigres doivent allaiter le moins longtemps possible; elles s'épuisent et finiraient par devenir phtisiques. Il serait même préférable de leur enlever les veaux après la première quinzaine d'allaitement et de nourrir ces veaux artificiellement.

§ 7. — *Soins après le sevrage.*

Les bêtes bovines que l'on vient de sevrer puisent leur meilleure nourriture au pâturage. L'herbe fraiche et tendre qu'elles y trouvent convient parfaitement à leurs jeunes organes et aide singulièrement à leur précocité. Le pâturage en liberté est ici de rigueur.

Ce mode d'alimentation n'offre que des avantages, si l'on tient compte, pour faire pâturer, des précautions que nous avons détaillées à la page 84. On laissera les jeunes animaux à l'étable pendant les temps froids et pluvieux. Là, on ne devra pas lésiner pour leur donner, tant en quantité qu'en qualité, les aliments qui leur sont nécessaires si l'on veut avoir des sujets bien portants, forts pour le travail ou faciles à engraisser.

L'éducation des jeunes bovinés n'a pas autant d'importance que celle des poulains. On doit cependant les caresser de temps en temps et leur donner des friandises, afin de les rendre dociles et de les familiariser aux approches de l'homme. On les habituera de bonne heure à être attachés et on les surveillera les premiers temps, de crainte des accidents.

C'est vers l'âge de 2 ou 3 ans, suivant que leur développement est plus ou moins hâtif, qu'il faut commencer à les dresser. Au début, on leur lie souvent les cornes, puis on leur fait porter le joug en les attelant, tantôt à droite, tantôt à gauche. S'ils se montrent méchants, on parvient à les dresser en les laissant longtemps sous le joug ou attachés à un arbre, sans manger, et en les menant avec patience et avec douceur.

§ 8. — *Soins des vaches laitières.*

Vacherie. — On recommande généralement pour les vaches laitières un air chaud et humide, afin d'augmenter la sécrétion du lait. Cette règle ne doit pas être poussée à l'extrème, comme on le fait communément. Il est au contraire de toute utilité de laisser pénétrer et renouveler l'air dans les étables de ces animaux, si l'on tient au moins à les maintenir en santé. C'est donc à tort que l'on ferme les ouvertures des vacheries pour donner à l'air intérieur cette température et cette humidité tant recherchées. Dans ces conditions, on produit un peu plus de lait, il est vrai, mais par contre les animaux souffrent de respirer toujours le même air, infecté qu'il est par les miasmes du fumier et les gaz impurs de la respiration. Ils contractent bientôt diverses maladies (voir page 51), ou tout au moins ils maigrissent considérablement, et leur valeur subit une diminution que le bénéfice retiré de l'excédent du lait est bien loin de compenser. Le fumier des vacheries doit être enlevé assez souvent et la litière entretenue ou renouvelée avec soin pour que le pis et les trayons ne soient pas salis par la bouse ou le purin.

Nourriture. — Les vaches laitières doivent être suffisamment nourries pour qu'elles puissent suffire à la fois à leur entretien propre et à la production du lait. Afin de les exciter à manger beaucoup, il convient même de leur donner du sel marin et une nourriture variée. Ce n'est qu'à ce prix qu'elles produisent le maximum de lait.

Une laitière mal nourrie se *fond en lait*, s'épuise vite, surtout si elle porte un nouveau produit, et la phtisie est la terminaison fréquente de cette insuffisance de nourriture.

Il faut également tenir compte de la nature des aliments. En principe, ils doivent contenir de fortes quantités d'eau, afin de restituer au sang la grande masse de liquide employé à l'élaboration du lait.

A cet effet, l'herbe des pâturages constitue la meilleure nourriture et suffit à elle seule, pourvu qu'elle soit assez abondante. Mais si les herbages sont maigres, il est indispensable de donner à l'étable un supplément de ration sèche. Les foins, les regains, les pailles et fanes, le son, les tourteaux peuvent être utilisés pour cela.

Il faut éviter de faire pacager les vaches laitières dans des endroits bas et humides où poussent les plantes âcres en quantité notable. Ces plantes ont le double inconvénient de diminuer la quantité de lait par la purgation qu'elles produisent, et de communiquer à ce liquide leur saveur et leur odeur. Les hellébores, les renoncules et les euphorbes notamment sont dans ce cas. Il est d'autres herbes vénéneuses, telles que le colchique, la ciguë, le pavot coquelicot, la jusquiame, qui sont tout aussi malfaisantes : prises en grande quantité, elles peuvent même déterminer des empoisonnements. En tous cas, leurs principes toxiques se portent sur le lait, qui est moins abondant, et exercent une action toujours nuisible, soit sur les mères, soit sur leurs produits, soit sur les personnes qui consomment le lait.

Le produit des mamelles est encore diminué, et devient de mauvaise qualité par l'usage des fourrages moisis ou altérés d'une manière quelconque. Ces aliments de mauvaise nature sont en outre difficilement digérés et peuvent causer des accidents en surchargeant les organes digestifs.

Lorsque, par suite du mauvais temps, on est obligé de nourrir les vaches laitières à l'étable, on remplace l'herbe prise sur pied par d'autres aliments aqueux. Ainsi, en été, on donne des fourrages verts, trèfle, luzerne, à la ration moyenne de 55 à 60 kil. En hiver, on utilise les pommes de terre, les topinambours, les raves, les betteraves et les résidus des distilleries. On donne en même temps un peu de fourrages secs, et l'on augmente la richesse du lait en ajoutant à la ration, ou des tourteaux écrasés et délayés dans l'eau, ou des farineux, ou du son de froment, ou des graines concassées.

Les tourteaux de lin et de colza ayant la propriété de donner au lait un goût désagréable, il vaut mieux n'employer que ceux de sésame, de coton ou d'arachide, qui sont peu coûteux et ne présentent pas les inconvénients des premiers.

La quantité d'aliments à donner par jour aux vaches laitières varie nécessairement suivant la taille des animaux et l'abondance du lait.

Voici quelques types de rations composées des aliments les plus connus, pour une vache bonne laitière du poids de 500 kil. :

I. — Foin, 4 kil. 1/2. — Paille hachée, 4 kil. — Pommes de terre, 8 kil. 1/2. — Betteraves, 18 kil., ou raves, 21 kil. — Paille longue et boissons blanches à discrétion. (Thaër.)

II. — Foin de luzerne, 5 kil. — Paille d'avoine, 5 kil. — Pommes de terre, 12 kil. — Tourteaux de coton, 2 kil. (Magne.)

III. — Luzerne verte, 30 kil. — Paille d'avoine, 5 kil. —
Tourteaux de coton, 2 kil. (Magne.)

Boissons. — Les besoins de la digestion, les diverses sécrétions et notamment celle du lait, altèrent considérablement
les vaches laitières. Aussi il importe de les abreuver souvent,
quatre fois par jour au moins, ou mieux de tenir constamment
de l'eau à leur portée.

Il est de remarque qu'elles produisent d'autant plus de lait
qu'elles boivent davantage. Cependant, lorsque la soif est
ardente, il est prudent de leur donner la boisson à deux ou
trois reprises, plutôt que de les laisser boire d'un coup à discrétion, afin d'éviter les indigestions d'eau qui pourraient
survenir.

Traite. — Pour bien traire une vache, c'est-à-dire pour
lui faire donner tout son lait sans la faire souffrir, on commence par ramollir les trayons en les mouillant avec le
lait qui coule du premier jet. Il se produit ainsi une légère
excitation de la mamelle qui fait que la vache abandonne son
lait sans difficulté, avec plaisir même si la traite est faite par
une main habile, avec douceur, sans offenser les tissus.

ARTICLE IV. — ÉLEVAGE DES BÊTES A LAINE

Les béliers ne doivent pas servir à la reproduction avant
l'âge de un an et demi à deux ans, si ce n'est à la fin de la
saison pour quelques saillies supplémentaires. Ils pourraient
effectuer la monte jusqu'à l'âge de sept ou huit ans, mais ils
sont ordinairement remplacés plus tôt.

Les brebis fortes et bien constituées peuvent être couvertes
à un an. Leurs facultés génératrices se conservent jusqu'à un
âge avancé. Il est préférable cependant de les réformer alors
qu'elles sont encore en état de s'engraisser assez facilement.

Les *chaleurs* se montrent chez les femelles dès l'âge de 6 à
8 mois; elles reviennent périodiquement tous les quinze jours
jusqu'au moment de la fécondation, et durent en moyenne de

douze à vingt-quatre heures. Une brebis en rut est inquiète et agitée, fait entendre des bêlements fréquents, mange peu, recherche le mâle, le flaire de temps en temps et pacage à ses côtés. La vulve est rouge, gonflée, et laisse écouler un liquide filant.

Comme les autres femelles, ce n'est que pendant les chaleurs que la brebis permet l'approche du mâle et est susceptible d'être fécondée. Quant au bélier, il est toujours prêt à s'accoupler, pourvu qu'il sente que la brebis est en chaleur.

§ 1er. — Lutte.

On nomme ainsi l'accouplement du bélier et de la brebis.

L'*époque* de la lutte doit être fixée de façon que l'agnelage arrive à un moment favorable pour bien nourrir les mères et soigner convenablement les produits. Aussi c'est ordinairement vers les mois de juillet et d'août que l'on fait effectuer la saillie. En adoptant cette période, comme la brebis porte cinq mois environ, les agneaux naissent en janvier et février, les mères vont pacager ou sont nourries à l'étable avec du foin, du regain, des racines, et lorsque les petits commencent à manger des matières végétales, ils trouvent aux pâturages des herbes tendres et sapides qui conviennent très bien à leur jeune organisation.

Une fois la lutte commencée, il est toujours avantageux de la pousser aussi vite que possible, pour que toutes les femelles mettent bas à peu près en même temps. Dans ces conditions, il est facile de surveiller l'agnelage, de donner aux agneaux les soins qu'ils réclament et de pratiquer le sevrage.

C'est pour arriver à ce résultat qu'il convient de préparer préalablement les mâles et les femelles à la lutte, en leur donnant pendant la dernière quinzaine une ration d'avoine ou autres grains, et en les menant sur de bons pâturages. Ce régime doit être continué pour les béliers tant que dure la lutte, sauf à revenir ensuite peu à peu à la nourriture ordinaire.

Un autre moyen d'exciter les femelles à se laisser couvrir est de lâcher au milieu d'elles un bélier dit *boute-en-train*, muni sous le ventre d'un tablier qui l'empêche de s'accoupler. Sa présence dans le troupeau, pendant les quinze jours qui précèdent la lutte, active singulièrement l'apparition des chaleurs.

On se sert aussi du boute-en-train ou *bélier d'essai* pour reconnaître les brebis en rut, avant de les livrer au mâle qui doit les couvrir. Ce mode d'accouplement, vulgairement appelé *lutte en main*, se recommande par son efficacité, mais il n'est guère mis en usage que pour améliorer les races fines et précoces.

La *lutte en liberté*, généralement pratiquée malgré sa moindre valeur, consiste, comme son nom l'indique, à laisser les béliers libres au milieu des brebis, qu'ils couvrent au fur et à mesure qu'elles entrent en chaleur. Aussi arrive-t-il que l'on a des naissances dans tout le cours de l'année, ce qui rend l'élevage difficile et pénible. D'autre part, les mâles s'épuisent dès le commencement de la lutte en s'accouplant toujours avec les mêmes brebis, tandis que d'autres sont négligées et restent infécondes. On doit donc surveiller la lutte en liberté, et la diriger à seule fin que pas une femelle ne soit oubliée.

Les béliers se livrent quelquefois entre eux à des combats où ils peuvent se blesser et même se tuer : le service de la monte en souffre et beaucoup de brebis ne sont pas saillies. Il faut alors diviser le troupeau en plusieurs lots, afin de séparer les béliers ennemis, ou bien alterner le service tous les deux ou trois jours ou toutes les semaines. Ce dernier procédé a encore l'avantage de conserver aux mâles toute leur vigueur jusqu'à la fin de la saison.

A la rigueur, lorsqu'il y a peu de saillies perdues, un bon bélier bien nourri peut servir 50, 60, 70 brebis; mais pour qu'il ne s'épuise pas et pour mieux assurer la fécondation, on réduit ce nombre à 15 ou 20. Dans la lutte en liberté, les béliers sont usés avant la fin de la monte, et l'on est même obligé de les remplacer pendant quelques jours par des béliers d'un an (antenais), qui viennent efficacement compléter le service des premiers.

La lutte dure un mois et demi environ, c'est-à-dire que chaque brebis doit être saillie pendant trois chaleurs successives, afin de diminuer autant que faire se peut toutes les chances d'infécondité.

§ 2. — *Gestation.*

Il est difficile de reconnaitre, surtout dans les premiers temps, la plénitude des brebis. Les seuls signes qui peuvent la faire supposer consistent dans l'augmentation de volume du ventre et le développement du pis. Mais on ne peut l'affirmer d'une manière certaine que lorsqu'on sent les mouvements du fœtus.

Il faut aux brebis pleines de la tranquillité et une bonne nourriture. Elles doivent être logées dans des bergeries assez spacieuses pour que toutes puissent se coucher en même temps, sans se gêner entre elles. Le berger doit les conduire avec douceur, éviter qu'elles ne soient pas effrayées, que les chiens ne les blessent pas, et qu'elles ne se poussent pas contre les portes en sortant de la bergerie (voir page 30). Il les mènera dans les pâturages les plus rapprochés et ne les pressera pas pour les faire marcher.

On doit leur donner une nourriture facile à digérer et assez copieuse, pour qu'elles se trouvent en bon état au moment de la mise bas. Les pâturages les plus riches seront conservés pour l'automne. A l'étable, on donnera du foin, des regains, des racines, du son, et les rations en seront distribuées pendant que les animaux pacagent, pour qu'ils les trouvent prêtes en rentrant.

Les pâturages humides et ceux où végètent des plantes vénéneuses ne seront pas permis. On se montrera très prudent pour faire consommer du trèfle et de la luzerne sur pied, car le météorisme est une cause fréquente d'avortement. Pour la même raison, les fourrages moisis, avariés, et toute espèce d'aliments indigestes seront exclus de la consommation.

§ 3. — *Avortement.*

C'est en ne tenant pas compte des divers soins précédemment exposés que l'avortement est à craindre. La ligne à suivre pour le prévenir est donc toute tracée.

Il n'est pas rare que l'avortement passe inaperçu lorsqu'il a lieu dans les premiers temps de la gestation. Mais si la bête est triste, refuse de manger et a quelques coliques, on la ramène à la bergerie et on lui fait avaler un peu de vin chaud à petites gorgées. Il est vrai que le plus souvent ce moyen est inutile et l'avortement suit sa marche.

Après l'expulsion du fœtus, on tient la malade à un régime réconfortant pendant deux jours et on la lâche ensuite avec le reste du troupeau.

Lorsque plusieurs cas d'avortement se suivent, l'alimentation ne doit pas être perdue de vue, afin de la modifier s'il y a lieu : on l'augmentera si elle est insuffisante et on la diminuera dans le cas contraire.

§ 4. — *Agnelage.*

L'agnelage commence à la fin du cinquième mois qui suit le commencement de la lutte. Quelques jours avant, on enlève le fumier des bergeries, on renouvelle la litière tous les jours et on forme un compartiment spécial pour y loger les brebis, à mesure qu'elles mettent bas, ainsi que leurs agneaux.

Ces précautions prises, le troupeau ne sera pas perdu de vue : on l'observera jour et nuit pour aider au besoin à la parturition. Pendant la mise bas, il faut surveiller le travail de loin et ne pas s'empresser de porter secours à la mère.

Lorsqu'on a la certitude que l'accouchement ne peut pas se

faire seul, on tire modérément sur le produit pendant les douleurs. Si la mère est trop faible, on lui donne un peu de vin
chaud pur où mélangé avec une infusion de rue odorante ; et
lorsque les douleurs reprennent, on l'aide de nouveau en
exerçant sur le fœtus de légères tractions.

Ces secours ne suffisant pas, on peut supposer une présentation vicieuse du fœtus ou une mauvaise conformation de la
mère ; par conséquent, on n'a plus qu'à confier le cas à un
vétérinaire.

L'accouchement terminé, l'agneau est léché par sa mère ; si
elle s'y refuse, le berger le sèche lui-même en le frottant avec
un tampon de laine, et l'aide ensuite à prendre la mamelle
lorsqu'il est trop faible pour téter seul.

Quand les agneaux naissent au pâturage, on les préserve du
froid en les enveloppant dans des couvertures, et on les rentre
à la bergerie aussitôt que possible.

Le premier lait est aussi utile aux agneaux qu'aux poulains
et aux veaux ; il faut donc veiller à ce que les brebis se laissent
téter dès le commencement, et les y contraindre si elles sont
mauvaises mères.

Si elles n'ont pas de lait ou qu'elles meurent des suites de
l'accouchement, les agneaux sont allaités par d'autres nourrices. Une brebis adopte sans difficulté un agneau qui n'est
pas le sien, en la laissant seule avec lui pendant la nuit dans
une loge disposée à cet effet.

Quand une brebis a fait deux agneaux, on peut sans inconvénient les lui laisser nourrir si elle est forte, en bon état et
bien nourrie. On tolère encore le double allaitement dans le
cas où l'un des jumeaux est destiné à être vendu comme agneau
de lait, à l'âge de trois semaines ou un mois. En dehors de ces
conditions, on laisse à la mère un agneau seulement, et on
fait allaiter l'autre par une brebis qui a perdu le sien.

Après le part, les enveloppes du fœtus tombent ordinairement sans qu'il soit utile d'intervenir. Dans les cas rares où
elles restent attachées à la matrice, on patiente vingt-quatre

heures et on l'enlève au bout de ce temps, en tirant doucement et d'une manière uniforme.

§ 5. — Allaitement.

Les brebis qui viennent de mettre bas doivent être mises quelques jours à la diète, surtout si l'accouchement a été pénible et difficile. On leur donne du foin, de l'eau tiède blanchie avec de la farine, et on les tient à l'abri des courants d'air. Une nourriture trop substantielle et les refroidissements pourraient produire l'engorgement et l'inflammation du pis, par le séjour dans cet organe d'une trop grande quantité de lait.

La mère est laissée à la bergerie avec son agneau pendant les quatre ou cinq jours qui suivent la naissance, afin que le petit puisse téter à volonté, puis elle est lâchée au pâturage avec le reste du troupeau. En rentrant, le berger veillera à ce que chaque brebis soit tétée par son agneau et non par ceux des autres.

Pendant que les mères vont pacager, les agneaux restent à la bergerie. Ils tettent quatre fois par jour jusqu'à l'âge de trois semaines ou un mois. On peut alors commencer de leur donner un supplément d'aliments solides, faciles à mâcher, tels que du son, des grains (pois, avoine, féveroles, orge, vesces), macérés et écrasés, du regain, des racines coupées en morceaux et mélangées au son, etc.

Pour que les agneaux puissent manger à discrétion sans être tourmentés, il convient de diviser la bergerie en deux parties, au moyen d'une échelle à claire-voie qui permet le passage des agneaux et empêche celui des brebis. L'un des compartiments, le plus grand, est destiné à recevoir à la fois mères et agneaux, l'autre les agneaux seulement. Après avoir tété, ces derniers passent par les intervalles des barreaux de l'échelle et pénètrent dans le second compartiment, où ils trouvent les provendes et le regain mis à leur disposition, ainsi qu'une auge remplie d'eau pour se désaltérer à volonté.

Les brebis qui allaitent ont besoin d'être largement nourries pour s'entretenir convenablement et fournir assez de lait aux produits. L'herbe des pâturages leur est surtout favorable, et si elle n'est pas assez abondante, on complète la ration par du foin, des betteraves, des choux, des carottes, du son de froment, des résidus, etc., donnés à la bergerie.

Dans les derniers mois de l'allaitement, les brebis qui ont de forts produits maigrissent et leur laine tombe par plaques. Pour qu'elles reprennent des forces et de l'embonpoint, on ajoute à la ration ordinaire un peu d'avoine, de féveroles, d'orge ou de tourteaux.

§ 6. — *Sevrage.*

On sèvre les agneaux vers l'âge de trois mois. Une loge particulière assez vaste et bien aérée leur est réservée pour les séparer de leur mère, jusqu'à ce que l'opération soit terminée.

Le sevrage se fait d'une manière graduée en diminuant le nombre de tétées, tout en augmentant à mesure l'alimentation solide. En outre, on retranche aux brebis une partie de la nourriture pour qu'elles fassent moins de lait ; ordinairement elles le perdent ainsi peu à peu, sans qu'il soit utile de recourir à d'autres moyens. Une bonne habitude est de les traire de temps en temps, pour que le lait ne séjourne pas en masse dans les mamelles. À mesure que le sevrage avance, on fait la mulsion à des intervalles de plus en plus éloignés.

Dans les contrées où le lait est employé à la fabrication du fromage, on commence de traire les brebis lorsque l'époque du sevrage est arrivée, et conséquemment on continue le régime suivi pendant l'allaitement. Quoique la nourriture soit copieuse, la traite pratiquée pendant longtemps épuise les brebis et les fait considérablement maigrir. C'est au berger qu'il appartient de la discontinuer à temps.

Le sevrage terminé, on fait pâturer les agneaux dans de bons herbages rapprochés de la bergerie, où ils puissent se

rassasier sans trop courir. En leur donnant des fourrages secs
à manger pendant la nuit, ils peuvent pacager impunément
sans que l'on ait à craindre la météorisation.

Lorsque le temps est mauvais, les agneaux sont nourris à la
bergerie avec du regain, du foin, du son, des féveroles, etc., en
quantité suffisante et proportionnée à l'appétit et à l'âge du
jeune troupeau. Il n'est pas à dire cependant que l'on doive
forcer l'alimentation jusqu'à produire l'engraissement, quand
il s'agit d'agneaux que l'on veut élever. Non : ces dépenses
seraient placées en pure perte ; d'ailleurs, l'expérience démontre que les agneaux nourris sobrement sont ceux qui résistent
le mieux aux causes de chétivité et de maladies.

ARTICLE V. — ÉLEVAGE DE LA CHÈVRE

Les règles hygiéniques applicables à la multiplication de la
chèvre ont une grande analogie avec celles qui ont trait à
l'élevage des bêtes ovines. Aussi, pour ne pas nous livrer à des
répétitions inutiles, nous allons simplement indiquer les particularités qui se rattachent à l'élevage de l'espèce caprine.
Pour les autres soins, que nous omettons à dessein ici, nous
renvoyons à ce qui a été dit à l'article précédent.

A six ou huit mois, le bouc est déjà apte à propager l'espèce ;
mais à cet âge il est encore trop jeune, et ne peut guère servir
que pour aider à la saillie ceux qui sont plus vieux. Ce n'est
qu'à douze ou quatorze mois qu'il peut être employé régulièrement à la monte.

En tenant compte de la nourriture pauvre qu'on leur donne,
les chèvres ne devraient pas être saillies avant l'âge de dix
mois à un an.

Les *chaleurs* chez les chèvres se manifestent par des bêlements
doux et l'agitation de la queue, surtout à l'approche du
mâle. Elles durent deux ou trois jours, et reparaissent toutes
les trois semaines lorsque les chèvres ne sont pas pleines.

Les chèvres en rut désirent ardemment le mâle. Après les

chaleurs, celles qui n'ont pas été fécondées perdent plus ou moins l'appétit et languissent quelquefois au point de tomber malades.

L'accouplement a lieu depuis le mois de septembre jusqu'en novembre. Chaque bouc peut sans préjudice pour sa santé couvrir cent femelles par saison.

Les chèvres portent cinq mois et quelques jours, de sorte que les chevreaux naissent au printemps, et trouvent aux pâturages de quoi se nourrir abondamment lorsque arrive le sevrage.

L'accouchement de la chèvre n'offre rien de particulier, si ce n'est qu'il faut secourir la mère aussitôt que le fœtus commence à se montrer au dehors. Nous avons vu que pour la brebis il est au contraire préférable d'attendre.

Les chevreaux tettent trois fois par jour pendant un mois ou six semaines. Après cela on les sèvre peu à peu en leur donnant, les premiers jours, des farineux délayés dans du lait, du petit-lait ou de l'eau; puis on ajoute des tourteaux, de l'herbe, des provendes. Généralement, les chevreaux sont mal nourris, quoique bien à tort, car les aliments durs et grossiers ont l'inconvénient de rendre la viande coriace.

On mène les chevreaux pâturer dès qu'ils ont la force de suivre le troupeau.

ARTICLE VI. — ÉLEVAGE DU PORC

Le verrat est apte à reproduire lorsqu'il atteint l'âge de 6 à 8 mois, pourvu qu'il soit bien nourri. Il peut alors, sans s'épuiser, saillir 2, 3 truies par jour. A mesure qu'il se développe, il est susceptible de faire un plus grand nombre de saillies, et à un an et demi il peut aisément arriver à 6, 8, 10 par jour. Cette grande aptitude à engendrer est surtout l'apanage des verrats de race commune bien soignés, tandis que ceux qui sont chargés de graisse peuvent à peine suffire à 2 ou 3 saillies.

C'est depuis l'âge de 8 à 10 mois que les truies peuvent

impunément être livrées à la reproduction. Quoiqu'elles commencent d'entrer en rut alors qu'elles sont encore tout à fait jeunes, il convient d'attendre qu'elles soient arrivées à cet âge, pour ne pas nuire à leur croissance et les affaiblir prématurément.

§ 1er. — *Chaleurs.* — *Saillie.*

Les signes des chaleurs chez la truie sont les mêmes que chez les autres femelles. Ils se traduisent par de l'inquiétude et des grognements, par le gonflement et la rougeur de la vulve. En outre, la truie recherche le mâle et ne fait point de difficultés pour se laisser couvrir.

Après deux ou trois jours, ces signes disparaissent; et si la fécondation n'a pas eu lieu, ils se montrent de nouveau d'une manière périodique tous les vingt jours en moyenne. Il est rare qu'il soit nécessaire d'augmenter le régime pour activer les chaleurs.

L'époque de la monte varie suivant la contrée où se fait l'élevage et doit être réglée par l'éleveur lui-même. Dans tous les cas, la règle générale consiste à faire saillir les truies de façon qu'elles mettent bas à un moment favorable, soit pour la nourriture des mères, soit pour l'élevage et la vente facile des gorets. Ce moment étant fixé, il ne reste plus qu'à devancer la saillie de quatre mois.

L'*accouplement* se fait dans une cour fermée ou dans la loge même du verrat. Celui-ci ne doit pas être dérangé lorsqu'il est sur la femelle, car il n'exécute sa fonction qu'avec lenteur. Le moyen le plus simple est de les laisser seuls pendant un quart d'heure au moins.

Les saillies restent quelquefois sans effet; cela peut provenir de ce que les truies sont trop ardentes ou mal nourries. Dans le premier cas, on attend que les chaleurs aient diminué, et l'on fait consommer l'accouplement lorsqu'elles touchent presque à leur fin; dans le second, on ajoute à la ration un peu d'avoine ou autres grains. C'est pendant que les truies allaitent que les saillies réussissent le mieux ; toutefois, la fécondation ayant pour effet d'amoindrir la sécrétion du lait, on est dans l'habitude de retarder la monte jusqu'au moment du sevrage.

§ 2. — *Gestation.* — *Avortement.*

Lorsque après la saillie les chaleurs cessent de se manifester, on peut admettre que la truie est pleine. Avec le temps, le ventre prend du volume, et vers la fin de la gestation les mamelles se gonflent, ainsi que la vulve.

La gestation dure 115 jours en moyenne, ou comme on dit communément 3 mois, 3 semaines et 3 jours.

Pendant cette période, il faut maintenir les femelles pleines en bon état, ni trop maigres, ni trop grasses ; leur donner des aliments de bonne nature, exempts de toutes sortes d'altérations (voir *Alimentation du porc*), et écarter en outre les autres causes d'avortement, telles que les indigestions, les heurts, les chutes et toute espèce de mauvais traitements.

La truie en train d'avorter témoigne de la souffrance et de l'agitation, va et vient dans la loge, fait entendre des grognements, fouille la litière, se couche un instant et ne tarde pas à se relever pour se coucher encore. Il faut soigner les truies qui ont avorté comme si elles avaient mis bas naturellement.

§ 3. — *Accouchement.*

Quelques jours avant le terme de la mise bas, on doit mettre la truie dans une loge assez vaste, propre, aérée, garnie d'une bonne litière. Nous expliquerons tout à l'heure l'utilité de cette précaution.

Les signes du part sont les mêmes que ceux de l'avortement : la femelle paraît souffrir, et de plus elle cherche à accumuler la litière vers un coin de la loge pour préparer son lit. Peu après, les douleurs arrivent et sont suivies de l'expulsion des fœtus et de leurs enveloppes.

Mais les choses ne se passent pas toujours ainsi.

Quelquefois les douleurs sont très lentes, par suite d'une extrême faiblesse de la mère. Alors il est urgent de relever ses forces en lui faisant prendre avec de l'eau farineuse du vin chaud pur ou mêlé à une infusion aromatique quelconque. Chez les femelles trop grasses, une simple saignée à la queue et quelques lavements émollients peuvent amener une détente favorable.

Une personne doit rester près de la truie pendant toute la durée du part, afin de surveiller l'opération. Elle enlèvera les petits aussitôt nés et les mettra hors de la portée de la mère, dans un petit compartiment préparé à l'avance et pourvu d'une litière fine et moelleuse. Cette mesure est de toute utilité, d'abord pour que la mère ne soit pas tentée de dévorer ses petits, et aussi pour qu'elle ne puisse les fouler sous ses pieds ou les étouffer par inattention en se couchant. Il est vrai toutefois que les truies ne sont souvent portées à manger leur progéniture que parce qu'elles sont mal nourries; une bonne alimentation est donc le meilleur préservatif de cet accident. Lorsque cette précaution tout hygiénique ne suffit pas, on verse dans l'oreille de la mère, au moment de la mise bas, un mélange de teinture d'opium (2 gram.) et d'alcool camphré (15 gram.). D'un autre côté, si les mères écrasent leurs petits, cela provient de l'exiguïté des loges ou de ce que la litière est trop grossière. C'est dire que l'étable doit être suffisamment spacieuse (mesurer par exemple de 3 à 4 mètres carrés environ), et la litière assez courte pour que les petits ne puissent s'en couvrir.

A la suite des accouchements difficiles, les efforts persistent quelquefois et vont même jusqu'à produire le renversement de la matrice et sa sortie au dehors. Après l'avoir lavée avec de l'eau tiède, on la remet en place en pressant doucement d'une manière uniforme, et l'on réunit ensuite les deux lèvres de la vulve par un point de suture. Cet accident est excessivement grave.

§ 4. — *Allaitement.*

L'accouchement terminé, on ferme les ouvertures pour que la température de l'étable soit plutôt chaude que froide, on fait boire à la mère de l'eau tiède blanchie avec des farineux et on remet les gorets à côté d'elle, sur une litière assez épaisse pour les préserver du froid ; chacun cherche aussitôt à prendre sa mamelle. Comme ils conservent ordinairement celle à laquelle ils tettent la première fois, il faut donner aux plus faibles les mamelles les plus volumineuses, pour qu'ils se développent plus rapidement et atteignent les autres en précocité.

S'il y a plus de petits que de mamelles à leur donner, on attend quelques jours et on sacrifie ensuite ceux qui sont de trop pour les vendre comme cochons de lait, à moins que l'on ne possède une autre nourrice dont quelques mamelles sont vacantes.

Il est bon de supprimer de la même façon un plus ou moins grand nombre de gorets, lorsque la mère a peu de lait ou que l'on n'a pas de ressources suffisantes pour l'entretenir.

Ceux que l'on tue ainsi sont choisis parmi les femelles les plus chétives ; on préfère conserver les mâles, dont la vente est toujours plus avantageuse.

Il ne faut laisser aux truies que le nombre de porcelets qu'elles peuvent allaiter sans trop s'épuiser. Ce nombre est de cinq ou six pour les jeunes, et de douze au plus pour les adultes d'une bonne constitution et que l'on nourrit abondamment.

Pendant les 3 ou 4 premiers jours, on met la mère à la diète et l'on augmente ensuite sa nourriture, à mesure que les petits se développent et qu'ils ont besoin d'une plus grande quantité de lait.

Après la première huitaine, l'alimentation doit être abondante et choisie. C'est ainsi qu'on laisse la truie sortir aux pâturages et qu'on lui donne à l'étable des eaux grasses, des

pommes de terre ou des topinambours cuits, du son, des farineux, du maïs. Avec ce régime, le lait est abondant et les
petits sont rarement atteints de diarrhée.

Vers la même période, les porcelets peuvent commencer
à manger : on leur sert du lait tiède mélangé avec de la
farine d'orge ou de maïs ; le lait peut être remplacé par du lait
écrémé ou du petit-lait. Afin de les préserver de la diarrhée
occasionnée quelquefois par ce changement de régime, il faut
faire bouillir les farines dans l'eau avant de les détremper
dans le lait. Si malgré ces soins cette maladie survient, on
ajoute aux boissons de la mère de la tisane de graine de
lin, et on lui donne la graine à manger avec du son.

Il n'est pas rare non plus d'observer, chez la mère, l'engorgement subit des mamelles. Ce commencement d'inflammation est souvent dû au refroidissement causé par le contact
des mamelles avec le sol plus ou moins froid et humide de la
porcherie. Nous avons vu, sur deux truies, cet accident survenir trois fois chez l'une et deux fois chez l'autre, en l'espace
de quinze jours. Ces récidives provenaient de ce que ces
truies avaient l'habitude de se coucher, l'une dans une auge
en pierre, l'autre dans un coin de la loge dépourvu de litière.
De là l'indication de couvrir le sol d'une couche de paille
assez épaisse.

§ 5. — *Sevrage.*

On sèvre les porcelets dès qu'ils ont atteint l'âge de deux
mois et demi à trois mois. Mais cette règle ne peut pas être
considérée comme invariable. Ainsi on doit sevrer plus tôt
quand on craint un épuisement exagéré de la mère, ce qui
arrive lorsqu'elle n'a pas été nourrie convenablement. Alors
la truie n'a pas beaucoup de lait et les petits, en continuant
de la téter, mangent peu, maigrissent et croissent lentement.

Ce dépérissement se manifeste également lorsque la mère
est mauvaise laitière. Depuis qu'ils sont sevrés, au contraire,
les porcelets ont plus d'appétit et profitent davantage. De là

la nécessité, dans ces divers cas, de devancer le sevrage de
quinze jours ou même d'un mois.

Le sevrage des jeunes porcs, comme celui des autres animaux, se fait par gradation et non subitement, comme on a
l'habitude de le faire quelquefois. On commence de diminuer
le nombre de tétées ; et dans les intervalles les porcelets sont
mis dans une loge à part, tandis que la mère est placée dans
une autre loge ou lâchée au pâturage. Comme ils puisent
moins de lait à la mamelle, leur nourriture doit être de plus
en plus abondante. Aux aliments donnés jusque-là et qui consistent, comme on le sait, en un mélange de farine et de lait
écrémé ou de petit-lait, on ajoute une autre ration de pommes
de terre ou autres racines cuites et bien écrasées, ainsi que
de l'orge ramollie dans l'eau ou du maïs concassé. La viande
cuite rend aussi les porcelets très précoces, mais elle doit être
coupée en petits morceaux pour éviter tout accident.

Quinze jours suffisent pour opérer le sevrage, c'est-à-dire pour
habituer les porcelets à se passer complètement de la mamelle.

Pendant cette période, on met la mère à la diète pour que
le lait ne soit pas préjudiciable à sa santé. Si elle a été de
nouveau fécondée pendant l'allaitement, cette précaution n'est
pas nécessaire, parce que l'état de plénitude amène seul le
tarissement du lait. La diète est encore inutile lorsqu'on n'enlève pas à la mère tous les nourrissons à la fois, mais bien les
uns après les autres en commençant par les plus précoces ; les
mamelles ne donnent bientôt plus de lait à mesure qu'elles
sont délaissées. Cette manière de sevrer les porcs présente en
outre l'avantage de pouvoir laisser téter plus longtemps les
plus chétifs, les moins développés ; ayant plus de lait à leur
disposition, ils ne tardent pas à devenir aussi beaux que ceux
qui ont été sevrés les premiers.

Les porcs que l'on veut conserver pour l'engraissement et la
reproduction peuvent pacager dès que le sevrage est terminé.

DEUXIÈME PARTIE

MÉDECINE VÉTÉRINAIRE USUELLE [1]

NÉCESSITÉ DES PREMIERS SOINS A DONNER AUX MALADES

La première partie de cet ouvrage a été consacrée à l'étude des soins de toute nature que l'on doit donner aux animaux, en vue d'éviter, de prévenir les affections diverses qu'amènent souvent le délaissement ou l'application irraisonnée des règles hygiéniques.

C'est sur ce premier travail surtout que nous appelons l'attention des propriétaires, car ce n'est qu'en observant scrupuleusement les principes que nous y avons exposés qu'ils pourront, dans la plupart des cas, se mettre à l'abri de pertes sensibles, sinon ruineuses.

Il n'est pas à dire cependant que la pratique minutieuse, absolue d'une bonne hygiène puisse amener l'extinction de toutes sortes de maladies. Mais ce que nous pouvons affirmer avec tous les vétérinaires, c'est qu'en entretenant la salubrité des étables et en entourant les animaux de soins réguliers et rationnels, on arrive à faire disparaître les neuf dixièmes des affections courantes. Et l'on conviendra que ce résultat est largement rémunérateur.

Nos animaux, disons-nous, peuvent être frappés de mala-

---

[1] Les numéros compris dans les traitements des maladies renvoient aux formules de la *Pharmacie vétérinaire domestique*.

dies ou d'accidents, malgré toute la vigilance, toute l'assiduité et toute l'intelligence que l'on peut apporter pour les entretenir convenablement. Dans ces circonstances, il est indispensable que le propriétaire ne soit pas pris au dépourvu, qu'il connaisse et sache appliquer les premières mesures propres à combattre le mal.

Supposons par exemple un bœuf en train de labourer ; il est nonchalant et n'a pas ruminé de la journée ; en rentrant, il mange, mais sans appétit ; bientôt il cesse de manger, accuse de la tristesse et se plaint par intervalles. En pareille occurrence on n'a pas toujours le vétérinaire sous la main, on perd un temps précieux en attendant son arrivée, tandis que quelques soins très simples, mais raisonnés, donnés dès le début du mal, pourraient guérir l'animal, ou tout au moins prévenir de fâcheuses complications.

Autre cas : un troupeau de moutons est lâché dans un champ de trèfle ou de luzerne ; un quart d'heure après, ces animaux s'enflent, et ce n'est qu'à grand'peine qu'on peut les ramener à la bergerie, lorsque quelques-uns ne succombent pas en route. On court de suite chercher l'homme de l'art, mais s'il n'est pas à proximité, il ne pourra à son arrivée que compter des morts, tandis que le propriétaire lui-même aurait pu agir en même temps et sauver presque tout le troupeau.

Nous avons cru devoir citer ces exemples afin de prouver qu'un agriculteur intelligent peut, avec quelques notions de médecine vétérinaire usuelle, conjurer bien des désastres.

Loin de nous la pensée de vouloir faire des agriculteurs-vétérinaires, car la pratique de la médecine des animaux exige des connaissances spéciales et approfondies. Nous désirons seulement que le propriétaire puisse, en se basant sur les notions qui vont suivre, donner les premiers soins, en attendant l'arrivée du vétérinaire.

A cet effet, nous avons éludé toute classification scientifique et adopté de préférence l'examen des maladies par ordre alphabétique. Les recherches seront ainsi facilitées, car nous ne devons pas perdre de vue que cet ouvrage s'adresse à des personnes étrangères à la partie théorique de la médecine. Nous avons, pour la même raison, dénommé les maladies par les expressions les plus connues, les plus vulgaires et les plus usitées.

Abcès. — Dépôt de pus qui se forme à la suite de l'inflammation du tissu cellulaire. On l'appelle encore *phlegmon*.

Causes. — Il peut se produire dans toutes les régions du corps par suite de frottements, de contusions, de piqûres ou par la présence de corps étrangers.

Caractères. — Le phlegmon apparaît ultérieurement sous la forme d'une tumeur dure, chaude et douloureuse.

Traitement. — Appliquer sur la tumeur des cataplasmes émollients (5) ou maturatifs (11), ou des onctions de saindoux. C'est au vétérinaire de décider s'il y a lieu de faire usage de l'onguent vésicatoire, et à quel moment l'abcès doit être ouvert, afin de faire écouler le pus.

Aggravée du chien. — Les chasseurs désignent encore cette maladie sous le nom de *fourbure du chien, pieds échauffés*. C'est une inflammation des coussinets de la patte du chien, provenant d'une longue marche sur des terrains durs et secs.

Caractères. — Le chien souffre beaucoup, il marche avec peine, les coussinets sont chauds, douloureux, crevassés, et les pattes sont engorgées.

Traitement. — On laisse reposer l'animal et on enveloppe la patte dans un cataplasme astringent (7, 8). Si malgré ces soins la douleur venait à augmenter, on aurait recours aux cataplasmes de mauves (5) ou de farine de graine de lin (5), sauf à revenir plus tard aux premiers.

Anasarque. — Maladie commune aux chevaux et aux bêtes bovines, caractérisée par des engorgements de volume variable qui se forment sur le corps.

Causes. — Les refroidissements et les arrêts de transpiration sont les seules causes de l'anasarque.

Caractères. — Les engorgements apparaissent chez les chevaux, tantôt aux membres, tantôt sur le tronc, tantôt enfin à la partie inférieure de la tête. Chez le bœuf, ce sont les pointes des coudes et le fanon qui sont les premiers points atteints.

Ces engorgements gènent plus ou moins, suivant leur volume, les mouvements ou les fonctions des régions malades. Aussi l'animal mâche difficilement, quoique l'appétit soit conservé; quelquefois même les lèvres sont si engorgées qu'il ne peut pas saisir les aliments. La marche est embarrassée et la respiration gènée et bruyante. De plus, les yeux sont tuméfiés et larmoyants, il y a constipation et fièvre.

TRAITEMENT. — Au moment où la maladie apparaît, il faut tâcher de la faire avorter par la transpiration. A cet effet, on applique sur le dos une charge sudatoire (74), et on administre deux litres d'infusion de fleur de sureau (30) ou de camomille (26). Ensuite on donne trois lavements par jour d'eau de graine de lin (39), on tient l'animal dans une écurie chaude avec des couvertures, et on lui donne des barbotages tièdes. Tels sont les soins à donner jusqu'à la visite du vétérinaire.

Angine. — V. *Esquinancie.*

Aphtes. — Ulcérations qui se forment dans la bouche chez le cheval, le bœuf, le mouton et le porc. Les aphtes des bêtes bovines, qu'il ne faut pas confondre avec la fièvre aphteuse ou *cocotte* (voir ce mot), se développent principalement sur le mufle et dans l'intérieur du nez.

CAUSES. — Dues le plus souvent à la malpropreté des étables, à la mauvaise nourriture ou à l'usage des eaux impures.

CARACTÈRES. — On voit d'abord de petites élévations rouges, transparentes, qui s'ouvrent ensuite, laissent écouler du pus, s'ulcèrent et se cicatrisent. Les malades mangent difficilement, et les petits animaux à la mamelle, ne pouvant sucer le lait, maigrissent rapidement.

TRAITEMENT. — Il faut faire cesser la cause qui a produit la maladie, puis donner des aliments faciles à mâcher et des boissons blanches et tièdes. Sur les ulcères, des gargarismes

avec de la tisane de bourgeons de ronce miellée et vinaigrée
(16), ou autre substance astringente (15), ou antiseptique (17,
18), suffisent généralement pour amener la guérison.

Apoplexie. — V. *Coup de sang.*

Asphyxie. — V. *Étouffement.*

Atteinte. — Plaie provenant d'une contusion au boulet, au
paturon, à la couronne ou le long du canon.

Causes. — Elle est fréquente dans les écuries où les animaux sont trop serrés, ainsi que chez les chevaux qui forgent
ou qui se coupent, surtout lorsque les fers sont armés de
crampons.

Traitement. — On lave la plaie avec de l'eau fraiche, on enlève avec les ciseaux les lambeaux de peau que la contusion
peut avoir détachés, et l'on applique une étoupade imbibée de
vin, d'urine ou d'eau fraiche, dans laquelle on aura laissé
tomber quelques gouttes d'extrait de Saturne. Si l'inflammation est très forte et que la boiterie soit intense, on fait des
lotions souvent répétées avec des décoctions émollientes (54,
55, 56, 57, 58), ou mieux on recouvre la partie d'un cataplasme
de son (5) ou de miel (5).

Barbillons. — Nom donné aux papilles très nombreuses
du bœuf situées au bord interne des lèvres et des joues.

Les barbillons s'enflamment parfois, au point même d'empêcher les animaux de manger et de boire.

En pareil cas, nous excisons à l'exemple de Cruzel,
le sommet de ces follicules, et nous nous en trouvons
bien.

Bleime. — Meurtrissure du tissu vif de la sole du cheval
dans la région des talons (fig. 50 et 51).

Causes — Cet accident est fréquent lorsque les chevaux
travaillent sur les routes sèches et caillouteuses, surtout si la
corne des talons a été très amincie par le maréchal.

Caractères. — Il se produit d'abord sous la corne une ex-
travasation de sang, la région des talons est sensible, il y a
boiterie. Puis le liquide épanché se résorbe, et il ne reste au

point congestionné que la matière colorante du sang qui donne à la corne une couleur rougeâtre. Mais cette terminaison n'est pas constante, car l'épanchement sanguin peut se

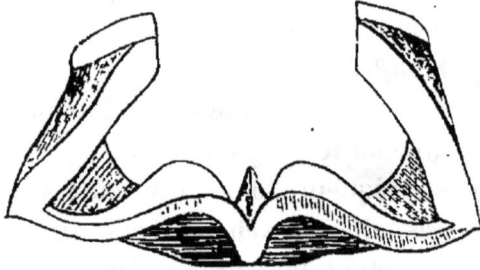

Fig. 50. — Bleime. — Coupe transversale du sabot : le maréchal n'a pas su ménager la sole, la fourchette et les arcs-boutants, et a ainsi prédisposé l'animal aux bleimes.

transformer en foyer de suppuration. Dans ce cas la boiterie est intense, au point que l'animal tient le pied levé afin de le soustraire complètement à l'appui.

TRAITEMENT. — Après avoir enlevé le fer, on enveloppe le pied dans un cataplasme de farine de graine de lin (5) qu'on

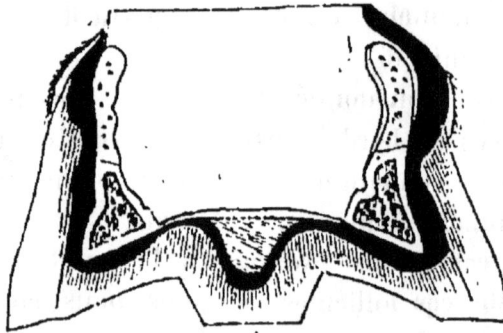

Fig. 51. — Bleime. — Sabot bien préparé; l'accident de la bleime n'est pas à craindre.

laisse en place pendant vingt-quatre à quarante-huit heures. On amincit ensuite la corne, on met sur la blessure une couche d'étoupes enduites d'onguent de pied (77), et on applique un fer à planche. S'il y a suppuration, on fait écouler le pus et on panse à l'eau-de-vie ou à la térébenthine.

Pour prévenir les bleimes, on enduit la corne de corps gras et les talons de bouse de vache ou de suif fondu, on tient les pieds sur un sol humide, et on fait prendre des bains de pieds froids après les grandes fatigues.

Boiteries anciennes intermittentes. — Ce défaut se manifeste par intervalles seulement, tantôt à chaud, c'est-à-dire après un certain exercice, tantôt à froid, ou au commencement de l'exercice.

Il constitue pour le cheval un vice rédhibitoire, avec une garantie de neuf jours, la constatation de ce vice, en vue de la résiliation de la vente de l'animal qui en est atteint, doit être faite sans retard par le vétérinaire.

Bouteille. — V. *Pourriture.*

Bronchite. — V. *Rhume de poitrine.*

Cachexie aqueuse. — V. *Pourriture.*

Capelet. — Tumeur molle qui survient quelquefois chez les

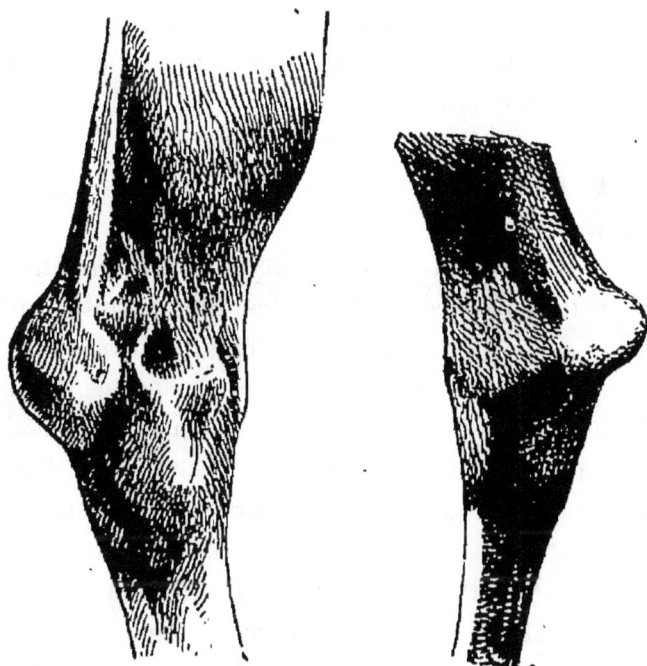

Fig. 52 et 53. — Capelet.

chevaux et qui a son siège à la pointe du jarret (fig. 52 et 53).

CAUSES. — Elle est due à des chocs, à des contusions ou à

des frottements du jarret contre des corps durs : ainsi on l'observe chez les chevaux qui ruent, qui ont des stalles trop courtes, ou qui, lorsqu'ils sont couchés, s'appuient sur les jarrets.

CARACTÈRES. — Le capelet récent forme quelquefois un engorgement chaud et douloureux qui fait boiter l'animal. Mais le plus souvent cette inflammation n'existe pas et la tumeur est œdémateuse ou contient un amas de sérosité.

Les capelets peu volumineux n'enlèvent pas au cheval ses qualités pour le travail.

TRAITEMENT. — Il importe d'abord de rechercher la cause et de la supprimer si c'est possible. S'il y a inflammation, on la calme par des lotions d'eau de mauve, de guimauve et de bouillon blanc (56), ou de son (54), fréquemment répétées. Celles d'eau saturnée (62) ou d'eau sédative (80) sont bien indiquées lorsque la tumeur est molle sans contenir du liquide.

En même temps qu'on applique ces moyens, il est prudent de consulter le vétérinaire.

Catarrhe nasal. — V. *Rhume de cerveau.*

Catarrhe des oreilles du chien. — Inflammation de l'intérieur de l'oreille.

CAUSES. — Les plaies, les contusions, les refroidissements, l'introduction de poussière ou d'insectes dans l'oreille, etc.

CARACTÈRES. — On constate une forte démangeaison, le chien secoue la tête, se gratte les oreilles avec les pattes. La muqueuse de l'intérieur de l'oreille est gonflée, rouge et excessivement douloureuse au début ; la matière sécrétée est d'abord liquide, puis épaisse, jaunâtre et toujours d'une odeur fétide.

TRAITEMENT. — S'il existe un corps étranger on l'extrait, puis on fait des lotions émollientes (54, 56, 57) pour calmer la douleur. Ce résultat obtenu, on remplace ces premières lotions par des injections avec de l'eau phéniquée (84) ou une décoction d'écorce de chêne (65), on applique un séton au cou et on purge le chien de temps en temps. C'est d'ailleurs au vétérinaire à diriger ou à modifier le traitement.

Catarrhe du poumon. — V. *Rhume de poitrine.*

Cerise. — Tumeur charnue, rougeâtre, qui se développe sous le pied du cheval lorsque le vif de cette région a été mis à nu par un coup de boutoir maladroit en ferrant le cheval, ou par toute autre cause.

TRAITEMENT. — On excise avec les ciseaux ou le bistouri toute la chair qui déborde, on comprime la plaie avec des étoupes imbibées d'essence de térébenthine et on applique un fer à planche.

Chancre des oreilles du chien. — Cette maladie ne se montre que chez les chiens à oreilles longues et pendantes.

CARACTÈRES. — Le chien secoue souvent la tête, le bout de l'oreille se gonfle, devient rouge et sensible, et un ulcère se forme. Le chien continue de secouer la tête par suite de la démangeaison qu'il ressent au point malade, l'ulcère est toujours saignant et ronge de plus en plus le cartilage.

TRAITEMENT. — La seule indication à remplir, c'est d'immobiliser l'oreille, ce qui n'est pas toujours facile. A cet effet, on commence d'abord par appliquer un béguin solide, et l'on trempe l'oreille matin et soir dans un bain d'eau saturnée (62) ou d'huile de lin. Après le bain, on saupoudre la plaie avec de la poudre d'amidon camphrée. Si le chien ne veut pas supporter le béguin, on lui colle les oreilles sous la tête avec de la poix.

Charbon. — Cette maladie est due à l'existence dans le sang d'une infinité d'animalcules microscopiques. Elle frappe principalement le cheval, le bœuf et le mouton.

Le charbon peut se communiquer d'un animal à un autre de la même espèce ou d'espèce différente, et même à l'homme. Aussi, nous recommandons une extrême prudence et de grandes précautions aux personnes chargées de donner des soins aux animaux charbonneux.

Le charbon est une des maladies contagieuses qui causent le plus de mortalité, surtout chez les bêtes bovines et les moutons. Elle règne en permanence dans certains pays et ne peut être sûrement reconnue que par le vétérinaire. Par suite, nous nous abstiendrons de décrire les symptômes qui la caractérisent. Nous distinguerons seulement le charbon *à tumeurs* (charbon *symptomatique*) et le charbon *sans tumeurs* ou *fièvre charbonneuse.*

La première forme est propre aux bêtes bovines : la seconde peut atteindre cette même espèce, ainsi que le cheval et le mouton, où elle prend le nom de *sang de rate.*

On ne connaît pas pour le charbon de traitement efficace. Mais en revanche, la médecine vétérinaire possède un moyen certain de préservation, grâce aux découvertes de MM. Pasteur, Arloing, Cornevin et Thomas : c'est la *vaccination charbonneuse,* dont l'efficacité est aujourd'hui sanctionnée par la pratique. Nous conseillons aux propriétaires des communes envahies par le charbon la mise en pratique de cette opération. Ils se mettront ainsi à l'abri de ce redoutable fléau, en rendant les animaux encore sains réfractaires à la contagion.

Clavelée. — Maladie de la peau, contagieuse et particulière aux bêtes à laine. L'air, les vêtements des bergers, la toison,

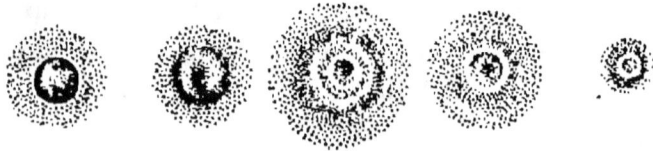

Fig. 54. — Clavelée.

le poils des chiens, etc., sont les principaux agents qui transmettent la maladie. La clavelée peut se montrer à toutes les époques de l'année. Elle peut être bénigne ou maligne.

CARACTÈRES. — Depuis que le virus a été absorbé, huit ou dix jours se passent avant l'apparition des premiers signes maladifs. On voit alors se produire une fièvre plus ou moins intense : frissons, appétit diminué, température du corps élevée. Des taches rouges se montrent sous le ventre, autour des mamelles ; des pustules (fig. 54) semblables à des clous se forment au centre de ces taches, deviennent bientôt blanchâtres, et, après six à huit jours, se remplissent de sérosité limpide. Enfin les pustules se recouvrent de croûtes qui tombent vers le quinzième jour. Telle est la clavelée *bénigne*.

La forme *maligne* ou *confluente* s'annonce par une forte fièvre, le manque d'appétit, un jetage jaunâtre par les narines, et la dysenterie. L'éruption vient ensuite et recouvre tout le corps. La mort survient le plus souvent.

TRAITEMENT. — On doit tenir les animaux dans une atmosphère douce, afin d'éviter les coups d'air et de favoriser la sortie des pustules. Des boissons salées et tièdes sont nécessaires, ainsi que du vin et des breuvages aromatiques de tilleul (25) ou de camomille (26), ou même de thé (27) ou de café (28) pour les animaux très faibles.

Le meilleur moyen préservatif est de mettre les animaux sains dans un local isolé et de les faire inoculer avec du virus claveleux (clavélisation), afin de développer une clavelée plus bénigne que celle résultant de la contagion.

La clavelée est une maladie rédhibitoire, qui, observée sur un seul animal, entraîne la résiliation de tout le troupeau, à la condition que ce dernier porte la marque du vendeur. La durée de la garantie est de neuf jours.

Clou. — V. *Furoncle.*

Clou de rue. — Souvent pendant la marche le cheval. le mulet, posent le pied sur un clou, un morceau de verre ou tout autre corps aigu. Il se produit ainsi une blessure plus ou moins profonde que l'on nomme *clou de rue*, et dont la gravité est en rapport avec la profondeur et la situation de la plaie sur telle ou telle partie de la sole.

Lorsque le clou de rue est récent, du sang s'écoule dès qu'on enlève le corps étranger, tandis que s'il date de quelques jours le sang est remplacé par du pus.

TRAITEMENT. — Après avoir enlevé le clou ou le morceau de verre, on doit laisser l'animal au repos et faire tremper le pied dans un bain d'eau froide pendant une heure au moins, et à diverses reprises dans la journée, en attendant que l'homme de l'art vienne apprécier le degré de gravité de l'accident et ordonner un traitement approprié.

Cocotte. — La cocotte ou *fièvre aphteuse* est une maladie contagieuse qui frappe à certaines années les bêtes bovines, les moutons, les chèvres et les porcs.

Caractères. — Elle s'annonce quelquefois par de la fièvre : frissons, bouche chaude, mufle sec, respiration accélérée. Dans d'autres cas, la maladie débute sans fièvre : on voit alors que les animaux mangent difficilement ou refusent de manger et qu'ils boivent abondamment. La rumination est suspendue, des ampoules se forment dans la bouche et surtout sur la langue, dont la peau s'enlève facilement. Bientôt les ampoules se crèvent et s'ulcèrent, ce qui fait que les animaux mâchent avec difficulté et recherchent plutôt les boissons.

L'ulcération peut aussi se montrer aux pieds, entre les onglons; ces derniers peuvent même se décoller et tomber. Que la maladie affecte la bouche ou les pieds seulement, ou les deux points à la fois, les animaux restent couchés et maigrissent considérablement. Chez les femelles, la maladie se porte quelquefois sur les mamelles.

Traitement. — Il ne faut pas laisser les animaux malades avec ceux qui ne sont pas encore atteints, mais bien les mettre dans une étable particulière et leur donner des aliments faciles à mâcher, tels que des racines, du regain, du son, des farineux. On gargarise avec de l'eau d'orge miellée et vinaigrée (18), trois fois par jour. Lorsque les ulcères sont formés, on les imbibe d'une substance astringente (16) ou antiseptique (86) avec un tampon de linge que l'on fixe à l'extrémité d'une baguette.

Les ulcères des pieds doivent être lavés au moins une fois par jour à l'eau de son (54), et cautérisés ensuite avec du mélange astringent (9).

On enduit de graisse les ulcères des mamelles, tout en ayant soin de les traire sans laisser téter les veaux, et de faire bouillir le lait avant de le donner aux nourrissons.

On enlèvera souvent le fumier et on renouvellera tous les jours la litière.

Si les aphtes ne cèdent pas à ces soins, ou si des complications se montrent du côté des pieds, on devra appeler le vétérinaire.

Coliques en général. — Plusieurs maladies de l'estomac, des intestins et des autres viscères du ventre s'accompagnent de mouvements désordonnés que l'on nomme *coliques*. L'animal se plaint, s'agite, se regarde le flanc, cherche à se donner des coups sous le ventre avec les pieds de derrière, gratte le sol avec ceux de devant, se couche, puis se relève. Parfois il se laisse tomber subitement par terre, se roule plus ou moins longtemps et se relève en sursaut. Il ne rejette le plus souvent ni excréments, ni urine.

Les coliques sont surtout fréquentes chez le cheval; on les constate aussi sur les bêtes bovines et le chien.

Coliques du cheval. — Le cheval est sujet aux coliques d'*indigestion*, aux coliques *stercorales*, aux coliques *rouges*, aux coliques *d'urine*, aux coliques *nerveuses*, et enfin aux coliques *venteuses*.

Coliques d'indigestion. — Elles surviennent après des repas trop copieux, lorsque les animaux sont mis immédiatement à un travail pénible, et après l'ingestion de fourrages moisis ou de mauvaise qualité. Le vert en fermentation ou mouillé par la rosée produit quelquefois le même effet.

Les oreilles sont froides, le ventre est ballonné, les conjonctives pâles, le pouls lent et faible, l'animal est pris de tremblements et refuse de manger.

Il faut administrer tout d'abord un litre de vin chaud ou d'infusion de camomille (26), donner quelques lavements d'eau de savon (44), couvrir chaudement l'animal, le faire promener de temps en temps au pas, et frotter vigoureusement le ventre avec un bouchon de paille.

Coliques stercorales. — On les observe sur les vieux chevaux qui ne peuvent broyer suffisamment les fourrages à cause de la mauvaise dentition. Les excréments s'accumulent dans les intestins sous forme de pelotes qui bouchent le conduit. — Ces coliques sont lentes, l'animal s'agite peu et seulement par intervalles. La température des oreilles est naturelle et les déjections rares d'abord, nulles ensuite.

Le traitement doit tendre à faire évacuer l'espèce de tampon qui obstrue l'intestin. Pour cela on donne toutes les heures, pendant les crises, des lavements d'infusion de séné (45) ou d'eau de graine de lin additionnée d'huile fine (42), et on administre un breuvage composé d'un litre d'huile auquel on mélange de 30 à 40 grammes d'essence de térébenthine. La même essence en frictions sous le ventre et des promenades au pas produisent aussi de bons effets.

Coliques rouges. — Les coliques rouges, coliques *inflammatoires* ou par *congestion intestinale*, se reconnaissent aux signes suivants : l'animal se laisse tomber violemment sur le sol et se relève hébété ; il y a météorisme, les muqueuses sont rouges et l'agitation est extrême. Les oreilles, chaudes d'abord, deviennent froides ensuite. Ces coliques sont violentes et toujours très graves, sinon mortelles.

Des lavements émollients (36, 37, 38, 39, 42), des boissons tièdes, un breuvage calmant (23, 34) ou d'infusion de camomille (26), et une friction d'essence de térébenthine sur le ventre, sont les premiers soins auxquels on doit recourir sans perdre de temps, en attendant les secours spéciaux du vétérinaire.

Coliques d'urine. — Nous désignons ainsi les coliques qui ont pour cause le séjour trop prolongé de l'urine dans la vessie. — Le cheval qui en est atteint agite la queue et fait constamment des efforts pour uriner. — Pour obtenir l'évacuation de l'urine, on mène le cheval dans une écurie, on lui donne des lavements émollients (36, 37, 38, 39, 42), et l'on met une pincée de poivre à l'entrée du fourreau ou de la vulve. Ce dernier moyen fort simple produit souvent d'heureux résultats.

Coliques nerveuses. — Elles se déclarent à la suite d'un

refroidissement ou de l'ingestion d'une trop grande quantité d'eau froide après l'exercice. — L'animal est pris de frissons, regarde son flanc, se laisse tomber, se couche sur la litière sans se remuer, se roule ensuite, se relève brusquement et se campe pour uriner sans pouvoir y parvenir.

Donner en breuvage un litre de vin chaud, couvrir chaudement l'animal, faire des frictions sèches sur tout le corps, donner des lavements d'eau de savon (44) et faire promener le malade.

Coliques venteuses. — V. *Enflure du ventre.*

Coliques du bœuf. — Les coliques du bœuf présentent à peu près les mêmes caractères que celles du cheval. Toutefois le bœuf atteint de coliques ne se roule jamais sur le dos, l'appétit et la rumination sont suspendus et la météorisation existe. Les principales variétés de coliques du bœuf sont : les coliques d'*indigestion* et les coliques *inflammatoires*.

Coliques d'indigestion. — Elles seront traitées à l'article *Indigestion.* — V. ce mot.

Coliques inflammatoires. — Elles sont toujours violentes et se caractérisent par des trépignements presque continuels, la raideur des reins et la température élevée des cornes et des oreilles au début. L'animal se couche et se relève constamment et agite sans cesse la queue au moment des accès.

On combat cette maladie par des lavements émollients (36, 37, 38, 39, 42), un breuvage calmant (23, 34) et des bouchonnements, en attendant que le vétérinaire puisse saigner le malade.

Coliques du chien. — CAUSES. — Elles sont dues à des indigestions, à l'existence de calculs ou de vers intestinaux.

CARACTÈRES. — Les premières s'accompagnent de tristesse, de gémissements pendant les accès, et se terminent ordinairement par la guérison.

Les coliques dues au tænia ou *ver solitaire* engendrent une espèce de délire furieux que l'on pourrait confondre avec la rage.

TRAITEMENT. — Si les coliques proviennent de maladies spéciales, on n'a qu'à traiter ces dernières pour les faire disparaître.

Lorsqu'elles existent seules, on les combat par des lavements émollients (36, 37, 38, 39, 42), des cataplasmes de farine de graine de lin (5) sous le ventre, sur lesquels on verse quelques gouttes de laudanum, et en administrant un demi-verre d'infusion de tilleul (25) ou de camomille (26).

Congestion cérébrale. — V. *Coup de sang.*

Constipation. — Retard dans le rejet des excréments, lesquels sont durs et secs.

CAUSES. — La constipation est due à l'usage des fourrages secs, paille, grains, etc., surtout lorsqu'on les donne d'une manière exclusive après un régime vert ; — au repos complet succédant à de grandes fatigues, ce qui est fréquent sur les chiens de chasse ; — et enfin à diverses maladies dont elle n'est qu'un symptôme.

CARACTÈRES. — Les excréments sont durs, secs, luisants ou recouverts d'une couche de matière muqueuse ; les défécations sont pénibles et rares. Chez le chien l'appétit disparaît, le ventre est dur et accuse une forte sensibilité.

TRAITEMENT. — On combat la constipation par des lavements d'eau savonneuse (44), de mauves (37) ou de graine de lin (39), et par des boissons composées d'eau et de mélasse. L'huile de ricin (79) agit efficacement par ses propriétés laxatives.

Contusions. — Mâchures ou déchirures des tissus placés sous la peau, et qui résultent de coups, de heurts ou de frottements.

CAUSES. — Les coups de pieds, de manche de fouet, de bâton et de pierres ; les pressions des harnais, les accrocs contre les portes des étables, les chutes qu'éprouvent les animaux, etc., sont les causes les plus fréquentes.

CARACTÈRES. — La partie contusionnée est douloureuse et s'engorge plus ou moins, suivant la violence de la cause qui l'a produite.

TRAITEMENT. — On doit chercher à faire circuler le sang dans le point malade par des lotions ou des bains d'eau froide pure ou salée. Le reste du traitement incombe au vétérinaire.

Cornage. — Espèce de ronflement que font entendre certains chevaux, soit pendant l'exercice, soit pendant ou après le repas.

Ce défaut est dû à ce que l'air rencontre des obstacles variés en passant par le conduit respiratoire.

Le cornage chronique nuit aux animaux et fait partie du cadre des vices rédhibitoires pour le cheval, l'âne et le mulet, avec une garantie de neuf jours.

Corps étrangers arrêtés à l'arrière-bouche ou dans l'œsophage. — Cet accident survient chez les bœufs et les porcs naturellement voraces ou pressés par la faim. Il peut être produit par des racines ou des tubercules, tels que betteraves, raves, carottes, pommes de terre, topinambours, etc., et par des fruits ou des morceaux de viande.

1º *Chez le bœuf.* — Les corps étrangers s'arrêtent dans le conduit qui va de la bouche à l'estomac, et que l'on nomme *œsophage.* L'animal avale difficilement, les liquides déglutis sont rejetés par la bouche et les narines. Il y a jetage et écoulement de salive par la bouche.

Le propriétaire ne peut agir que lorsque le corps étranger s'aperçoit, le long du cou, sous la forme d'une tumeur volumineuse qui fait saillie du côté gauche. En pareil cas, les premiers soins consistent à faire prendre à l'animal un demi-litre d'huile pour faciliter le glissement du corps. On peut ensuite, en pressant le cou des deux côtés, tâcher de le faire remonter jusqu'à l'arrière-bouche. Si l'on y parvient, on attache le bœuf à un poteau la tête basse, on saisit la langue d'une main, et on va, de l'autre, chercher le corps étranger. Le vétérinaire devra être appelé pendant qu'on se livre à ces manipulations.

2º *Chez le porc.* — Lorsque les aliments sont avalés avec voracité par le porc, ils peuvent s'arrêter dans l'arrière-bouche. L'animal cesse de manger subitement, s'éloigne de l'auge, respire difficilement, et meurt suffoqué s'il ne peut se débarrasser du corps étranger par des efforts de toux.

Quelquefois ce corps reste un certain temps dans le conduit avant d'être rejeté. Il en résulte une inflammation de l'œsophage qui porte l'animal à vomir toutes les fois qu'il essaie de boire. Cet état dure quelques jours et peut disparaître avec des boissons mucilagineuses ; tisane de guimauve (22) ou de graine de lin (24).

Le meilleur préservatif de ces sortes d'accidents est de faire cuire, d'écraser ou de diviser suffisamment les racines et les tubercules avant de les distribuer, et de donner aux porcs la viande cuite ou coupée en petits morceaux.

Coryza. — V. *Rhume de cerveau*.

Coup de chaleur. — Suffocation qui survient chez les animaux pendant un travail pénible, sous un soleil ardent ou par le seul effet de la chaleur.

On la constate sur les chevaux de service et de course, sur les bêtes bovines en train de travailler, sur les chiens en chasse, sur les moutons et les porcs. Le coup de chaleur du porc, appelé *feu*, peut facilement être confondu avec le charbon.

CARACTÈRES. — L'animal est triste, couvert de sueur et vacille sur ses membres. La respiration est excessivement gênée, parfois sifflante, la bouche est entr'ouverte et la langue pendante. Si on ne fait pas arrêter le malade à temps, il tombe et meurt au bout de vingt minutes à demi-heure.

TRAITEMENT. — Le *traitement préservatif* découle naturellement des causes qui peuvent produire l'accident.

Le *traitement curatif* consiste à faire des affusions d'eau froide sur tout le corps et principalement sur la tête et la poitrine, même lorsque l'animal est en sueur. Puis on sèche la peau avec le couteau de chaleur et des linges, on donne des lavements salés (46) et du vin chaud en breuvage. L'insufflation de l'air dans la poitrine (V. *Étouffement*), trouve également ici son emploi.

Coup de sang. — Cette expression sert à désigner à la fois deux maladies du cerveau : l'*apoplexie* et le *vertige*. L'apoplexie est une hémorragie du cerveau, tandis que le vertige consiste en une inflammation simple de cet organe. Tous les animaux sont sujets à ces affections, dont les symptômes sont à peu près semblables ; le traitement qu'on peut leur opposer lorsque le mal éclate est à peu près identique pour les deux maladies.

CAUSES. — L'apoplexie et le vertige surviennent à la suite d'insolations, d'indigestions, de contusions à la tête ou du travail exagéré après le repas.

CARACTÈRES. — Ces maladies peuvent débuter subitement ou lentement.

L'apoplexie est le plus souvent subite, et alors l'animal tombe comme frappé de la foudre et ne tarde pas à mourir.

L'apoplexie lente et le vertige se traduisent par les signes suivants : tristesse, affaiblissement et perte de la vue et du sentiment, tête appuyée sur la crèche, marche chancelante, titubante, chutes, l'animal pousse au mur, les muqueuses sont rouges, le pouls est plein et le front chaud, ainsi que les oreilles.

TRAITEMENT. — La première indication, en même temps que l'on court chercher le vétérinaire, est de saigner l'animal en coupant deux ou trois nœuds de la queue, et d'appliquer sur la tête de la glace ou de l'eau froide en douches continues. On donne ensuite des lavements salés (46) et on fait des frictions d'eau sinapisée (72), ou mieux une application de sinapismes (73) sur les canons des membres de derrière.

Les propriétaires doivent éloigner toutes les causes précitées qui peuvent produire cette affection.

Coupures. — CAUSES. — Incisions produites par un instrument tranchant.

TRAITEMENT. — C'est celui que nous indiquerons pour les *plaies* (V. ce mot). Les emplâtres sont ici d'une grande utilité pour empêcher l'écartement des bords de la plaie. Le régime ne doit être modifié que lorsque la coupure est profonde ; on diminue alors la ration, surtout celle d'avoine pour le cheval, et on laisse l'animal au repos.

Courbature. — On appelle vulgairement ainsi cette maladie des bêtes bovines qui survient à la suite d'un refroidissement, et caractérisée par de l'abattement, de l'indisposition et une forte sensibilité de la colonne vertébrale.

CAUSES. — Le refroidissement qui occasionne la courbature peut se produire de plusieurs manières : tantôt par une averse, par un brouillard, par l'ingestion d'eau froide ou d'aliments couverts de rosée ou de givre, tantôt par l'effet d'un courant d'air ou d'un coup de vent, à l'étable ou aux champs, tantôt enfin lorsqu'on enlève les couvertures pendant que les animaux sont en sueur, surtout si l'on n'a pas le soin de les bouchonner et de les sécher.

CARACTÈRES. — Ils ne se montrent guère que 8 à 12 jours après que la cause a agi. On s'aperçoit alors que l'animal mange moins et ne rumine pas régulièrement. Le matin, après s'être mis sur pied, il ne s'étire pas comme dans l'état de santé. De plus, le poil est hérissé, la peau est adhérente aux côtes et fait entendre un craquement lorsqu'on essaie de la soulever.

Si l'on presse avec la main sur le dos, l'animal fléchit fortement l'échine et se plaint quelquefois. Ces plaintes sont surtout intenses lorsque le malade descend sur un chemin en pente.

Si la courbature est forte et n'a pas été soignée au début, l'animal tousse de temps en temps, la fièvre se déclare, l'appétit disparaît, la maladie devient grave, se complique et peut même se terminer par la mort.

TRAITEMENT. — Il est facile de préserver les animaux de la maladie qui nous occupe, en prenant les précautions indiquées en vue d'éviter les refroidissements.

Lorsque la courbature est déclarée, on peut réveiller les fonctions de la peau par la transpiration. A cet effet, on applique sur le dos une charge sudatoire (74), et on administre deux litres de tisane de fleurs de sureau (30) ou de tilleul (25). La charge est laissée en place pendant 8 à 10 heures. On l'enlève ensuite au moyen d'un bon bouchonnement, on enveloppe l'animal de couvertures sèches, et on fait le long du dos deux frictions par jour avec du vin chaud, auquel on a ajouté une cuillerée de graisse. De plus, on met le malade à la demi-ration et on lui donne des boissons tièdes.

La suite du traitement doit être confiée au vétérinaire, afin de prévenir toute espèce de complications.

Courbe. — Tumeur osseuse qui a son siège en dedans et en haut du jarret du cheval (fig. 55 et 56).

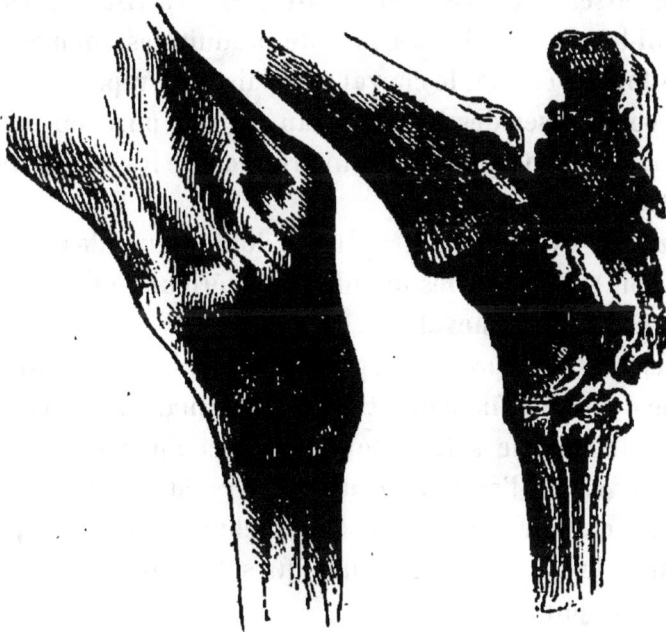

Fig. 55 et 56. — Courbe.

CAUSES. — Les contusions produites par les coups de pieds, les ruades, lorsqu'un pied est passé sur le timon de la voiture ou sur la pièce de séparation des stalles, sont les causes les plus communes de la courbe.

CARACTÈRES. — La boiterie se montre quelquefois au commencement lorsqu'il y a inflammation, mais elle disparaît ensuite, à moins que la tumeur n'empiète sur l'articulation.

TRAITEMENT. — La courbe est généralement peu grave et

n'empêche pas l'animal de travailler. S'il y a boiterie, on laisse l'animal au repos et on applique pendant plusieurs jours un cataplasme astringent (7, 10). Si ce moyen ne réussit pas, on a recours à l'usage des fondants ou du feu.

Couronné (Cheval). — Lorsqu'un cheval s'est *couronné*, c'est-à-dire qu'il s'est meurtri les genoux en tombant, il faut laver la plaie avec de l'eau froide et enlever avec soin les graviers et la poussière qui peuvent s'y être introduits. Si le propriétaire n'a pas d'eau à sa portée, il urinera sur la plaie; l'urine resserre les tissus et pousse à la cicatrisation. Un bain de demi-heure dans l'eau courante produit les mêmes effets.

Une fois à l'écurie, le cheval sera laissé au repos et l'on fera sur la partie lésée des lotions d'eau fraîche pure ou saturnée (62), en attendant que le vétérinaire indique les autres moyens à mettre en usage.

Crampe. — Raideur passagère et douloureuse des membres. On la voit surtout sur les membres postérieurs, et ne s'observe guère que chez le cheval.

CARACTÈRES. — Après un repos prolongé, le cheval atteint de crampe déplace difficilement le membre malade, et la pince du sabot traîne sur le sol. Cette gêne s'accompagne de douleur lorsqu'on excite l'animal à marcher rapidement. Ordinairement, les crampes ne durent que quelques minutes; par exception, elles se prolongent quelques heures, plus rarement un ou deux jours.

TRAITEMENT. — Des frictions sèches sur le membre malade soulagent quelquefois l'animal. Si l'on ne peut réussir par ce moyen à faire disparaître la boiterie, le mieux est de saisir le membre et de le faire fléchir et étendre plusieurs fois de suite. Le vétérinaire doit prescrire la suite du traitement.

Crapaud. — Cette maladie, qui consiste en une tumeur molle, bourgeonneuse, de mauvaise nature, a son siège au pied, sur la sole et la fourchette. Elle est particulière au cheval et exige un traitement assidu et compliqué que l'homme de l'art seul peut diriger.

Crapaudine — V. *Mal d'âne.*

Crevasses. — Plaies transversales plus ou moins profondes qui se forment dans la région du paturon sur les chevaux et parfois sur les bêtes bovines.

CAUSES. — Le contact du fumier, l'irritation produite par la poussière et par la boue qui se loge entre les poils, les *prises de longe* et les *atteintes* (V. ces mots), etc., en sont les causes les plus fréquentes. Les animaux mous, lymphatiques, et ceux que l'on nourrit avec des résidus de distilleries, y sont surtout sujets.

TRAITEMENT. — Au début, en attendant le vétérinaire, cataplasmes de son (5) ou de farine de graine de lin (5), onctions de corps gras, bains d'eau de son (54) tiède.

Si la boiterie est intense, on tient l'animal à la diète et aux barbotages, et l'on donne en même temps les soins ci-dessus. — Une recommandation indispensable est celle de ne pas faire travailler le malade avant sa complète guérison. Une litière abondante et souvent renouvelée est toujours utile.

Croûtes au paturon. — Elles se forment par le contact du fumier et à la suite de l'irritation produite par la poussière et les boues âcres et fétides.

On les fait disparaître en évitant les causes et en frictionnant la partie deux fois par jour avec de l'huile battue avec de l'eau (quantités égales).

Dartres. — Maladies de la peau caractérisées par la démangeaison, la chute des poils et la formation de boutons rouges groupés en plaques.

CARACTÈRES. — Les unes sont *sèches*, couvertes de croûtes brunes qui tombent ensuite en pellicules; les autres *humides*, laissent écouler un liquide séreux qui finit par se dessécher; d'autres enfin sont des espèces d'*ulcères* saignants, toujours difficiles à guérir. Ces trois sortes de dartres s'observent sur les chevaux, les bœufs et les chiens.

TRAITEMENT. — Le vétérinaire seul peut juger du plus ou moins de gravité de ces maladies et du traitement qui convient à chacune d'elles. — Pour les deux premières variétés, l'entretien de la propreté de la peau est le principal moyen de traitement. A cet effet, on lave la partie malade avec une décoction émolliente (54, 55, 56, 57, 58), ou bien on fait des onctions de pommade soufrée (75) ou de pommade d'Helmerich (76). Si elles résistent, on a recours à l'huile de cade.

Décollement du sabot. — Cet accident est assez fréquent chez les chevaux, les bêtes bovines et les porcs. Il se produit lorsqu'une roue de voiture écrase le sabot, ou lorsque le pied est introduit dans une ouverture trop étroite. Dans les deux cas, l'animal fait des efforts violents pour dégager son pied et n'y parvient quelquefois qu'au prix de la chute de l'ongle.

CARACTÈRES. — Le sabot peut être décollé et ne pas tomber; une forte boiterie, une douleur très vive et la sortie du sang par la pression au-dessus de la corne, indiquent un décollement plutôt qu'un arrachement.

TRAITEMENT. — Dans tous les cas, on devra envelopper le pied d'étoupes que l'on imbibera de temps en temps d'eau fraîche pure ou mélangée à de l'eau-de-vie camphrée. Ces lotions devront être assez rapprochées afin d'entretenir sur la plaie une fraîcheur continuelle. Faites à de trop longs intervalles, elles seraient plutôt nuisibles qu'utiles.

Démangeaison. — On voit souvent les animaux se gratter ou se frotter contre les corps qui se trouvent à leur portée; ce besoin se nomme *démangeaison* ou *prurit*.

CAUSES. — La démangeaison peut dépendre de causes diverses : la malpropreté, par suite du défaut de pansage, qui fait que la poussière et la sueur se logent entre les poils et irritent la peau; la gale, les dartres, etc.; les plaies mal tenues.

Les chevaux non tondus, ceux à poil long, le bœuf et le chien surtout sont sujets au prurit.

TRAITEMENT. — Les causes indiquent le traitement à suivre.

Diarrhée. — La diarrhée annonce presque toujours l'inflammation des intestins et n'est autre chose que le rejet d'excréments liquides plus ou moins fétides.

Causes. — Les refroidissements, la préhension de l'eau trop froide lorsque les animaux ont chaud, l'alimentation avec des fourrages moisis ou vasés, les boissons malsaines, produisent habituellement la diarrhée.

Effets. — La diminution ou la perte de l'appétit, la soif, des coliques plus ou moins intenses et des borborygmes accompagnent le plus souvent la diarrhée,

Traitement. — Les premiers soins propres à combattre la diarrhée sont les suivants : faire disparaitre les causes lorsqu'elles sont connues, mettre l'animal à la diète, lui donner des tisanes émollientes, celle d'orge (19), de riz (20) ou de graine de lin (24), par exemple, et trois lavements par jour d'eau de son (36), de mauves (37) ou de pavots et d'amidon (43). Les cataplasmes émollients sous le ventre peuvent être employés chez les petits animaux.

Diarrhée des nourrissons. — Les jeunes animaux à la mamelle peuvent également être atteints de diarrhée, et succombent souvent à cette affection. Les veaux, les poulains, les très jeunes agneaux et les porcelets en sont assez communément frappés.

Causes. — L'altération du lait de la mère par une alimentation trop substantielle (vesces, gesses, orge) ou avariée, et l'insalubrité des étables, sont les causes les plus communes de la diarrhée des nourrissons.

Ordinairement la diarrhée survient dans les huit premiers jours qui suivent la naissance ; chez les veaux, elle se montre du 10e au 15e jour.

Traitement. — Il importe tout d'abord de changer la nourriture de la mère et de tenir les malades chaudement. On donnera ensuite des breuvages d'eau de riz (20) ou de pavots (23), et des lavements émollients amidonnés (40, 41, 43).

Douve. — V. *Pourriture*.

Dysenterie. — La dysenterie est une sorte de diarrhée mêlée à du sang. Elle est fréquente chez les bêtes bovines, les moutons et les porcs, plus rare chez le chien et le cheval.

Causes. — Les pâturages humides, les fourrages altérés, l'usage des eaux bourbeuses ou stagnantes, sont les principales causes de la dysenterie.

Effets. — Ceux qui ont été énumérés à propos de la diarrhée sont ici plus intenses. En outre, l'animal fait à chaque instant de vains efforts pour rendre des excréments, le ventre est douloureux et les coliques sont vives.

Traitement. — La première indication est de faire disparaitre les causes en changeant le régime. Le reste du traitement doit être remis sans retard entre les mains du vétérinaire. Toutefois, les moyens indiqués à propos de la *diarrhée* (v. ce mot) peuvent être appliqués au début. Nous recommandons tout particulièrement les lavements de têtes de pavots amidonnés (43).

Eaux aux jambes. — V. *Grappes.*

Ébullition. — V. *Échauboulure.*

Écart. — Les boiteries de l'épaule portent d'une manière générale le nom d'*écarts.*

Causes. — L'écart peut s'attribuer à des causes diverses : faux pas, glissades, arrêts brusques, chutes de côté, etc. On doit aussi rattacher à l'écart une boiterie spéciale, de nature rhumatismale, ayant son siège à l'épaule.

Traitement. — En premier lieu, il s'agit d'immobiliser le membre malade en l'entravant par des liens au membre sain correspondant, de recouvrir l'épaule d'une étoupade qu'on imbibe d'eau salée ou vinaigrée ; les douches d'eau froide sont aussi très salutaires.

Si ces moyens employés de suite après l'accident restent sans succès, c'est au vétérinaire à prescrire la continuation du traitement. Dans les cas désespérés on peut, comme on le faisait autrefois, essayer, soit de faire courir le cheval avec les jambes entravées ou le pied sain relevé par un trousse-pied, soit de faire nager le cheval un quart d'heure dans l'eau courante, matin et soir. Ces bains ne sont indiqués que pendant la belle saison.

Échauboulure. — Maladie de la peau qui apparaît subitement chez le cheval et chez le bœuf, sous la forme de bosselures dont le volume varie entre celui d'un pois et celui d'un œuf.

L'échauboulure peut être *partielle* et se montrer à l'encolure, sur le dos, les côtes et les fesses, ou *générale*, et alors elle envahit presque tout le corps. — Chez le bœuf, les tumeurs s'ouvrent et laissent couler une petite quantité de sang.

TRAITEMENT. — Cette maladie est tout à fait bénigne. On doit cependant couvrir les animaux, les mettre à la diète et leur donner des boissons vinaigrées.

Pour le cheval, on ajoutera à ces soins, surtout dans le cas d'échauboulure générale, une friction d'eau sédative (80) et l'application sur le dos d'une charge sudatoire (74).

Chez le bœuf, on hâtera la chute des croûtes avec de l'eau de son (54) et on tiendra les plaies propres.

C'est au vétérinaire à juger de l'utilité de la saignée et des autres soins.

Effort de boulet. — Entorse qui a son siège dans l'articulation du même nom. Elle est fréquente chez le cheval, plus rare et de moindre gravité chez les bêtes bovines et les autres animaux.

CARACTÈRES. — La douleur produite par la pression sur la région malade est très vive ; le boulet est chaud, engorgé, et l'appui sur le membre diminué ou nul.

TRAITEMENT. — L'eau froide pure ou salée, sous la forme de bains ou d'irrigations, peut arrêter le mal lorsqu'on l'applique sans discontinuer pendant les premières heures. Très souvent des cataplasmes de son (5), renouvelés deux fois par jour et arrosés souvent d'eau de son (55), suffisent pour compléter la guérison dans les trois jours.

En cas d'insuccès, le vétérinaire doit continuer le traitement.

Effort de couronne. — Il s'observe surtout chez le bœuf où il porte le nom d'*effort d'onglon*, et sur le cheval.

13.

Causes. — Un faux pas sur un terrain irrégulier ou lorsqu'on veut faire tourner brusquement les animaux, en est la cause la plus ordinaire.

Caractères. — La région de la couronne est douloureuse à la pression et légèrement engorgée. L'appui est pénible et l'animal boite fortement.

Traitement. — Le traitement est le même que pour l'*effort de boulet*.

Effort de hanche. — Entorse de l'articulation du même nom.

Causes. — Elle est plus fréquente chez les bêtes bovines que chez les chevaux, et provient de glissades ou de chutes sur le côté, ou de mouvements outrés du membre en avant ou en arrière.

Caractères. — La hanche est sensible à la pression, l'animal boite, porte avec peine le membre en avant et lui fait décrire un cercle en dehors en le tenant raide : on dit alors qu'il *fauche*. Le pas est raccourci, le pied rase le sol pendant la marche, et l'on entend quelquefois chez les bêtes bovines un craquement caractéristique.

Traitement. — On tient l'animal au repos et l'on essaie les douches d'eau froide ou les frictions résolutives avec de l'eau-de-vie et du savon, répétées trois fois par jour. Lorsqu'on entend le craquement, on fait précéder ces divers soins d'une forte traction que l'on opère sur le membre, soit en avant, soit en arrière.

Si ce traitement ne suffit pas, on a recours au vétérinaire.

Effort d'onglon. — V. *Effort de couronne*.

Emphysème pulmonaire. — Dilatation ou déchirure du tissu du poumon, se traduisant par les signes de la *pousse* (V. ce mot).

D'après la loi du 2 août 1884, l'emphysème pulmonaire constitue à la place de la pousse un vice rédhibitoire pour le cheval, l'âne et le mulet, avec une garantie de neuf jours.

Empissement laiteux. — V. *Inflammation des mamelles*.

Empoisonnement. — Causes. — Les empoisonnements les

plus fréquents sont produits par des plantes vénéneuses qui se trouvent mélangées aux matières alimentaires. Dans les pâturages, les animaux peuvent trouver de la ciguë, des renoncules, du colchique, des euphorbes, des ellébores. Ces diverses plantes et quelques autres, telles que la belladone, la jusquiame, le tabac, etc., peuvent se trouver mêlées aux herbes que l'on ramasse dans les jardins et dans les champs. — Les tourteaux d'huile de faîne, d'amandes, s'altèrent quelquefois et produisent alors des empoisonnements. — Les moisissures des fourrages, le seigle ergoté, sont également toxiques. — Il en est de même du poivre pour les porcs (Viborg), et des amandes amères pour les perroquets. — Un autre genre d'empoisonnement est celui qui résulte de la malveillance ou de l'administration d'une dose exagérée de médicament.

L'action toxique des venins et des virus sera traitée aux articles *Morsures*, *Piqûres venimeuses* (V. ces mots).

CARACTÈRES. — Les symptômes d'empoisonnement apparaissent d'une manière soudaine chez le porc et le chien, moins subitement chez le cheval, le bœuf et le mouton. Il y a perte d'appétit, soif ardente, nausées, vomissements, ventre gonflé, coliques, diarrhée ou dysenterie, essoufflement, excitation nerveuse, bientôt suivie de faiblesse et d'engourdissement. Tels sont les signes qui peuvent faire soupçonner un empoisonnement.

TRAITEMENT. — La marche ordinairement rapide de ces accidents nécessite des soins immédiats. Aussi il importe que le vétérinaire soit mandé en toute hâte. En attendant sa visite, le propriétaire doit chercher à annuler l'action du poison et se servir pour cela de ce qu'il a sous la main. Les substances le plus souvent employées sont : le blanc d'œuf délayé dans l'eau, le lait, l'huile, l'eau farineuse ou l'eau tiède donnée en abondance.

Le café (28) à haute dose est bien indiqué contre l'empoisonnement dû à des plantes toxiques ou à des fourrages altérés.

Comme moyens secondaires, on donnera des infusions de

thé (20) ou de tilleul (25), et on fera des frictions d'eau sinapisée (72) sur tout le corps.

Encastelure. — Maladie du pied du cheval caractérisée par
le resserrement excessif des quartiers et des talons. On la voit de préférence sur les pieds antérieurs (fig.57).

Causes. — Tout ce qui est susceptible de produire la dessiccation de la corne peut être considéré comme cause de l'encastelure. Tels sont le séjour prolongé à l'écurie, l'usage constant d'une litière sèche, le passage subit de l'humidité à la sécheresse, l'application trop longtemps prolongée d'un fer trop chaud sous le pied, l'habitude fâcheuse qu'ont certains maréchaux de râper la paroi, etc.

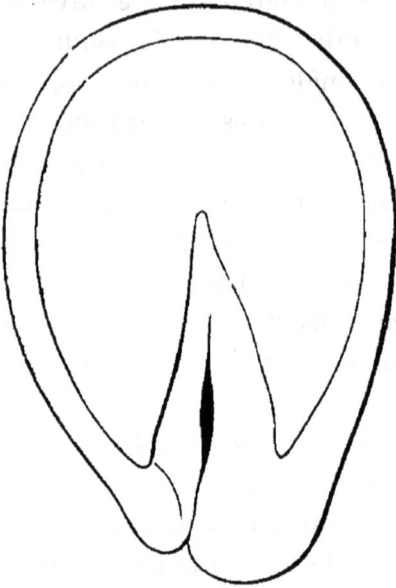

Fig. 57. — Encastelure.

Caractères. — On n'est porté à soupçonner l'encastelure que lorsqu'elle détermine la boiterie. Cette boiterie est plus ou moins forte suivant le degré du mal. Le sabot présente une forme ovale, et les lacunes de la fourchette laissent suinter une humeur grise ou noirâtre. A l'écurie, l'animal *pointe* (il porte le membre en avant), lorsque l'encastelure n'existe que d'un côté, tandis qu'il piétine sur place lorsque les deux sabots sont atteints.

Traitement. — Il est facile de déduire de la connaissance des causes les indications à remplir pour prévenir l'encastelure. Ainsi, on met sous les pieds de la terre glaise détrempée, de la bouse de vache, du sable frais, etc. ; on enduit souvent d'onguent de pied (77) toute la corne du sabot et principalement lorsque le cheval doit se mettre souvent à l'eau ; on

recommande au maréchal de ne pas abuser de la râpe et de ne pas tenir trop longtemps au contact de la corne le fer chauffé outre mesure.

Le traitement curatif de l'encastelure consiste dans l'application de ferrures spéciales et ne peut être pratiqué que sous la surveillance du vétérinaire.

Enchevêtrure. — V. *Prise de longe.*

Enchifrènement. — V. *Rhume de cerveau.*

Enclouure. — Blessure faite au pied du cheval par un clou du fer enfoncé dans le vif.

Caractères. — L'enclouure s'annonce par une forte boiterie qui survient immédiatement après la ferrure ou quelques jours après, et une douleur intense que l'animal témoigne lorsqu'on frappe sur le sabot avec un marteau.

Traitement. — On doit s'empresser de déferrer le pied blessé. On le met ensuite dans un bain d'eau froide lorsque l'enclouure est récente, ou bien on applique un cataplasme de farine de graine de lin (5). Si le pus est formé on enlève la corne décollée, et s'il n'y a pas carie de l'os du pied la guérison ne se fait pas longtemps attendre.

Enflure du ventre. — Encore appelée *tympanite, météorisation,* l'enflure du ventre s'observe chez les chevaux et les ruminants.

Cheval. — La tympanite est toujours accompagnée de coliques : de là le nom de *coliques venteuses* donné vulgairement à cet état maladif.

Elle se décèle par les *caractères* suivants : le ventre est ballonné, surtout du côté droit, et résonne comme un tambour ; la respiration est pénible et accélérée, les oreilles sont froides, des sueurs apparaissent bientôt, les coliques augmentent d'intensité et l'animal meurt en peu de temps si l'on ne se hâte de lui porter secours.

Le propriétaire doit donc traiter le malade lui-même, et sans perdre un instant ; lavements d'eau de savon (44), breuvage d'infusion de tilleul (25) ou de camomille (26), à laquelle on pourra mélanger de 30 à 40 grammes d'essence de térébenthine, frictions de la même essence sur le ventre et sur les membres, bouchonnements énergiques, promenade au pas, tels sont les moyens à mettre en usage, en attendant les secours de l'homme de l'art.

Bêtes bovines. — Ces animaux sont souvent frappés de météorisation au printemps et en automne, à la suite de la consommation de fourrages verts. Le trèfle, la luzerne et le sainfoin produisent facilement cet accident, surtout lorsqu'on les donne à moitié secs, alors qu'ils sont un peu échauffés. Les feuilles de betteraves, les choux, les foins altérés, les corps étrangers arrêtés dans l'œsophage, peuvent aussi occasionner la météorisation. L'opinion qui attribue la tympanite à des araignées ou autres insectes que les animaux pourraient avaler avec les fourrages, n'est pas admissible.

La météorisation du bœuf s'accuse par le ballonnement du ventre, surtout du côté gauche. En outre, la rumination est suspendue, les cornes et les oreilles sont froides, la respiration difficile et la bouche quelquefois écumeuse.

Aussitôt que le propriétaire s'aperçoit de l'accident, il doit s'empresser de mander le vétérinaire et mettre en travers de la bouche de l'animal un bâillon en bois, muni aux deux extrémités de cordes qui vont le fixer aux cornes : on facilite ainsi la sortie des gaz qui se trouvent dans l'estomac et l'on prévient l'asphyxie, en attendant que l'on puisse administrer un médicament qui agisse directement sur ces gaz pour les condenser. Dans ce but, on administre de 15 à 30 grammes d'ammoniaque (alcali volatil) dans un litre d'eau fraîche, et on renouvelle le même breuvage un quart d'heure après si la météorisation persiste. En même temps, on donne des lavements d'eau de savon (44), on fait promener l'animal au pas, on le bouchonne énergiquement et on applique des douches d'eau froide sur le côté gauche du ventre.

Moutons et Chèvres. — Ce que nous venons de dire pour les bêtes bovines s'applique également aux petits ruminants. La dose d'alcali est de 0gr,50 à 1 gramme.

L'habitude des bergers de plonger dans l'eau froide les moutons météorisés a sa raison d'être. Ce moyen agit rapidement, mais on ne doit pas l'employer pour les animaux très malades, parce que, en pareil cas, il produit l'apoplexie.

Pour les précautions propres à prévenir l'enflure du ventre, nous renvoyons à la page 80.

Engorgement. — Terme générique qui sert à dénommer une tuméfaction, une augmentation de volume des tissus. Les principales maladies qui apparaissent sous la forme d'engorgements sont : l'*anasarque*, l'*œdème* et le *phlegmon* (V. ces mots).

Pratiquement, on distingue les engorgements des *tumeurs* en ce que ces dernières constituent des gonflements de moindre volume, circonscrits et limités, qui se montrent à la surface de la peau.

Enreillure. — Les bêtes bovines sont quelquefois blessées aux pieds de derrière par le soc de la charrue. Cette piqûre, connue sous le nom d'*enreillure*, est plus ou moins grave suivant la profondeur de la plaie.

Au début, les lotions ou les bains d'eau froide sur le pied malade et les cataplasmes de farine de graine de lin (5) sont bien indiqués, en attendant la visite du vétérinaire.

Entérite couenneuse du bœuf. — Lorsque cette maladie débute, elle présente les mêmes caractères que l'*inflammation simple des intestins* (V. ce mot) : diminution de l'appétit, rumination irrégulière ou nulle, coliques légères, sensibilité du ventre, excréments durs et recouverts d'un enduit blanchâtre et visqueux. Mais au bout de quelques jours, l'animal rejette, avec les excréments, des fausses membranes cylindriques en forme de tuyaux, qui atteignent quelquefois une longueur de plusieurs mètres; c'est le signe caractéristique de la maladie.

TRAITEMENT. — L'entérite couenneuse réclame les mêmes soins primitifs que nous avons indiqués à l'article *Diarrhée* (V. ce mot).

Entorse. — Tiraillement des ligaments qui entourent le

jointures des membres. Nous avons parlé des entorses les plus communes aux articles *Écart*, *Effort de boulet*, *Effort de couronne*, *Effort de hanche*, *Effort d'onglon* (V. ces mots).

Éparvin. — Tumeur osseuse qui se développe en dedans et en bas du jarret du cheval.

Causes. — L'éparvin est fréquent chez les jeunes chevaux surmenés ou que l'on fait travailler trop tôt. Le plus souvent il est dû à des efforts violents, à des embarrures, à des coups ou des piqûres sur la face interne du jarret.

Caractères. — L'éparvin n'existe pas seulement à la surface de l'os, il pénètre toujours plus ou moins profondément, rend les mouvements du jarret difficiles, et occasionne à la longue la boiterie. Cette boiterie, ordinairement permanente depuis son apparition, augmente après de grandes fatigues et s'accompagne quelquefois d'une flexion subite du jarret que l'on désigne sous le nom de *harper* ou *éparvin sec*. Toutefois, ce dernier caractère peut exister sans la tumeur.

Traitement. — On doit dès le début appeler le vétérinaire, car ce n'est qu'alors que le traitement par les vésicants ou le feu peut être institué avec quelques chances de succès. Plus tard, le feu lui-même est inefficace.

Épilepsie. — Cette maladie, que l'on nomme encore *mal caduc*, *haut mal*, se caractérise par des accès qui se manifestent à des intervalles plus ou moins éloignés. Elle se montre fréquemment sur les chiens et les bêtes bovines, plus rarement chez le cheval, le mouton et le porc.

Causes. — On l'attribue généralement à la frayeur, aux mauvais traitements ou à la présence de vers dans l'intestin. Elle est considérée comme héréditaire.

Caractères. — L'accès apparaît sans signes précurseurs. L'animal est pris tout à coup de tremblements convulsifs, chancelle et se jette violemment par terre. Les yeux roulent dans l'orbite, les sens sont abolis, les membres et les muscles de l'encolure sont raides, une bave écumeuse s'écoule par la bouche, tout le corps est pris de convulsions, la tête est portée brusquement en divers sens et se blesse contre le sol, les membres se fléchissent et s'étendent d'une manière désordonnée. La respiration est accélérée, pénible, plaintive et saccadée.

Cet état dure quelques minutes, quelquefois un quart d'heure, puis l'animal se relève, reste un instant hébété, et l'accès disparaît sans laisser de traces.

Traitement. — Les moyens les plus divers ont été employés sans succès. On doit donc se borner à éviter les causes, toutes les fois qu'on peut les saisir.

Éponge. — Tumeur qui se développe à la pointe du coude, par suite de la pression de l'éponge du fer chez les chevaux qui ont l'habitude de se coucher *en vache*, c'est-à-dire sur les coudes.

Caractères. — L'éponge est d'abord chaude, dure ou pâteuse, mais toujours douloureuse au toucher. Si la cause continue d'agir, la tumeur devient fluctuante par suite de l'accumulation de liquide séreux dans son intérieur, ou bien elle prend la consistance du tissu lardacé.

Traitement. — La première indication est de faire disparaître la cause, soit en raccourcissant l'éponge du fer, soit en assujettissant derrière le genou un tampon de paille, pour que l'animal ne puisse pas fléchir le membre pendant qu'il est couché.

On fait ensuite disparaître l'inflammation par des lotions émollientes (54, 55, 56, 57, 58), lorsque l'éponge est dure; et si elle est pâteuse, par des lotions saturnées (62), vitriolées (63), ou l'application d'un mélange de craie et de vinaigre (6).

En cas d'insuccès, on fait usage des vésicants, des fondants ou même de la ponction, tous moyens qui doivent être ordonnés par le vétérinaire.

Érysipèle du porc. — Maladie grave de la peau qui, par périodes, fait des ravages considérables.

Causes. — On l'attribue généralement à la malpropreté des porcheries et à l'usage des aliments sales, moisis, aigres, fermentés, dont les porcs sont souvent nourris.

Caractères. — Ordinairement la maladie éclate subitement, La bête est triste, reste couchée sous la paille et refuse de manger. Puis des taches rouges apparaissent sur divers points du corps, aux oreilles, à la poitrine, sous le ventre, et s'accompagnent quelquefois de tuméfaction. La respiration est vite et gênée, il y a forte fièvre, et l'animal succombe souvent du premier au quatrième jour.

TRAITEMENT. — On prévient la maladie en tenant les étables propres, en lavant souvent les auges, en ne donnant que des aliments de bonne qualité auxquels on ajoute du petit-lait aigre, de l'eau vinaigrée et quelques fruits encore verts tombés des vergers.

Aux malades on donne des lavements froids et on les soumet à des douches d'eau froide sur tout le corps en attendant le vétérinaire.

Esquinancie. — Inflammation des premières voies respiratoires en général, de l'arrière-bouche et du larynx en particulier.

L'esquinancie, encore appelée *mal de gorge*, *angine*, *étranguillon*, est très fréquente chez lez chevaux. On l'observe aussi sur les bêtes bovines, le mouton, le porc et le chien, plus rarement sur l'âne et le mulet.

CAUSES. — Cette maladie reconnaît pour causes les refroidissements subits, les arrêts de transpiration, l'action des boissons trop froides lorsque les animaux sont en sueur, l'irritation produite par les fourrages vasés ou les poussières des routes.

CARACTÈRES. — La région de la gorge est sensible et tuméfiée. Chez le bœuf et le porc, l'engorgement s'étend quelquefois sur toute la tête. On entend une toux sèche, douloureuse. Un jetage semblable à du pus s'écoule par les narines. Les animaux éprouvent une grande difficulté pour avaler les aliments solides et même les boissons.

TRAITEMENT. — Tenir les animaux au repos dans une étable où la température est douce; envelopper le cou avec de la laine ou une peau de mouton; donner des boissons tièdes blanchies avec de la farine d'orge, et des aliments faciles à avaler, racines ou grains cuits; gargariser avec de l'eau d'orge miellée (13), tel est le traitement initial à suivre.

Chez les bœufs et les chevaux, les fumigations émollientes (48, 49, 50) et celles de vapeur d'eau calment l'irritation du conduit respiratoire. La vapeur d'eau ne doit être que tiède.

Pour le mouton, le porc, le chien, et même pour le cheval, un sinapisme appliqué au début sous la gorge est un moyen très efficace.

A la fin de la maladie, si le jetage persiste, on a recours aux fumigations astringentes de baies de genièvre (51) ou de goudron (52).

Essoufflement. — Accélération outrée de la respiration.

Causes. — Les chevaux poussifs ou corneurs, ceux à côte plate, ceux que l'on nourrit exclusivement avec du foin, ceux que l'on soumet à des travaux pénibles et à une allure trop précipitée y sont particulièrement sujets.

L'essoufflement qui se montre sur les juments vers la dernière période de la gestation disparaît après quelques instants de repos.

Traitement. — Il est tout à fait préservatif. Les chevaux atteints de pousse doivent être nourris avec de l'avoine, du son, de la paille et peu de fourrage. En principe, on évite l'essoufflement en ménageant les animaux autant que possible, principalement quand ils travaillent sur des lieux accidentés.

Étouffement. — Nous employons ce mot comme synonyme d'*asphyxie*, c'est-à-dire pour désigner la suspension plus ou moins brusque de la respiration.

Causes. — La présence d'une racine ou d'une pomme dans l'œsophage, l'introduction dans la trachée d'un breuvage qui a fait fausse route, la submersion chez les animaux qui se noient, la compression du collier ou d'une sous-gorge trop serrée, un exercice rapide et pénible chez les chevaux corneurs ou poussifs, l'action du froid, la respiration d'un air malsain, etc., sont les principales causes de l'asphyxie. Cet accident frappe aussi quelquefois les nouveau-nés épuisés à la suite d'un accouchement long et difficile.

TRAITEMENT. — Il consiste : 1° à supprimer la cause de l'asphyxie, soit en enlevant les corps étrangers qui gênent la respiration (V. *Corps étrangers arrêtés dans l'arrière-bouche ou dans l'œsophage*), soit en plaçant les animaux dans un air pur et frais; — 2° à rétablir la respiration.

Pour remplir la seconde indication, il y a plusieurs moyens :

Moyens généraux. — On ranime la respiration en insufflant de l'air dans le poumon à l'aide d'un soufflet dirigé dans les cavités nasales. Pour activer la circulation du sang, on frictionne longtemps les animaux avec un bouchon de paille ou une brosse de chiendent. Ces soins doivent être appliqués dans tous les cas d'asphyxie.

Moyens spéciaux. — Si l'asphyxie provient de la constriction du cou, on enlève avec la main les glaires accumulées dans la bouche et on fait une saignée à la queue.

Pour les *noyés*, on place le malade dans un lieu chaud, bien aéré et on l'enveloppe de bonnes couvertures.

Dans le cas d'asphyxie due à l'*air vicié* ou à un *travail pénible*, et dans celle des *nouveau-nés*, on devra faire respirer du vinaigre, lotionner longtemps la tête et la colonne vertébrale avec de l'eau fraîche, et insister sur les frictions sèches et les insufflations d'air dans la poitrine.

Les malades asphyxiés par le *froid* ne doivent pas être transportés subitement dans un lieu chaud. Des frictions de neige, de glace ou d'eau froide d'abord, d'eau tiède et de plus en plus chaude ensuite, un breuvage de tilleul (25) ou de vin chaud, sont les moyens principaux à mettre en usage.

Étranguillon — V. *Esquinancie.*

Éventration. — Échappement des intestins à travers une plaie des parois du ventre.

CAUSES. — L'éventration se produit à la suite de coups de fourche, de coups de couteau ou autres instruments aigus, de chutes sur des objets acérés, de coups de timon ou de brancards.

TRAITEMENT. — Le propriétaire doit faire appeler immédiatement le vétérinaire, et essayer de faire rentrer délicatement dans le ventre l'organe qui fait hernie.

Si cette opération est possible, un bandage provisoire passant sur la plaie et allant se fixer sur le dos prévient une nouvelle sortie des intestins jusqu'à l'arrivée de l'homme de l'art.

Si, au contraire, le propriétaire ne peut opérer la réduction, il doit se borner à appliquer le bandage pour que les viscères ne descendent pas davantage, et ne soient pas contusionnés ou déchirés pendant les mouvements désordonnés de l'animal.

Farcin. — Maladie virulente excessivement grave, de la même nature que la morve, caractérisée par des tumeurs de volume variable qui se forment à la surface de la peau.

CAUSES. — Le farcin est contagieux, de même que la morve. Un cheval atteint de farcin, mis en contact avec d'autres chevaux, leur communique tantôt la morve, tantôt le farcin, ce qui prouve l'identité de nature des deux affections. Aussi ce que nous aurions à dire relativement à la contagion du farcin sera mieux placé à l'article *Morve* (V. ce mot).

CARACTÈRES. — Les tumeurs farcineuses affectent des formes diverses : tantôt ce sont de simples *boutons* de la grosseur d'une noix disséminés sur plusieurs points du corps, tantôt des *tumeurs* plus volumineuses qui atteignent le volume du poing, tantôt enfin des *engorgements* vastes, œdémateux. Les tumeurs et les boutons sont isolés ou réunis l'un à l'autre par des *cordes farcineuses* en forme de chapelet. On les trouve sur les côtés du cou, en dedans des membres, aux épaules, sous le ventre, sur le dos, etc. Les engorgements se portent sur le bas des membres ou sous le ventre.

Toutes ces tumeurs sont d'abord dures, peu douloureuses, adhérentes à la peau, puis elles se ramollissent à leur centre, suppurent et laissent à leur place des ulcères dont la cicatrisation est très difficile, sinon impossible.

Par suite, le vétérinaire ne peut efficacement prescrire contre le farcin que des mesures sanitaires.

Feu. — V. *Coup de chaleur*.

Fève. — V. *Inflammation de la bouche*.

Fic. -- Excroissances charnues, saignantes ou recouvertes par la peau, plus ou moins dures, de grosseur variable, qui se forment au pourtour des lèvres, aux paupières, aux oreilles, au fourreau, aux testicules, près de la vulve ou de l'anus.

A côté des fics nous rangeons les *verrues* ou *poireaux*, végétations de nature presque cornée que l'on observe également sur les points où la peau est fine : lèvres, mamelles, plat des cuisses, ventre, etc.

Traitement. — Les fics et les verrues se traitent de la même manière.

L'excision simple avec des ciseaux suffit pour des tumeurs de petit volume.

Pour extirper les végétations plus fortes, on les serre à la base au moyen d'un fil de soie ou de plomb dont on augmente chaque jour la pression, ou bien on racle la surface de la tumeur et l'on cautérise avec un mélange de vitriol pulvérisé et de vinaigre.

Le traitement des fics très volumineux doit être confié au vétérinaire.

Fièvre. — État maladif caractérisé par des frissons, l'augmentation de la chaleur du corps, principalement de la peau, et l'accélération du pouls. Comme signes secondaires de la fièvre, notons l'inappétence et la température élevée des cornes et des oreilles. En outre, l'air expiré est plus chaud que d'ordinaire et la respiration plus rapide. Le mufle du bœuf et le nez du chien sont secs et chauds, et l'urine est plus ou moins trouble.

L'apparition de la fièvre chez les animaux est presque toujours le signal d'une maladie grave, et doit déterminer le propriétaire à recourir de suite à l'intervention du vétérinaire.

Fièvre aphteuse. — V. *Cocotte*.

Fièvre charbonneuse. — V. *Charbon*.

Fièvre laiteuse. — Encore appelée *fièvre vitulaire, paralysie* *vitulaire*, la fièvre laiteuse s'observe après la mise bas chez les vaches surtout, plus rarement chez la chienne et la jument. La maladie apparaît ordinairement de deux à quatre jours après le part.

CARACTÈRES. — Il y a fièvre, tremblements, raideur des membres. L'animal chancelle et ne tarde pas à tomber, il est abattu et assoupi. L'arrière-train est comme paralysé et la sécrétion du lait se tarit.

TRAITEMENT. — Tenir l'animal chaudement en l'enveloppant de couvertures, bouchonnements fréquents, application d'un sachet aromatique (3, 4) sur les reins et bonne litière, sont des soins qu'il ne faut pas négliger au début.

Les moyens hygiéniques propres à prévenir la maladie consistent à tenir les étables propres et bien aérées pendant la gestation, à mettre à la diète au terme de la mise bas les bêtes trop grasses, et à leur donner une nourriture moins substantielle lorsqu'on les nourrit avec des résidus ou des grains.

Fièvre vitulaire. — V. *Fièvre laiteuse.*

Fluxion de poitrine. — On désigne vulgairement sous ce nom deux maladies de poitrine différentes : l'inflammation du poumon (*pneumonie*) et l'inflammation de la plèvre, membrane qui enveloppe le poumon (*pleurésie*). On peut facilement confondre ces affections ; les premiers soins à donner sont les mêmes dans les deux cas.

CAUSES. — Les refroidissements sont les causes les plus ordinaires des maladies de poitrine. Parmi les plus fréquents, nous citerons l'action des boissons froides sur les animaux en sueur, la station en plein air après un exercice rapide, et les bains intempestifs. Les fluxions de poitrine surviennent aussi lorsque les animaux se couchent sur le purin ou sur un sol humide, et quand on les met dans une écurie froide, alors qu'ils sont en transpiration, sans prendre la peine de les sécher, de les bouchonner. — Les chevaux non tondus et dont le pelage d'hiver est long et touffu sont surtout exposés à la maladie qui nous occupe : ils entrent en sueur au moindre exercice, et arrivés à l'écurie, ils sont pour ainsi dire plongés dans un bain froid dont les effets sont toujours funestes (V. *Tondage*, p. 130).

Symptômes. — La *fluxion de poitrine* s'annonce par la gêne de la respiration et par la toux. L'animal est triste, tient la tête basse, ne se couche pas et refuse de manger. La peau est sèche et chaude, les yeux sont rouges, le pouls dur et vite et les reins raides. Il y a constipation et essoufflement pour peu que l'on fasse marcher l'animal.

Lors d'*inflammation des poumons*, la gêne de la respiration se fait surtout sentir pendant l'*expiration*, c'est-à-dire lorsque l'air sort de la poitrine. En outre l'air expiré est chaud, la toux est grasse et un jetage muqueux s'écoule par les narines.

Dans la *pleurésie*, au contraire, c'est l'*inspiration* qui est surtout pénible, la toux est presque toujours sèche, il n'y a pas d'écoulement par les narines et l'air rejeté par la respiration a la température ordinaire. Enfin, un signe essentiel est la douleur que l'animal ressent lorsqu'on presse ou qu'on frappe sur la poitrine.

Traitement. — Tout à fait au début, faire transpirer le malade, soit par l'application sur le dos d'un sachet aromatique (3, 4) et de couvertures, soit par un bain de vapeur (53), ou mieux par les deux moyens à la fois. En même temps, administrer 1 ou 2 litres d'infusion de fleur de sureau (30) ou de décoction de bourrache (29).

L'animal sera placé dans une écurie à température douce, on lui mettra des couvertures et on lui fera une bonne litière. Enfin on lui donnera peu d'aliments, des carottes et non de l'avoine, des barbotages à peine tièdes et quelques lavements simples (35).

La gravité de la maladie exige que le vétérinaire soit mandé dès le commencement.

Fluxion périodique. — Inflammation de l'œil particulière au cheval, à l'âne et au mulet.

Cette maladie est réputée vice rédhibitoire si elle est observée dans les trente jours qui suivent la vente.

CAUSES. — Les chevaux jeunes en période de dentition ou de gourme sont principalement exposés à la fluxion, quoique cette affection puisse frapper les animaux de tout âge. — Les chevaux qui vivent sur des terrains humides ou qui fréquentent des prairies marécageuses et ceux à tempérament mou, lymphatique, y sont particulièrement prédisposés. — Les refroidissements peuvent agir comme cause occasionnelle de la fluxion. — L'usage de fourrages aqueux, peu nourrissants, des foins artificiels chez les jeunes animaux, la présence d'effluves, contribuent également à produire cette maladie. — L'influence de l'hérédité n'est pas non plus douteuse, et la connaissance de ce fait doit faire exclure de la reproduction les animaux fluxionnaires.

CARACTÈRES — La fluxion se manifeste par des accès qui ne laissent pas de traces au début, mais qui finissent par entraîner la perte de l'un ou des deux yeux.

L'évolution de chaque accès comprend trois périodes :

Dans la première, les paupières sont légèrement gonflées et rouges en dedans. L'œil est larmoyant et devient trouble sur toute son étendue ; il est sensible à la lumière, aussi l'animal le tient presque toujours fermé. Cette période dure environ quatre ou cinq jours.

Pendant la seconde période, l'œil devient moins terne, plus clair, et présente dans son intérieur des flocons nuageux qui, du sixième au huitième jour, vont se déposer au fond de la chambre antérieure. Ce dépôt, que l'on nomme *hypopyon*, constitue le caractère saillant de la maladie. Il augmente de volume avec le nombre des accès. Sa couleur, jaunâtre d'abord, devient roussâtre et ressemble à la *teinte de feuille morte*.

Vers le dixième jour, l'hypopyon se dissout et se résorbe peu à peu pendant que l'œil redevient trouble et prend une teinte laiteuse. Cette nouvelle opacité, moins prononcée que la première, est le signe de la troisième période. Elle ne tarde pas à se dissiper et l'œil redevient ce qu'il était avant l'accès.

Pendant cette dernière période et même pendant la seconde, le larmoiement diminue, les paupières se dégonflent et la rougeur de la conjonctive disparaît. Mais la maladie laisse toujours des traces qui s'accusent de plus en plus après chaque nouvel accès : la paupière supérieure, au lieu de décrire un arc de cercle régulier, se brise vers son tiers interne, l'œil se rapetisse de plus en plus, reflète une couleur bleuâtre, la vue s'affaiblit progressivement, l'animal est ombrageux, et dans un temps plus ou moins éloigné il finit par être frappé de cécité.

Les accès de fluxion périodique ne sont pas toujours faciles à suivre dans leurs diverses phases, leur durée n'étant pas toujours la même et pouvant varier de 8 à 20 jours. Cette considération doit mettre le propriétaire en éveil pour consulter le vétérinaire au moindre signe de maladie.

TRAITEMENT. — La fluxion périodique déprécie considérablement l'animal qui en est atteint. Il n'est donc pas étonnant que les vétérinaires aient essayé de la combattre par toute espèce de moyens. Malheureusement, tous les traitements préconisés dans ce but sont restés sans résultats, et l'on en est réduit à poser cette seule indication : mettre les animaux en état de résister à la fluxion par la bonne hygiène et une bonne nourriture.

Fourbure. — Inflammation du tissu vif du pied. Tous nos animaux domestiques pourvus de sabots cornés (cheval, bœuf, mouton, chèvre, porc), peuvent en être atteints.

CAUSES. — La fourbure provient le plus souvent des marches forcées ou des allures rapides auxquelles on soumet les animaux, surtout après un long repos à l'écurie.

Elle est fréquente en été, relativement rare pendant les autres saisons.

Une alimentation trop substantielle ou trop excitante prédispose aussi à la fourbure : c'est ainsi que les fourrages artificiels, le seigle, le blé, l'orge, l'avoine même, lorsqu'elle est nouvelle, peuvent la provoquer, si ces aliments sont donnés en abondance et pendant un certain temps.

La fourbure survient chez les bœufs quand on les laisse déferrés pendant de longues marches sur des terrains secs.

CARACTÈRES. — L'animal atteint de fourbure est anxieux, agité et témoigne de vives souffrances. Les pieds malades sont chauds et excessivement sensibles, le pouls est dur et vite, le flanc retroussé et la fièvre intense.

Si les membres antérieurs sont atteints, et c'est le cas le plus ordinaire, l'animal les porte en avant et cherche à s'appuyer sur les talons. — Si le mal siège aux membres postérieurs, ceux de devant s'engagent sous le corps et en supportent le plus grand poids. — Enfin, lorsque tous les pieds sont envahis à la fois, l'animal rapproche ses quatre membres, piétine constamment sur place, reste presque toujours couché, et lorsqu'il est dans cette position il ne se relève qu'avec de grandes difficultés. Le flanc est agité, relevé, et les reins considérablement voussés en contre-haut.

Si on le force à marcher, le malade se plaint, hésite et relève les pieds aussitôt qu'ils ont touché le sol : on dirait qu'il marche sur des épines. Après un certain exercice, il se meut cependant plus facilement et paraît souffrir moins.

TRAITEMENT. — Dès que les signes de la fourbure apparaissent, une saignée copieuse est nécessaire. Mais en attendant la visite du vétérinaire, le propriétaire doit mettre l'animal à la diète, lui tenir les pieds pendant plusieurs heures dans un bain d'eau froide, ou bien les envelopper dans de la terre glaise détrempée avec de l'eau fraîche, et les arroser souvent.

S'il y a longtemps que l'animal n'a pas été ferré, on enlève les fers pour amincir la corne et on les replace s'il y a lieu après les avoir élargis, en ayant soin de ne pas trop serrer les clous, et de mettre entre le fer et la sole une étoupade qui puisse s'imbiber d'eau pendant les bains.

Des boissons tièdes et des lavements salés (46) sont utiles pour faire cesser la constipation et dériver l'inflammation des extrémités. Sur les membres, on fait trois fois par jour des frictions de vinaigre chaud, d'eau sinapisée (72) ou d'essence de térébenthine.

Au bout de deux ou trois jours de traitement, on commence à faire promener l'animal de temps en temps sur un terrain frais, et on lui renouvelle la litière pour qu'il puisse se reposer à son aise en rentrant.

Fourchet. — Maladie du pied, propre au mouton, caractérisée par l'inflammation du petit canal (canal biflexe) situé dans l'espace qui sépare les deux onglons chez ces animaux.

CAUSES. — Cette maladie est due à l'introduction de corps étrangers, pierres, graviers, terre, boue, poussière, etc., dans le canal biflexe. Elle est surtout commune pendant les périodes de sécheresse et frappe de préférence les moutons qui pâturent sur des sols durs, secs et pierreux.

CARACTÈRES. — L'animal boite, le pied est chaud et engorgé; quelquefois l'engorgement monte et envahit la couronne et le boulet. Entre les onglons existe une tuméfaction douloureuse qui empêche l'animal de s'appuyer sur les membres.

Si la cause qui a provoqué la maladie persiste, des abcès se forment sur un ou plusieurs points et laissent écouler un pus de mauvaise nature.

TRAITEMENT. — Il s'agit d'abord d'enlever les corps étrangers qui peuvent s'être logés dans le canal ou dans l'espace interdigité. On calme ensuite l'inflammation, tout en tenant la partie proprement, avec des bains de pieds ou des lotions émollientes (54, 55, 56, 57, 58), tièdes et souvent répétées. Si au bout de quelques jours la guérison n'est pas complète, on emploie les lotions saturnées (62) ou vitriolées (63), ou bien on applique des cataplasmes astringents (7, 8).

Fourchette échauffée, pourrie. — Suintement de matière noirâtre, fétide, dans les lacunes de la fourchette.

CAUSES. — L'action de la boue, du fumier, du purin qu'on laisse sous les pieds des chevaux dans les écuries mal tenues, les alternatives de sécheresse et d'humidité, les longues cour-

ses sur les chemins secs et gravelés sont les principales causes
de l'échauffement de la fourchette.

CARACTÈRES. — L'animal boite plus ou moins suivant l'intensité de la maladie. Dans tous les cas, la fourchette est sensible
à la pression, l'humeur qui s'écoule de ses excavations détruit
la corne, qui devient molle (fourchette pourrie), et finit par se
détacher peu à peu et laisser le vif à nu, lorsque la maladie
n'est pas traitée ou que les causes persistent.

TRAITEMENT. — Appliquer sur tout le pied un cataplasme
émollient (5) pour calmer la douleur et empêcher le contact
des déjections, jusqu'à ce que le vétérinaire puisse visiter le
malade.

Les moyens préventifs consistent à renouveler souvent la
litière, à tenir proprement le sol de l'écurie, et à enlever de
temps en temps des lacunes de la fourchette les graviers et
la boue qui peuvent s'y introduire.

Fractures. — Toutes les fractures des membres chez le *cheval* ne sont pas incurables. La guérison peut être tentée avec
des chances de succès sur les jeunes chevaux d'un caractère
docile, lorsque la fracture a son siège aux canons ou dans les
régions plus inférieures. Ces accidents guérissent mieux dans
les temps froids que pendant l'été.

Les *bêtes bovines* et les *moutons* ayant un certain prix pour la
boucherie, il est préférable, lorsqu'ils ont un membre cassé,
de les faire abattre avant de les laisser maigrir, plutôt que
d'essayer un traitement incertain.

Les fractures des membres des *chiens*, des *porcs* et des *oiseaux*
guérissent facilement.

TRAITEMENT. — Le traitement des fractures nécessite l'application d'appareils particuliers et réclame par cela même l'intervention du vétérinaire.

Furoncle. — Tumeur arrondie qui fait saillie sous la peau
et dont le centre nommé *bourbillon* se mortifie et tombe par la
suppuration. Le furoncle est vulgairement désigné sous le nom
de *clou*, à cause de sa forme.

14.

Causes. — Le furoncle apparaît à la suite d'une irritation quelconque de la peau : pression ou frottement des harnais, contusions, etc. Il se montre aussi chez certains chevaux qui passent tout à coup d'une bonne nourriture à une mauvaise, avec un travail excessif.

Traitement. — Il faut calmer la douleur et favoriser la suppuration au moyen de lotions émollientes (54, 55, 56, 57, 58) faites sur la tumeur. Les cataplasmes de son (5), de farine de graine de lin (5), de miel (5), de mie de pain (5), conviennent aussi à cet usage.

Après la chute du bourbillon, on panse la plaie avec du vin tiède ou de l'eau-de-vie.

Gale. — Maladie de la peau, contagieuse, déterminée par la présence de parasites que l'on nomme *acares*. Cette maladie est fréquente chez le cheval et le mouton, plus rare chez les autres animaux.

Causes. — On croyait autrefois que la malpropreté des étables, le défaut de pansage, une nourriture insuffisante, l'usage d'aliments avariés, le travail exagéré, l'action de l'humidité, etc., pouvaient engendrer la gale. C'est une erreur : la gale ne peut pas exister sans acares, ces animalcules seuls peuvent la produire. Ils se logent à la surface ou dans la trame de la peau, se multiplient à l'infini, se propagent de proche en proche et envahissent une surface de plus en plus considérable.

Toutefois, les mauvaises conditions hygiéniques dont nous avons parlé prédisposent les animaux à contracter la maladie, en préparant le terrain et en facilitant la propagation et la multiplication du parasite.

La gale se transmet d'un animal à un autre par le simple contact, les instruments de pansage, les harnais, la litière, le fumier, les parois des murs, les mangeoires, les râteliers, les séparations, etc. L'homme lui-même peut servir d'agent de contagion. Il faut donc isoler les animaux galeux et prendre de grandes précautions pour ne pas laisser infecter les autres.

CARACTÈRES. — Le premier signe de la gale est une vive démangeaison qui porte l'animal à se gratter contre les corps qui sont à sa portée. Bientôt apparaissent de petites élevures en forme de boutons qui se crèvent et laissent écouler un liquide séreux.

La démangeaison continue, pousse même l'animal à se mordre la peau avec les dents, et, lorsqu'on promène l'ongle sur les endroits galeux, il agite et fait trembloter ses lèvres, témoi-

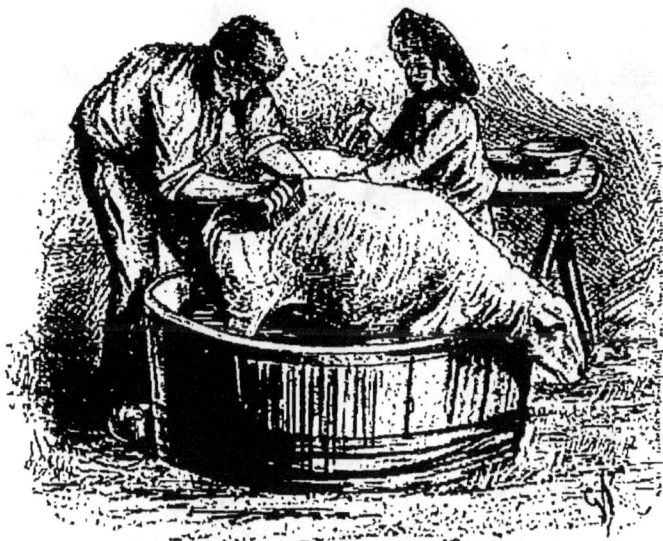

Fig. 58. — Gale du mouton (frottage à la brosse).

gnant ainsi une véritable sensation de plaisir. Par l'effet du grattage, la peau se plisse et se fendille sur les points malades, les poils ou la laine s'agglutinent et tombent, laissant une surface couverte de croûtes semblables à des brins de son.

TRAITEMENT. — Il faut d'abord tondre les animaux lorsque les poils ou la laine sont trop longs, et nettoyer la peau avec la brosse et de l'eau de savon (44); pour les peaux minces et délicates, l'eau de son (54) doit être employée de préférence (fig. 58).

S'il s'agit du cheval, du chien, du bœuf ou du porc, on frictionne ensuite, soit avec un mélange d'huile de pétrole et de benzine, parties égales, soit avec la pommade d'Helmerich (76),

soit avec l'huile de cade. Cette dernière substance ne doit être
employée que sur des points limités.

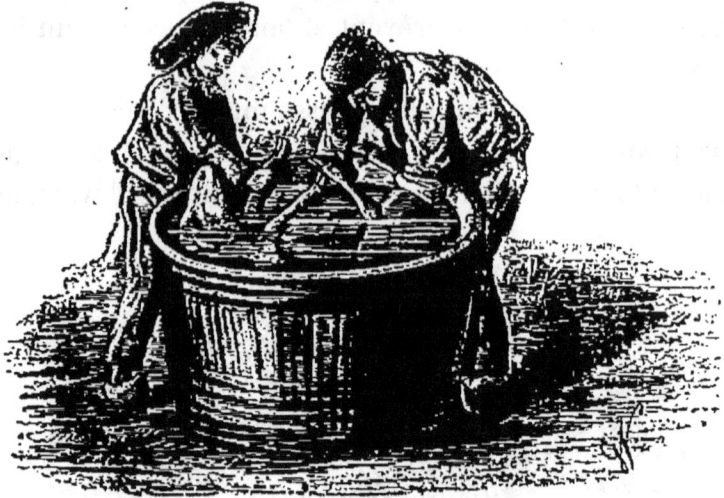

Fig. 59. — Gale du mouton (mise au bain).

La gale du mouton se traite par les mêmes moyens, par l'onguent de Daubenton (78) ou par l'un des procédés suivants :

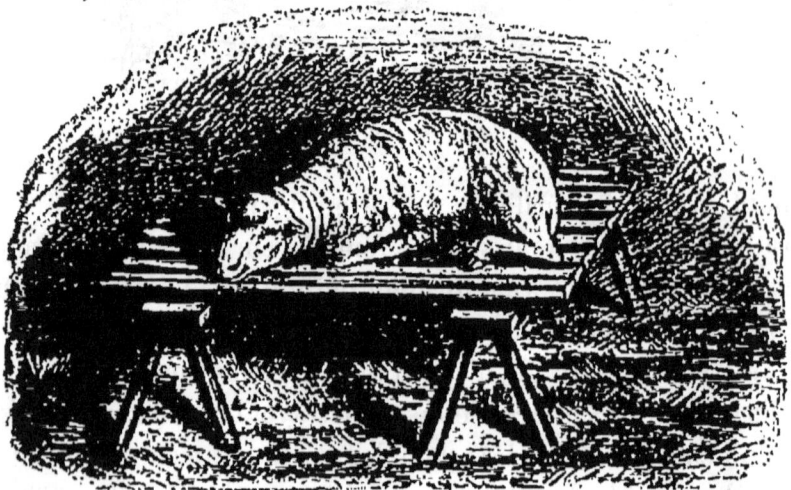

Fig. 60. — Gale du mouton (séchage).

Tondre la laine ; au début, lotion avec le pétrole, le jus de
tabac étendu d'eau au 1/5 ; si la maladie est générale, bains

arsenicaux. Le bain crésylé consiste à ramollir les croûtes au moyen de plusieurs frictions (fig. 58) avec créoline 1 partie, alcool 1 partie, savon vert 8 parties; puis à baigner (fig. 59) deux fois en huit jours les moutons dans une solution chaude

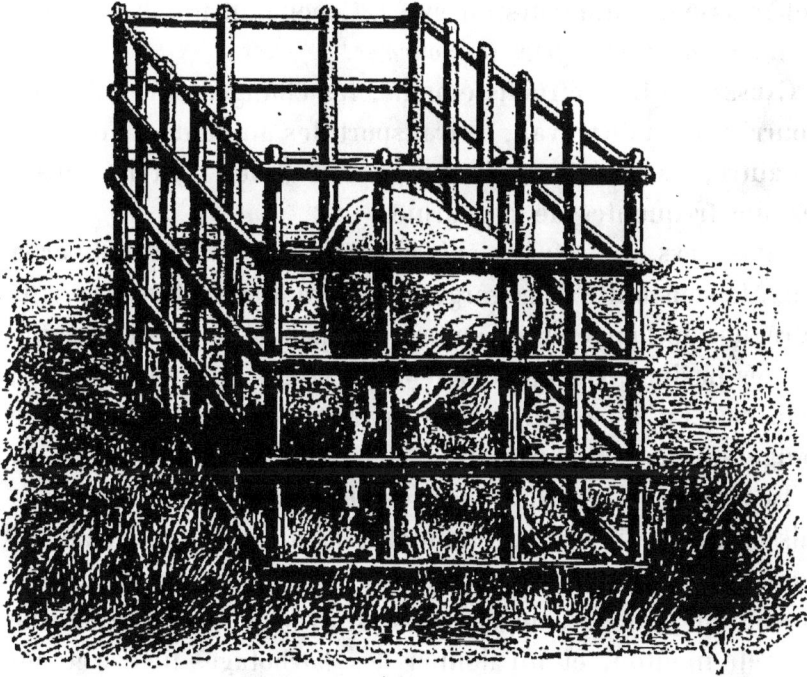

Fig. 61. — Gale du mouton (mise en parc).

de crésyl à 2 1/2 pour 100; faire sécher l'animal sur une claie (fig. 60) et le mettre dans un parc isolé (fig. 61) (Cagny).

Gamadure. — V. *Pourriture.*

Glossanthrax. — Charbon de la langue, fréquent chez les bêtes bovines, plus rare chez le cheval, l'âne et le mulet.

CARACTÈRES. — Des ampoules se forment sur les côtés de la langue, sur les joues, en dedans des lèvres. La langue est pendante, de couleur noirâtre. Une salive filante et mêlée à du sang s'écoule par la bouche. Le ventre est ballonné, et l'animal ne tarde pas à mourir s'il n'est traité à temps.

TRAITEMENT. — Inciser les ampoules avec des ciseaux et gargariser ensuite avec de l'eau vinaigrée. Le vétérinaire prescrira ce qui reste à faire.

Gourme. — Maladie des jeunes chevaux, caractérisée par une suppuration abondante qui s'établit sous la forme d'abcès ou de jetage. C'est une véritable crise qui épure le sang et le débarrasse des humeurs en excès. Cependant un cheval peut bien se porter sans *jeter ses gourmes*.

Causes. — Les refroidissements, les changements subits de nourriture ou de travail, le transport des animaux d'un lieu à un autre, les variations de température, etc., sont les causes les plus fréquentes de la gourme.

Caractères. — Cette maladie s'annonce ordinairement par la toux, la sensibilité de la gorge et la formation de tumeurs dans la région de l'auge. Un écoulement épais et jaunâtre s'écoule par les narines. Quelquefois il y a fièvre et manque d'appétit, mais cet état est passager et disparaît lorsque les glandes de l'auge sont en suppuration.

Traitement. — Aussitôt que les signes de la gourme apparaissent, on doit mettre l'animal à la diète, le tenir chaudement au moyen de couvertures, ne pas l'exposer aux refroidissements, lui envelopper la gorge avec de la laine ou une peau de mouton, et lui donner des barbotages tièdes et des aliments de facile digestion. A la période de suppuration, on augmente le régime et on donne de l'avoine. Les plaies sont lavées ou pansées avec des solutions antiseptiques (84, 85, 86).

C'est au vétérinaire de ponctionner les abcès en temps opportun, et de compléter le traitement, s'il y a lieu, afin d'éviter toutes sortes de complications.

Goutte des oiseaux. — Les oiseaux de basse-cour qui restent longtemps emprisonnés dans des cages ou qui habitent des poulaillers humides sont sujets à la goutte.

Caractères. — Cette maladie se révèle par l'engorgement des membres et la difficulté de la marche.

Traitement. — On l'évite en faisant disparaître les causes.

Grappes ou **eaux aux jambes.** — Maladie de la peau qui a son siège sur les parties inférieures des membres du cheval, c'est-à-dire au-dessous du jarret ou du genou. Elle atteint le paturon, la couronne, le boulet, et envahit quelquefois les canons.

CAUSES. — Les grappes s'observent le plus souvent sur les chevaux mous, lymphatiques, à poils longs et grossiers, qui vivent dans les pays humides, marécageux. La malpropreté, le défaut de pansage, le contact du fumier, du purin, des boues âcres, etc., occasionnent la maladie.

CARACTÈRES. — Au début, le membre est engorgé, chaud et sensible ; les poils se hérissent, et un liquide transparent qui suinte à la surface de la peau les tient constamment humectés. Plus tard, ce liquide devient grisâtre, répand une odeur fétide et agglutine les poils qui se relèvent en brosse. La peau s'épaissit davantage, se fendille, se gerce, des ulcères se forment, ainsi que des plaies bourgeonneuses, et la boiterie, nulle d'abord, devient manifeste.

Enfin les poils tombent, il n'en reste plus que quelques pinceaux épars, des fics saignants se développent, et l'écoulement répand une infection insupportable.

TRAITEMENT. — Tenir les écuries propres en enlevant souvent le fumier, couper les poils et nettoyer la peau des membres malades avec de l'eau de savon 44), donner une nourriture tonique, beaucoup d'avoine surtout, et utiliser les animaux pour un travail modéré et continu sur des terrains secs.

Le vétérinaire doit diriger le reste du traitement. Tout au plus pourrait-on commencer de lotionner la région deux ou trois fois par jour avec une solution de vitriol (83).

Haut mal. — V. *Épilepsie.*

Hématurie. — V. *Pissement de sang.*

Hémorragie. — Perte de sang par suite de la rupture d'une veine ou d'une artère.

CAUSES. — Nous n'avons en vue que les hémorragies produites accidentellement par des coups, des heurts, des blessures avec des instruments aigus ou tranchants.

TRAITEMENT. — Les moyens qui sont à la portée du propriétaire pour arrêter le sang sont les suivants :

Si l'hémorragie est légère, on se borne à appliquer sur la plaie des compresses d'eau froide, pure, vinaigrée ou alcoolisée (64).

Si elle est rapide, on recouvre la plaie de farine d'agaric, d'amadou, de toiles d'araignée ou d'étoupes. Ces substances ont la propriété de se laisser imbiber de sang et de fermer par ce caillot l'ouverture du vaisseau. On met ensuite des étoupades et un bandage qui exerce sur la plaie une compression uniforme, continue et aussi exacte que possible.

Hémorragie du nez. — On applique sur les naseaux des linges imbibés d'eau froide.

Si le saignement se prolonge, on remplit exactement d'étoupes serrées le naseau sur lequel il a lieu, et l'on mande en même temps le vétérinaire qui saignera l'animal.

Hémorragie du palais. — Dans le cas d'inflammation du palais, encore appelée *fève* ou *lampas* (V. ces mots), certains maréchaux ont l'habitude de pratiquer une saignée sur la partie enflammée au moyen de la corne de chamois ou de tout autre instrument aigu. On éprouve parfois des difficultés pour faire cesser l'écoulement du sang. Dans ce cas, on fait manger à l'animal un peu de son légèrement mouillé.

Si ce moyen ne réussit pas, on tient les mâchoires rapprochées et immobiles en les serrant fortement avec la longue du licol. La langue restant appliquée sur le palais et par conséquent sur la plaie, le caillot se forme et l'hémorragie est arrêtée au bout d'un quart d'heure environ.

Hémorragie du sabot. — Lorsque le sabot a été arraché par accident, une forte hémorragie se déclare. On la combat en appliquant entre les grands et les petits onglons (autour du paturon) une ligature que l'on serre fortement. En outre, on enveloppe le pied d'étoupes imbibées d'eau-de-vie étendue de 5 à 6 fois son poids d'eau. A défaut d'eau-de-vie, on peut se servir de vinaigre ou d'eau salée. Si le vétérinaire tarde trop à arriver, on desserre la ligature quelques heures après l'avoir placée, pour ne pas augmenter l'inflammation par une pression prolongée.

Hernie. — Tumeur molle formée par la sortie des intestins à travers les parois du ventre.

CAUSES. — Les hernies se produisent lorsque les animaux traînent des charges trop lourdes; en montant les côtes, lorsqu'ils repartent après un arrêt, sous le coup d'efforts violents et subits, occasionnés par un coup de fouet inattendu; dans les sauts d'obstacles; à la suite de heurts, de contusions, etc.

TRAITEMENT. — Réduire les hernies et les maintenir ensuite en place au moyen de bandages appropriés, double opération qui nécessite l'intervention du vétérinaire.

Immobilité. — Maladie du cheval qui consiste en une aberration du mouvement et du sentiment.

CAUSES. — Parmi les causes on cite la frayeur, les mauvais traitements, les arrêts de transpiration sous l'action du froid, le séjour dans des écuries chaudes et humides.

CARACTÈRES. — L'animal semble imbécile, assoupi, hébété, stupide. Au repos, il place ses membres d'une manière insolite : tantôt il les tient écartés, tantôt il les met l'un devant l'autre. Si on lui croise les membres de devant ou ceux de derrière, il reste longtemps dans cette position sans paraître gêné. Si on le force à se déplacer, ce n'est que par des coups qu'il obéit; il fait quelques pas en avant, s'emporte quelquefois ou se jette de côté et ne tarde pas à retomber dans son assoupissement. Il éprouve une grande difficulté pour reculer ou pour tourner en cercle.

Pendant le repas, il mâche lentement et s'arrête quelquefois en gardant le fourrage dans la bouche : on dit alors qu'il *fume la pipe*. Si on lui présente un seau d'eau, il plonge sa tête jusqu'au fond et la retire ensuite pour respirer, sans avoir bu.

TRAITEMENT. — Le meilleur traitement est du ressort de l'hygiène. Il se borne à loger les animaux dans des écuries saines, à les tondre s'ils ont le poil long, à les bouchonner souvent et à les nourrir avec de bons aliments.

L'immobilité est comprise dans la liste des vices rédhibitoires pour le cheval, l'âne et le mulet, avec une garantie de neuf jours.

Indigestion. — Arrêt des fonctions digestives.

CAUSES. — Elle survient à la suite de repas trop copieux ou composés d'aliments de mauvaise qualité.

CARACTÈRES. — Ils diffèrent suivant les espèces d'animaux sur lesquels on l'observe.

Indigestion du cheval. — CAUSES. — Les chevaux voraces et ceux qui ont les dents irrégulières, usées par suite de l'âge, y sont surtout sujets. Les fourrages et les grains nouveaux ou moisis, le son sec, mangé en grande quantité, occasionnent souvent l'indigestion.

CARACTÈRES. — Perte complète de l'appétit, bâillements fréquents, bouche chaude, respiration gênée, constipation. L'animal gratte le sol avec ses pieds de devant et regarde souvent le flanc.

TRAITEMENT. — Cette indigestion est très grave et ne dure que quelques heures. On doit donc s'empresser de débarrasser l'estomac des aliments qui y sont entassés. Pour cela, on recouvre chaudement l'animal, on lui fait prendre un litre de vin chaud ou de café (28) sucré, on le bouchonne fortement, on lui donne des lavements d'eau de savon (44) toutes les deux heures et on le fait promener au pas.

Si la maladie résiste, on administre de l'eau salée ou une infusion de camomille (26), et l'on réitère les lavements, la promenade et les frictions sous le ventre.

Indigestions des bêtes bovines. — On observe sur ces animaux plusieurs sortes d'indigestions dont les plus connues sont l'*indigestion du rumen* avec *surcharge d'aliments*, et celle qui frappe les jeunes animaux, désignée sous le nom d'*indigestion laiteuse*.

Indigestion avec surcharge d'aliments. — CAUSES. — Elle

survient lorsque les animaux sont mal nourris et qu'ils mangent à un moment donné une quantité de substances indigestes, fermentées, âcres ou avariées : herbe que l'on ramasse dans les champs, luzerne ou trèfle échauffés, feuilles de vigne ou de betteraves, marc de raisin, fanes de pommes de terre, résidus des distilleries, raves, betteraves, sommités de tiges vertes de maïs, etc. L'eau froide prise en grande quantité peut aussi produire le même effet.

CARACTÈRES. — Tristesse, manque d'appétit, frissons, cornes et oreilles froides, ventre plus ou moins météorisé du côté gauche, où l'on sent, en pressant avec le doigt, une masse dure formée par les aliments accumulés dans la panse ; défécations nulles ou à peu près, respiration courte et parfois plaintive, quelquefois coliques plus ou moins intenses.

TRAITEMENT. — Il doit tendre à exciter l'estomac et à délayer les aliments entassés dans son intérieur. Pour remplir ces indications, nous donnons souvent un demi-verre d'eau-de-vie avec un litre de vin chaud dans lequel nous délayons un ou deux jaunes d'œufs. Une heure après, si la rumination n'est pas rétablie, on administre un second litre de vin chaud pur ; puis, toutes les deux heures, un litre de tisane de graine de lin (24) un peu salée. Des lavements d'eau de savon (44), des bouchonnements énergiques sur tout le corps et l'emploi de couvertures chaudes ne doivent pas non plus être négligés, en attendant que le vétérinaire puisse visiter le malade.

Indigestion laiteuse. — Elle est propre aux jeunes veaux, surtout lorsqu'on les laisse téter à discrétion après un jeûne trop prolongé.

CARACTÈRES. — Le veau refuse de téter, bâille souvent et vomit quelquefois du lait coagulé. Si la maladie est intense, on constate des coliques accompagnées de diarrhée ou de constipation, le ventre est douloureux et la mort survient au bout de quelques jours.

TRAITEMENT. — Au début, des infusions de camomille (26) ou de tilleul (25) et quelques lavements d'eau de savon (44), se montrent très efficaces. Lorsque la diarrhée continue, un purgatif à l'huile de ricin (79) produit d'excellents effets.

Il ne reste plus qu'à éviter les récidives en augmentant progressivement le nombre des tétées, et en donnant pendant quelques jours, après chaque repas, un verre de tisane de graine de lin (24).

Indigestions du mouton et de la chèvre. — Elles sont identiques à celles des bêtes bovines et nécessitent le même traitement que celles-ci.

Indigestion du porc. — CAUSES. — Le porc, en raison de sa voracité, est particulièrement exposé aux indigestions, soit en ne mâchant pas suffisamment les substances dont il se nourrit, soit en faisant des repas trop copieux.

CARACTÈRES. — L'animal est triste, ne veut pas manger et se tient couché sous la paille dans un coin de la loge ; les oreilles sont froides, la respiration accélérée. Bientôt on constate des bâillements fréquents, des nausées, des vomissements, parfois même de la diarrhée.

TRAITEMENT. — Les infusions de camomille (26), de thé (27), et l'eau légèrement salée sont ici bien indiquées. Des frictions de vinaigre chaud sur les membres et quelques lavements d'eau de son (36) ont aussi leur utilité, en attendant que l'on puisse administrer un purgatif avec les boissons, ce qui arrive ordinairement vers le troisième jour.

Lorsque l'indigestion se termine par l'inflammation de l'estomac, ce que l'on reconnaît à l'élévation de la température des oreilles et au mouvement plaintif de la respiration, un sinapisme (73) appliqué sous le ventre produit souvent de bons effets.

Inflammation de la bouche. — L'inflammation de la bouche localisée au palais ou aux joues est assez fréquente. Celle du palais, vulgairement nommée *fève* ou *lampas*, atteint de préférence les jeunes chevaux en période de dentition.

CAUSES. — Elle peut être produite par les fourrages grossiers, les boissons trop chaudes, l'irrégularité des dents et le séjour des aliments sur les côtés de la bouche lorsque l'animal *fait magasin*.

CARACTÈRES. — L'animal mâche difficilement et laisse tomber le fourrage par intervalles; il y a rougeur et tuméfaction des parties de la bouche enflammées (gencives, joues, palais, langue) ou de chacune de ces parties séparément.

Lorsque les aliments restent logés entre les joues et les molaires, ils font bosse à l'extérieur, se putréfient, et la bouche répand une odeur fétide. Dans ce cas, il existe en dedans des joues des plaies provenant de morsures, de meurtrissures faites par les molaires irrégulières.

Dans le cas de *lampas*, le palais est engorgé et fait saillie au-dessous du niveau des incisives supérieures.

TRAITEMENT. — Si l'inflammation se porte sur toute la bouche, il faut faire cesser la cause et gargariser à froid plusieurs fois par jour avec de l'eau d'orge pure (12), miellée (13), ou ien avec des décoctions astringentes (15, 16, 17, 18). On nourrit l'animal avec des barbotages de farine d'orge, du son et des aliments tendres, faciles à mâcher.

L'habitude barbare de cautériser le lampas avec le fer rouge s t avantageusement remplacée par le traitement qui vient d'être indiqué.

Le même traitement doit être suivi lorsque les joues sont blessées par les aspérités des molaires; mais l'essentiel, dans ce cas, est d'appeler le vétérinaire pour faire régulariser les dents.

Inflammation de l'intestin ou entérite. — Tous les animaux domestiques sont sujets à cette maladie.

CAUSES. — Les boissons froides lorsque les animaux sont en sueur, les racines et les tubercules donnés en excès, et les fourrages terreux ou moisis peuvent occasionner l'inflammation des intestins. Les jeunes animaux, à l'époque du sevrage, en sont souvent atteints.

CARACTÈRES. — L'appétit est diminué, la bouche est chaude, le ventre sensible et retroussé; parfois on constate de légères coliques, continues ou intermittentes, suivant l'intensité du mal. Il y a constipation suivie de diarrhée ; les excréments, d'abord recouverts d'un enduit noirâtre ou glaireux, deviennent tout à coup liquides sous la forme de *diarrhée* ou de *dysenterie* (V. ces mots).

Chez le bœuf, le mufle est sec, le poil hérissé, et l'animal se plaint par intervalles.

Le porc se plaint et aime à se coucher sur les endroits frais.

TRAITEMENT. — Diète sévère et continuée pendant plusieurs jours ; tisanes de graine de lin (24), d'orge (19) ou de riz (20) ; lavements d'eau de son (36) trois fois par jour, tels sont les premiers soins à mettre en usage. Des breuvages d'infusion de camomille (26) sont bien indiqués dans les cas de coliques. On doit en outre tenir les animaux chaudement, leur faire une bonne litière et revenir par degrés à l'alimentation ordinaire.

Inflammation des mamelles. — Cette maladie, commune à toutes nos femelles domestiques, s'observe principalement chez les vaches et les chèvres. Elle se montre surtout après la mise bas ou tout au moins pendant l'allaitement.

CAUSES. — Elle survient par l'effet des refroidissements, des coups d'air, des changements brusques de température ou lorsque les femelles restent longtemps couchées sur un sol humide, dépourvu de litière. Elle résulte parfois du séjour prolongé du lait dans les mamelles, lorsque le petit est trop jeune, trop faible, ou après qu'on l'a sevré. La nourriture avec des plantes vertes ou mouillées peut aussi la produire.

CARACTÈRES. — La mamelle malade est considérablement engorgée, douloureuse à la moindre pression ; la sécrétion du lait est diminuée. En marchant, l'animal écarte les membres de derrière pour ne pas se toucher à l'organe malade. L'appétit est diminué, la rumination capricieuse, le pouls plein et les excréments secs. Quelques jours après, un engorgement œdémateux se forme autour de la mamelle et s'étend sous le ventre et entre les cuisses. La maladie peut se terminer sans laisser de traces ou par la formation d'indurations ou d'abcès.

Traitement. — Aux premiers signes de la maladie, il faut mettre la malade dans un local où la température est douce, la bouchonner et la couvrir. Si la douleur est très forte, on applique sur la région des cataplasmes de graine de lin (5) alternés avec des bains de vapeur (53), ou bien on fait trois fois par jour des onctions avec du saindoux. On met l'animal à la diète et aux barbotages, et toutes les deux ou trois heures on essaie de vider les mamelles, au moins si l'on veut conserver la sécrétion du lait.

Le reste du traitement incombe au vétérinaire.

Inflammation de la matrice. — Causes. — Cette affection s'observe particulièrement sur les vaches qui viennent de mettre bas lorsque la sortie du fœtus a été pénible ou que la matrice a été contusionnée pendant l'accouchement par des mains maladroites. Le séjour prolongé du délivre dans l'utérus, les boissons froides et les arrêts de transpiration peuvent aussi produire l'inflammation de la matrice.

Caractères. — La vulve est gonflée; sèche d'abord, elle laisse bientôt écouler un liquide semblable à du pus; en dedans, la muqueuse est rouge et chaude. L'animal fait des efforts expulsifs comme pendant l'accouchement, il urine et fiente difficilement. Les reins sont voussés en contre-haut, la rumination est suspendue et l'appétit à peu près nul.

Traitement. — Le vétérinaire doit être appelé dès le début de la maladie.

En l'attendant, on met l'animal à la diète, on le tient chaudement et on applique sur les reins un sachet aromatique (3, 4), propre à exciter la transpiration. On doit aussi administrer trois fois par jour des lavements émollients (36, 37, 38, 39, 42), plutôt froids que chauds, et donner de la tisane de graine de lin (24) et des boissons farineuses.

Inflammation de l'œil ou ophtalmie. — Causes. — L'inflammation de l'œil survient à la suite de contusions, de coups de fouet ou par l'introduction sous les paupières de balles d'avoine, de grains de sable, de poussière, etc. Elle peut aussi être occasionnée par le frottement des œillères de la bride à la surface de l'œil.

CARACTÈRES. — Les paupières sont rapprochées, quelquefois gonflées ; l'œil est larmoyant et sensible, et la conjonctive est rouge. Lorsqu'on veut écarter les paupières, l'animal se défend ; et pour bien examiner l'œil, on est souvent obligé de se servir du tord-nez s'il s'agit du cheval et d'attacher les bœufs à un poteau.

TRAITEMENT. — Il faut d'abord faire disparaître la cause, enlever par exemple les corps étrangers s'il y en a, en évitant de blesser l'œil. Cette opération, qui paraît insignifiante, peut avoir de graves conséquences si elle est faite maladroitement : mieux vaut donc la confier à un vétérinaire.

Pour calmer l'inflammation, on emploie les lotions d'eau fraîche ou légèrement salée. Les lotions astringentes dont nous donnons les formules aux n°s 59, 60, 61, produisent aussi de bons effets.

Chez les bêtes bovines, on recouvre l'œil avec un bandage doublé de linge fin que l'on tient constamment mouillé.

Ixode. — V. *Tique, Tiquet*.

Jarde, Jardon. — Tumeur osseuse qui a son siège en dehors, en arrière et en bas du jarret du cheval (fig. 62).

CAUSES. — Elle est fréquente chez les animaux dont les jarrets sont coudés et provient de fatigues soutenues, d'efforts violents de tirage, de bonds, de sauts, etc. On la considère généralement comme héréditaire.

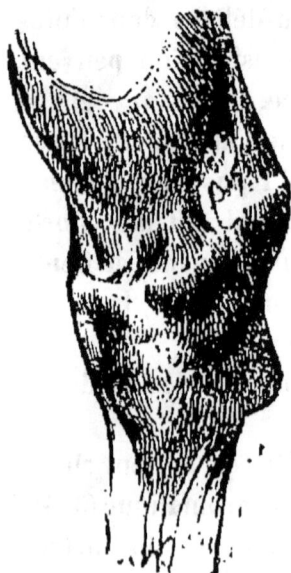
Fig. 62. — Jarde, jardon.

EFFETS. — Elle finit par déterminer une boiterie continue en gênant le jeu des tendons et de l'articulation ; de plus, elle est très difficile à guérir. C'est pour ces motifs qu'elle déprécie considérablement l'animal qui en est atteint.

Traitement. — On peut essayer celui qui a été indiqué à l'article *Courbe* (V. ce mot).

Jaunisse. — Affection du sang que l'on reconnaît à la teinte jaune que prennent tous les tissus. On l'observe souvent chez le chien, plus rarement chez le cheval, le bœuf et le mouton.

Caractères. — On constate de la tristesse, de l'abattement, de la difficulté dans la marche et une soif ardente. Le chien vomit de la bile plus ou moins mêlée de sang. Il y a constipation, les crottins sont petits et durs. A la suite de ces divers symptômes apparaît la teinte jaune que nous avons signalée ; on la remarque surtout aux yeux, à la bouche, à l'intérieur des oreilles et en dedans des cuisses. Il est rare que la maladie chez le chien se termine par la guérison, tandis que cette terminaison est fréquente chez les autres animaux.

Traitement. — En attendant le vétérinaire, on peut donner des lavements émollients (36, 37, 38, 39, 42) trois fois par jour, de la tisane de carottes (31), et faire sur le corps une friction d'eau sinapisée (72). Un purgatif à l'huile de ricin (79) est toujours bien indiqué.

Lampas. — V. *Inflammation de la bouche.*

Limace. — Maladie du pied des bêtes bovines, qui a son siège dans l'intervalle qui sépare les deux onglons.

Causes. — Elle reconnaît pour causes : 1° la présence, entre les onglons, d'un corps étranger, graviers, cailloux, boue, terre desséchée, etc.; — 2° la malpropreté des étables, où les pieds sont sans cesse en contact avec le purin et le fumier en putréfaction ; — 3° l'action des boues âcres qui se tassent et séjournent entre les onglons.

Caractères. — D'abord l'animal secoue le membre si la maladie siège aux pieds de derrière, et le lève de temps en temps si elle existe aux pieds de devant; la boiterie est manifeste, la marche difficile. En levant le pied malade, on voit que l'intervalle des onglons est enflé, chaud et douloureux. L'engorgement écarte les onglons et s'étend jusqu'à la couronne et même jusqu'au boulet. Bientôt la peau de l'espace interdigité se fendille, un bourbillon se forme et ne tarde pas à tomber avec la suppuration.

TRAITEMENT. — Après avoir enlevé les corps étrangers, on arrête quelquefois le mal en mettant le pied dans un bain froid, trois fois par jour, et en le lotionnant le reste du temps avec de l'eau vinaigrée, saturnée (62) phéniquée (84) ou crésylée (85). Mais ces moyens doivent être employés tout à fait au début.

Lorsque le mal est plus avancé, il faut recourir aux cataplasmes de son (5), de mauves (5) ou de graine de lin (5), pour calmer la douleur et hâter la chute du bourbillon. L'animal doit être tenu au repos avec une bonne litière, afin que le pied ne soit pas sali par les déjections.

Loupe. — CAUSES. — Tumeur qui se forme sous la peau par suite des frottements des harnais trop durs, sales ou mal ajustés. Chez les chevaux de gros trait, on voit les loupes au bord antérieur ou à la pointe de l'épaule, tandis que chez les bêtes bovines elles ont leur siège en avant du garrot ou du fanon, et sont produites par le joug du garrot.

CARACTÈRES. — Les loupes débutent par un engorgement chaud et douloureux de la peau qui se montre après le travail et disparaît par le repos. Mais si la cause persiste, la tumeur reparaît de plus en plus volumineuse, devient dure, mobile, et forme à la longue une espèce de cor qui gêne les animaux pour le travail.

TRAITEMENT. — Ce n'est guère qu'au commencement que le propriétaire peut arrêter ou plutôt prévenir le développement des loupes. Il suffit pour cela de réparer et de modifier les harnais (voy. p. 139) et de faire trois fois par jour sur le point engorgé des frictions avec un mélange de craie et de vinaigre (6).

Lorsque la tumeur est devenue dure et insensible, elle doit être traitée par le vétérinaire.

Maladie des chiens ou **maladie du jeune âge.** — Cette maladie frappe les jeunes chiens vers l'âge de six mois à un an. Les chiens des villes en sont plus souvent atteints que ceux de la campagne.

CARACTÈRES. — Au commencement, le chien paraît triste, mange peu, s'ébroue de temps en temps et.tousse par intervalles. Bientôt les yeux sont chassieux; un écoulement blanchâtre, puis jaunâtre, s'écoule par les narines et gêne la respiration; la toux augmente, devient grasse et quinteuse. Il y a d'abord constipation, puis diarrhée; les vomissements ne sont pas rares.

Si la maladie s'aggrave, la diarrhée persiste et devient fétide, la faiblesse augmente, l'animal est oppressé, refuse toute espèce d'aliments, gonfle les joues à chaque respiration (souffle labial) et ne tarde pas à mourir.

TRAITEMENT. — *Traitement préventif.* — Faire vomir les jeunes chiens de temps en temps, tous les mois par exemple, en leur faisant avaler une poignée de sel ou en leur donnant un peu d'émétique (de 5 à 15 centigr.) avec de l'eau tiède ou du lait.

Traitement curatif. — Dès que l'animal paraît malade, on le met dans un endroit sec, on supprime toute espèce d'aliments salés ou épicés et on le nourrit de viande crue ou de lait coupé avec de l'eau. Un vomitif est encore bien indiqué lorsque le mal se porte à la tête ou à la poitrine. Si au contraire les intestins sont pris, on emploie l'huile de ricin (79) et on administre quelques lavements émollients (36, 37, 38, 39, 42).

Il existe au-dessous et à la base de la queue du chien des glandes qui sécrètent une humeur visqueuse qui se déverse dans l'intestin, près de l'anus. Bernard a constaté que la réplétion de ces glandes aggrave la maladie et il conseille de les vider tous les deux ou trois jours en les pressant d'avant en arrière avec le doigt. La matière se fait jour sous la forme d'un ver et c'est ce qui a fait croire à l'existence du *ver de l'anus.*

Le séton au cou, préconisé par Gayot, donne aussi d'excellents résultats. Il en est de même des sinapismes (73) sur la poitrine lorsque la respiration est gênée.

Mal d'âne. — Le mal d'âne ou *crapaudine* consiste en des ulcères qui se forment sur le devant de la corne du sabot vers la région de la pince. Les anes y sont plus sujets que les chevaux.

CARACTÈRES. — La corne du haut de la pince est rugueuse et creusée de sillons du fond desquels on voit sourdre une humeur fétide. Plus le mal se développe, plus il empiète sur la couronne. Une corne de mauvaise nature se forme, comprime la peau, fait boiter l'animal, donne lieu à des abcès et plus tard à un ulcère qui peut à la longue entrainer la carie des tendons.

TRAITEMENT. — Lorsque la boiterie apparait, on amincit l'excroissance de corne de mauvaise nature pour qu'elle n'exerce pas de pression sur la peau de la couronne. Cette opération est facile, à la condition de ramollir préalablement la corne au moyen d'un cataplasme de farine de graine de lin (5).

Mal de brou, mal des bois. — V. *Pissement de sang*.

Mal caduc. — V. *Épilepsie*.

Mal de cerf. — V. *Tétanos*.

Mal de garrot. — Inflammation de la région du garrot.

CAUSES. — Elle survient chez le cheval à la suite des pressions exercées par la sellette, la selle ou le collier, ou bien par l'effet de coups ou de morsures faites par d'autres chevaux.

CARACTÈRES. — Le premier signe de la maladie, c'est l'engorgement de la région qui est ordinairement chaude et douloureuse. Plus tard il peut se former des abcès plus ou moins profonds, des clapiers de pus suivis de la désorganisation des tissus.

TRAITEMENT. — C'est au commencement qu'il importe d'agir, car si le mal n'est pas traité à temps, il est toujours très long à guérir et peut même se terminer par les complications les plus graves.

Tout d'abord il faut mettre l'animal au repos et faire sur la partie des lotions d'urine, d'eau salée, saturnée (62) ou vitriolée (63). Si la douleur est aiguë au point de produire la fièvre, on recouvre le garrot d'un cataplasme de mauves (5) ou de farine de graine de lin (5).

Ces soins ne sont que provisoires et ne doivent pas faire différer de recourir aux lumières du vétérinaire.

Mal de gorge. — V. *Esquinancie.*

Mal rouge du porc. — V. *Érysipèle.*

Mammite. — V. *Inflammation des mamelles.*

Méningo-Encéphalite. — V. *Coup de sang.*

Météorisation. — V. *Enflure du ventre.*

Molettes. — Tumeurs que l'on voit fréquemment chez les chevaux et qui ont leur siège au-dessus du boulet. Elles existent tantôt sur l'un des côtés du membre, tantôt sur les deux côtés.

CAUSES. — Les molettes sont toujours un signe d'usure. Elles surviennent inévitablement chez les chevaux que l'on fait travailler trop jeunes, et sur ceux qui sont soumis à des efforts violents ou à de grandes fatigues. De là l'indication de ménager les animaux et de ne pas exiger d'eux un travail au-dessus de leurs forces, surtout quand ils ne sont pas assez développés.

CARACTÈRES. — Les molettes sont ordinairement molles au toucher, insensibles à la pression, et n'empêchent pas l'animal qui en est atteint de travailler. Mais lorsqu'elles sont volumineuses et dures, la boiterie peut survenir après une course longue, rapide et pénible.

TRAITEMENT. — Au commencement, on doit essayer d'obtenir la guérison des molettes en enveloppant le boulet de bandes de flanelle ou de toile, et en appliquant matin et soir des douches d'eau froide. Si ces moyens ne réussissent pas, on s'adresse au vétérinaire, qui décidera s'il faut employer les préparations vésicantes ou le feu. Ce dernier mode de traitement est le plus efficace.

Morve. — Maladie redoutable qui s'attaque au cheval, à l'âne et au mulet. Elle est éminemment contagieuse et jouit même du triste privilège de se transmettre à l'homme.

CAUSE. — La seule et unique cause de la morve, c'est la contagion. Le virus qui sert à sa propagation réside dans la matière du jetage, dans celle des ulcères, dans le pus qui s'écoule des tumeurs farcineuses, dans le sang, etc. Il est donc dangereux de donner des soins à des animaux morveux, et l'on ne saurait prendre trop de précautions à cet égard quand on a des blessures ou des gerçures aux mains.

La contagion s'effectue d'un animal à l'autre, non seulement par le contact des liquides précités, mais encore par l'intermédiaire de l'air. Il faut donc mettre les animaux morveux, et même ceux qui sont simplement suspects de morve, dans une écurie particulière et ne pas les laisser communiquer avec d'autres chevaux. L'homme qui les soigne doit de son côté prendre des mesures pour ne pas servir d'agent de transmission.

Les bêtes bovines et les porcs sont réfractaires à la contagion de la morve, tandis que le chien et le chat peuvent dans certaines circonstances spéciales contracter la maladie.

CARACTÈRES. — Il s'écoule par l'un des naseaux, quelquefois mais rarement par les deux, un *jetage* épais, de couleur jaunâtre ou verdâtre qui adhère aux ailes du nez, les corrode quelquefois et s'y concrète sous la forme de croûtes. Les glandes situées dans l'auge, c'est-à-dire sous la langue, sont tuméfiées, dures, bosselées, indolores à la pression et adhèrent à l'os de la mâchoire : c'est ce que l'on appelle *glandage*. Enfin, il existe sur la muqueuse du nez des ulcères ou *chancres* de couleur grisâtre, dont les bords sont taillés à pic et qui saignent au moindre grattage. Ces ulcères ne sont apparents que lorsqu'ils sont situés sur la partie de muqueuse visible à l'extérieur, c'est-à-dire assez près des naseaux. Tels sont les signes univoques de la morve. Parfois, cette maladie s'accompagne de *farcin* (V. ce mot), qui n'est autre chose que la morve de la peau.

Le vétérinaire doit être prévenu aussitôt que l'on s'aperçoit de l'apparition d'un des signes de la morve, surtout s'il s'agit d'un cheval que l'on vient d'acheter, car cette maladie n'est rédhibitoire que pendant les neuf jours qui suivent la livraison. Il en est de même du farcin.

Morsures. — TRAITEMENT. — Il varie suivant que les morsures proviennent d'un animal sain ou d'un animal enragé.

Morsure par un animal sain. — On déterge la plaie avec des lotions d'eau fraîche, on en rapproche les bords et l'on suit le reste du traitement que nous indiquerons à l'article *Plaies.*

Morsure par un animal enragé ou *simplement suspect de rage.* — Il faut cautériser au fer rouge *immédiatement après l'accident.* Les plaies les plus insignifiantes en apparence ne doivent pas être épargnées. Tous les autres moyens préconisés pour remplacer le fer rouge sont loin d'avoir une efficacité certaine. Cependant, s'il n'est pas possible de cautériser de suite, il ne faut pas pour cela perdre ce temps précieux : on entoure le membre d'une ligature au-dessus de la plaie, et on lave cette dernière à grande eau pour enlever la matière virulente mêlée au sang.

Mais, nous le répétons, ce n'est qu'en appliquant *à temps* et *assez profondément* la cautérisation au fer chaud que l'on peut sûrement détruire le virus de la rage. Toutes les drogues réputées infaillibles, recommandées dans ce but, sont impuissantes et ne fournissent tout au plus qu'une sécurité trompeuse.

M. Pasteur a découvert un mode de traitement d'une efficacité reconnue (Voy. *Rage*).

Mouches (*Destruction des*). — Pour empêcher les mouches d'entrer dans les étables, il faut tenir celles-ci fermées pendant les chaleurs de l'été et clore les fenêtres au moyen de paillassons, afin que les animaux soient dans une demi-obscurité. Le soir, on suspend au plafond des bottes de fougère ou de buis : les mouches vont s'y loger pendant la nuit, et il est alors facile de les détruire en plongeant dans l'eau ces bottes préalablement mises dans un sac. — Les mouches recherchent de préférence les étables où l'air est infecté par l'odeur du fumier en décomposition et la mauvaise tenue des plafonds et des murs : donc ici la propreté est encore avantageuse.

On préserve des mouches les chevaux de travail avec des filets à mailles plus ou moins serrées qui recouvrent le corps, ou bien avec des caparaçons.

Pour les bœufs, on préfère les couvertures en toile, et sur la tête on met un chasse-mouches carré pour garantir les yeux et le mufle.

On a aussi conseillé de lotionner la surface du corps des animaux avec de la décoction de feuilles de noyer, de baies de genièvre ou de tabac : l'odeur de ces substances déplaît, dit-on, aux mouches, et suffit pour les écarter.

Enfin, les mouches aiment à se poser sur les plaies : elles les irritent et peuvent y déposer leurs œufs. On prévient ces inconvénients en badigeonnant le pourtour et même la surface des plaies avec de l'huile empyreumatique.

Mue des poules. — V. *Picage*.

Non-délivrance après le part (*Suites de la*). — Après l'accouchement, le délivre peut rester attaché à la matrice : on voit alors sortir par la vulve un cordon plus ou moins volumineux. C'est ce que l'on appelle la *non-délivrance*. Lorsque les enveloppes du fœtus séjournent ainsi dans la matrice, elles finissent par s'y putréfier et rendre l'animal malade.

Les suites de la non-délivrance sont fréquentes sur les bêtes bovines, surtout dans les cas d'avortements et aussi lorsqu'on fait usage de fourrages altérés.

CARACTÈRES. — La vache paraît triste, a moins d'appétit et donne peu de lait. Par intervalles, elle fait des efforts expulsifs et rejette par la vulve un liquide rougeâtre mêlé à des lambeaux de délivre. A la longue elle maigrit considérablement et succombe le plus souvent.

TRAITEMENT. — Si le délivre n'est pas tombé dans les vingt-quatre heures qui suivent l'accouchement, le vétérinaire doit être prévenu (V. page 175).

Noyés (*Soins à donner aux*). — V. *Étouffement*.

Œdème. — Engorgement mou qui se forme sur divers points du corps et principalement sous le ventre et sur les membres.

CAUSES. — L'œdème se montre sur les chevaux qui restent longtemps inactifs à l'écurie, et alors ce sont les membres de derrière qui sont le plus souvent atteints.

Chez les bêtes bovines on le voit fréquemment survenir sous le ventre, à la suite de forts coups d'aiguillon. Enfin, cette maladie accompagne toujours les blessures occasionnées par des corps aigus, tranchants ou contondants.

Caractères. — La tumeur qui constitue l'œdème est chaude et sensible au début. Elle conserve l'empreinte laissée par la pression du doigt et tend à descendre vers la partie la plus basse.

Traitement. — S'il s'agit de l'œdème des membres chez les chevaux, quelques promenades journalières ou un travail modéré suffisent au commencement pour faire disparaître le mal. En cas d'insuccès, on fait, en outre, le matin et le soir, des frictions avec une pâte composée de craie et de vinaigre (6), en attendant que le vétérinaire puisse visiter l'animal.

Oignon. — Blessure qui se forme sous la sole du pied du cheval, par l'effet d'une tumeur de l'os.

Causes. — Les animaux à pieds plats ou combles y sont prédisposés. La mauvaise ferrure et les contusions de la sole sur des chemins rocailleux la produisent le plus souvent.

Traitement. — Cette affection guérit difficilement. Au début, on peut cependant essayer de la combattre par les bains froids ou par les cataplasmes émollients (5), mais ordinairement les chevaux qui en sont atteints deviennent impropres à toute espèce de travail.

Onglet. — Tumeur qui se forme sur la troisième paupière ou *corps clignotant* à la suite de piqûres de mouches ou de coups de fouet, et qui finit par se ramollir et s'ulcérer. L'onglet s'observe particulièrement sur les bêtes bovines.

Traitement. — Les lotions avec une décoction de feuilles de plantain (60), de roses (59), aiguisée d'eau-de-vie, sont ici indiquées lorsque le mal débute.

Ophtalmie. — V. *Inflammation de l'œil.*

Orgelet. — Petit furoncle qui se développe chez le cheval sur le bord des paupières et qui atteint les dimensions d'un grain d'orge. C'est de cette ressemblance qu'il tire son nom.

Caractères. — Comme tous les furoncles, l'orgelet se termine par la suppuration et la chute du bourbillon, petit corps blanchâtre qui se forme à son centre.

Traitement. — On lotionne d'abord avec de l'eau de mauve, de guimauve et de bouillon blanc (56), et lorsque le bourbillon est tombé on emploie l'eau froide saturnée (62) ou alcoolisée (64).

Paralysie. — Maladie par laquelle les animaux éprouvent de la difficulté pour sentir ou pour se mouvoir. Tantôt la sensation et les mouvements sont simplement diminués, tantôt ils sont complètement abolis. Les paralysies peuvent frapper une partie du corps seulement ou tout le corps en entier.

Causes. — Elles peuvent survenir à la suite de coups ou de blessures quelconques sur la tête, sur la colonne vertébrale ou sur les membres. Il n'est pas rare non plus de voir tomber en paralysie les étalons que l'on use par des saillies trop souvent répétées.

Caractères. — Les paralysies se reconnaissent facilement ; leurs caractères sont apparents et varient suivant la région affectée. Il n'y a pas de fièvre le plus souvent, mais les mouvements des membres, des mâchoires, des yeux, de tout un côté du corps (*hémiplégie*) ou de tout le train postérieur (*paraplégie*), etc., sont difficiles ou nuls. Les vaches fraîches vêlées sont sujettes à une paralysie spéciale que l'on nomme *fièvre vitulaire* (V. ce mot).

Traitement. — *Traitement préservatif.* — Il découle naturellement des causes signalées.

Traitement curatif. — Il se montre presque toujours infructueux et est du ressort du vétérinaire. Un pansage régulier, de bons bouchonnements, le séjour du malade dans une étable où la température est douce, et des promenades lorsqu'elles sont possibles, contribuent puissamment à la guérison.

Paralysie vitulaire. — V. *Fièvre laiteuse.*

Pépie. — Affection des poules et des dindons qui consiste en une pellicule blanche ou jaune qui se forme au bout de la langue.

CAUSES. — On l'attribue à tort ou à raison à la malpropreté des poulaillers, à l'insuffisance de nourriture et aux eaux malsaines. Ces causes doivent donc être soigneusement écartées.

CARACTÈRES. — Les animaux sont tristes, refusent de manger et ouvrent fréquemment le bec pour respirer. La crête est pâle et les plumes sont hérissées.

TRAITEMENT. — Il consiste à enlever avec une grosse aiguille la pellicule desséchée de la langue en ayant soin de ne pas faire saigner. On lave ensuite la plaie avec du vinaigre et on la saupoudre d'une pincée de sel de cuisine. Pendant quelques jours on nourrit les malades avec un mélange de pain et de son.

Phlegmon. — V. *Abcès.*

Phtisie. — V. *Pommelière.*

Picage des poules. — A l'époque de la mue, les poules qui ne reçoivent pas assez de nourriture tombent malades, maigrissent et succombent. Cette affection est désignée sous le nom de *picage.*

On l'évite en nourrissant les volailles pendant cette période avec du maïs ou de l'avoine. Dans un but économique on remplace ces graines par des choux que l'on suspend au poulailler au moyen de ficelles, pour que les poules puissent les picorer à leur aise.

Piétin. — Maladie du mouton qui consiste en une inflammation du pied, se terminant par un décollement de corne plus ou moins étendu.

CAUSES. — On a attribué le piétin à la malpropreté des bergeries, à l'action du fumier, des boues âcres, des pâturages marécageux, mais la principale cause est la contagion. Le piétin se communique en effet d'un animal à un autre : il suffit pour cela que le pus qui s'écoule des pieds malades aille se fixer sur les pieds des animaux sains.

CARACTÈRES. — Alors que la maladie n'est pas encore appréciable, le bord supérieur de l'onglon commence à se décoller du tissu vif qu'il recouvre. Ce n'est quecinq ou six jours après que la boiterie apparaît et que l'on constate, à l'examen du pied, non seulement le décollement de la corne, mais encore un suintement liquide autour du sabot. Avec le temps, le suintement augmente, devient épais, fétide, et dissout en quelque sorte les tissus. Des ulcères se forment, la corne des talons se détache ainsi que celle de la sole ; si la maladie n'est pas soignée à temps, l'onglon tombe en entier, et le pied se désorganise complètement. A cette période, les animaux mangent peu, restent couchés, deviennent maigres, et le plus souvent ne tardent pas à mourir.

Traitement. — Lorsque la maladie commence à sévir dans un troupeau, le traitement doit être entrepris sans retard. Il consiste à enlever avec le bistouri et sans faire saigner les portions de la corne altérée, à laver avec une solution antiseptique (85, 86) et à cautériser ensuite la plaie, soit en la saupoudrant de vert-de-gris ou d'alun calciné, soit en la recouvrant d'une légère couche d'onguent égyptiac, soit enfin en promenant légèrement à sa surface une barbe de plume trempée dans l'acide nitrique. Après avoir appliqué la substance caustique, on enveloppe le pied dans une bande de linge. Ce pansement, répété une ou deux fois à quelques jours d'intervalle, suffit pour amener la guérison, à la condition toutefois de ne pas laisser persister les causes irritantes dues à l'action de la boue et du fumier. D'ailleurs, pour les premiers pansements, le propriétaire fera bien de s'aider des conseils du vétérinaire.

Pour préserver les animaux non encore atteints, on place à l'entrée de la bergerie un baquet en bois contenant du lait de chaux. Les moutons sont obligés de tremper leurs pieds dans le baquet toutes les fois qu'ils entrent ou qu'ils sortent de la bergerie. Ce moyen, préconisé par Malingié, a l'avantage d'être à la fois très simple et très efficace.

Piqûres simples. — Plaies produites par des clous (V. *Clou de rue, enclouure*) ou des corps aigus quelconques. Nous n'aurons ici en vue que les piqûres que l'on observe sur les bêtes bovines par suite de coups d'aiguillon maladroitement lancés sous le ventre ou sur la pointe du jarret.

CARACTÈRES. — A la suite de ces accidents, les parties atteintes s'engorgent et deviennent douloureuses. De plus, si la blessure est au jarret, l'animal boite fortement.

TRAITEMENT. — Les premiers jours on fait des lotions d'eau fraîche souvent renouvelées : on met sur la partie une étoupade que l'on maintient avec des tours de bande et que l'on arrose toutes les heures ou toutes les deux heures. Si la douleur est intense, on remplace l'eau fraîche par de l'eau de son (54) ou autres décoctions émollientes (55, 56, 57, 58), ou mieux on applique des cataplasmes de son (5).

C'est au vétérinaire à prescrire les autres soins.

Piqûres d'abeilles, de guêpes, de frelons. — Les abeilles se ruent quelquefois sur nos grands animaux lorsqu'ils vont les tourmenter près de leur ruche.

CARACTÈRES. — Leurs piqûres, lorsqu'elles sont nombreuses, produisent de forts engorgements et peuvent devenir graves. Il en est de même des piqûres de guêpes ; celles des frelons sont encore plus à craindre et peuvent entraîner la mort.

TRAITEMENT. — On parvient à arrêter ces enflures par des lotions de vinaigre ou d'eau aiguisée de quelques gouttes d'ammoniaque. Les frictions de liniment ammoniacal (81) donnent aussi de bons résultats.

Piqûres de vipères. — Chez nos grands animaux, les piqûres de vipères se montrent surtout sur les lèvres, à la gorge, à l'encolure, sous le ventre et aux mamelles. C'est aux pâturages que les chevaux et les bêtes bovines y sont le plus exposés. Les chiens, pendant la période de la chasse, sont également sujets à cet accident.

CARACTÈRES. — Les piqûres de vipères sont immédiatement suivies de la formation d'un engorgement qui prend en peu de temps des proportions considérables. Sans danger pour le porc, ces piqûres amènent souvent la mort chez le chien, plus rarement chez les grands animaux.

TRAITEMENT. — Il est le même que celui qui vient d'être
tracé pour les piqûres d'insectes. Le liniment ammoniacal (83)
est principalement utile; nous préférons cependant la liqueur
antivirulente du Dr Rodet (82), le meilleur caustique que l'on
puisse employer en pareil cas.

Pissement de sang. — Évacuation de sang avec les urines.
Cette maladie, encore appelée *hématurie, mal de brou, mal des
bois,* est surtout fréquente chez les bêtes bovines.

CAUSES. — Le pissement de sang s'observe en toutes saisons
par l'usage de plantes âcres, irritantes, trop aqueuses, ou de
fourrages altérés. Les jeunes pousses d'arbres que les animaux trouvent au printemps dans les forêts, les plantes vertes
données en abondance après une période de disette, l'herbe
des marécages, les pailles et les foins moisis sont dans
ce cas.

CARACTÈRES. — Au retour du pâturage, l'animal se met à
pisser le sang, ce qui donne à l'urine une couleur rouge plus
ou moins foncée. Le rejet de cette urine se fait ordinairement
sans douleur; l'appétit est conservé ainsi que la rumination.
Quelquefois cependant il y a fièvre, l'animal mange peu et
éprouve des coliques lorsqu'il urine; les reins sont sensibles
et voussés, il y a constipation, puis diarrhée. Dans la plupart
des cas, la maladie disparaît avec les causes qui l'ont produite.

TRAITEMENT. — Les premiers soins consistent à mettre l'animal à la diète et à appliquer sur les reins un sachet émollient
(1, 2). On donne de 6 à 10 litres de tisane de graine de lin (24)
par jour et quelques lavements adoucissants de la même décoction (39) ou d'eau de son (36). Les animaux doivent être
tenus à l'étable jusqu'à ce que le vétérinaire en décide autrement.

Plaies. — On appelle ainsi les solutions de continuité, les
divisions de tissus faites sur les parties molles du corps. Nous
ne parlerons ici que des plaies en général.

TRAITEMENT. — Lorsque la plaie est récente, il faut en
extraire les corps étrangers, s'il y en a, enlever avec les ci-

seaux toutes les parties mortifiées, et laver la partie avec de l'eau fraiche. Ces lotions, outre qu'elles servent à étancher le sang, ont pour résultat de resserrer les chairs et de contribuer à arrêter l'*hémorragie* (V. ce mot). Il faut ensuite rapprocher les bords de la plaie afin de favoriser la cicatrisation, et les fixer au moyen d'un emplâtre de poix, de diachylon ou de taffetas gommé.

Si la plaie est irrégulière ou trop étendue pour appliquer ces substances agglutinatives, on continue les lotions d'eau froide pendant les deux premiers jours, pour calmer l'inflammation qui succède à toutes les plaies d'une certaine gravité. On nettoie ensuite la plaie avec de l'eau tiède coaltarée (86) et on panse à la glycérine phéniquée (83). Dans tous les cas, la plaie doit être recouverte d'un bandage qui la mette à l'abri du contact de l'air.

Enfin, lorsque la plaie suppure, il suffit de la tenir proprement et de la panser deux fois par jour avec des étoupes imbibées de vin tiède.

Quoique ces soins généraux soient d'une utilité incontestable, la marche des plaies offre des variations qui exigent une surveillance suivie et un traitement spécial. C'est assez dire que l'intervention du vétérinaire est ici de rigueur.

Pour les plaies en particulier, voy. *Contusions, Coupures, Morsures, Piqûres.*

Plaies contuses. — CAUSES. — Plaies produites par des coups de cornes, des coups de pieds, des heurts contre les portes, les barrières, les brancards de voiture. Les plaies contuses résultent aussi des harnais mal ajustés, de chutes sur le sol (V. *Couronné*).

TRAITEMENT. — Après avoir enlevé les corps étrangers et excisé les lambeaux de peau mortifiée, on lave la plaie avec de l'eau froide pure ou blanchie de quelques gouttes d'extrait de Saturne, puis on la recouvre d'un bandage pour éviter l'action de l'air. L'eau froide en douches continues produit aussi d'excellents effets. Ces douches se font au moyen d'un seau placé à une certaine hauteur, et muni inférieurement d'un robinet auquel on adapte un tuyau qui conduit l'eau sur la plaie.

Pour le reste du traitement, voy. *Plaies.*

Pleurésie. — V. *Fluxion de poitrine.*

Pneumonie. — V. *Fluxion de poitrine.*

Poireau. — V. *Fic.*

Pommelière. — C'est la *phtisie pulmonaire* des bêtes bovines.

Causes. — Cette maladie frappe de préférence les animaux mal nourris ou qui vivent dans des étables malsaines et peu aérées. Elle apparaît chez les vaches qui allaitent trop long-temps et généralement chez les bêtes de travail qui subissent souvent de légers refroidissements ou des arrêts de transpi-ration.

La phtisie des bêtes bovines est contagieuse comme celle de l'homme; elle peut se communiquer par cohabitation. Il importe donc d'isoler les malades et de désinfecter les étables pour détruire les germes de la contagion. L'homme lui-même ne doit faire usage du lait provenant de vaches phtisiques qu'après l'avoir fait bouillir préalablement.

Caractères. — Ils sont peu apparents lorsque la maladie débute. Quand elle est avancée, on la reconnaît aux signes suivants : l'animal tousse souvent, la toux est faible et pé-nible, la respiration est accélérée et l'oppression augmente après un travail même léger. Un jetage muqueux s'écoule par le nez, le poil est hérissé, la peau est adhérente aux côtes et craque lorsqu'on veut l'en séparer.

A la dernière période de la maladie, les caractères qui pré-cèdent deviennent plus saillants, l'appétit diminue, la diar-rhée apparaît, l'animal maigrit considérablement, tombe dans le marasme et la mort survient.

Traitement. — La phtisie est incurable. De tous les traite-ments qu'on lui a opposés, celui qui ressort de la bonne hygiène est le meilleur. Il consiste à mettre les malades ou plutôt les suspects dans un air pur, à leur donner une nourriture choisie et à supprimer toute espèce de travail. Mais ces soins ne peuvent être utiles qu'au commencement, lorsqu'on n'a encore que des doutes sur l'existence de la maladie. Dès qu'elle est reconnue, l'animal atteint ne pouvant être déplacé si ce n'est pour être abattu (article 10 du décret du 28 juillet 1888), mieux vaut le livrer à la boucherie.

Pouillottement. — Maladie occasionnée par la présence de poux sur la peau du cheval, du bœuf, du porc et des oiseaux de basse-cour.

Causes. — Les poux se développent sur les animaux maigres, misérablement nourris, mal soignés, qui vivent dans la malpropreté. Ces parasites atteignent surtout les animaux jeunes, les chevaux et les bœufs que l'on étrille rarement, dont la peau est couverte de crasse, et ceux qui habitent des étables placées sous les poulaillers ou sous des greniers à foin dont le plancher mal joint laisse tomber de la poussière. Ces diverses causes disent assez quels sont les moyens préventifs à mettre en usage.

Traitement. — Cette maladie est contagieuse et elle réclame l'isolement des bêtes atteintes. Cela fait, on arrive à détruire les poux en frottant les parties malades avec une décoction de tabac vinaigrée (66), de coque du Levant (67) ou de staphysaigre (68). Deux frictions à quatre ou cinq jours d'intervalle suffisent généralement, à la condition de pratiquer la tonte si le poil ou la laine sont trop longs.

Lorsque les poux sont disséminés sur tout le corps ou sur une grande surface, on fait la friction en plein soleil et on couvre ensuite l'animal pour éviter les refroidissements. S'ils n'occupent qu'une petite étendue de peau, par exemple la nuque et la base de la queue pour les bêtes bovines, le toupet, la crinière et la naissance de la queue pour les chevaux, on fait une onction d'huile ou de graisse sur la partie.

Dans tous les cas, un bon pansage et une nourriture substantielle sont indispensables.

Pourriture. — Cette affection, fréquente chez le mouton, est caractérisée par un dépérissement lent et la formation sous la peau d'engorgements plus ou moins considérables. On l'appelle encore *bouteille, douve, gamadure, cachexie aqueuse.* Elle est due à la présence dans le foie de parasites appelés *distomes.*

CAUSES. — La pourriture se montre après les saisons pluvieuses et les inondations, dans les pays humides, marécageux, où l'herbe est aqueuse et peu alibile. Les moutons que l'on mène le matin à jeun sur des pâturages couverts de pluie, de rosée ou de brouillard, y sont surtout prédisposés. C'est en effet sur les sols humides, fangeux, au voisinage des mares et des étangs, que les larves des distomes pullulent de préférence. L'herbe chargée d'eau, la mauvaise alimentation, la misère, etc., affaiblissent les animaux et préparent le terrain pour la multiplication des parasites.

CARACTÈRES. — Les moutons atteints de cachexie sont faibles, abattus, mangent peu; l'œil est pâle, larmoyant. Dans la suite, l'appétit disparait, la laine tombe par plaques, la faiblesse augmente et la maigreur remplace l'embonpoint trompeur qui existe quelquefois au début. Le soir, au retour du pâturage, on constate souvent dans la région de l'auge (sous la tête) un engorgement que l'on appelle vulgairement *bouteille.*

A la longue, ces signes maladifs s'accusent de plus en plus, la diarrhée survient et l'animal succombe dans le marasme.

TRAITEMENT. — Les moyens préservatifs tirés de la connaissance des causes sont les plus sûrs et les moins coûteux. Il faut donc éviter de faire paître les moutons sur des terrains humides et leur donner le matin une ration sèche avant de les laisser sortir de la bergerie. Pendant les temps pluvieux on les laisse à l'étable et on les nourrit abondamment. Une bonne précaution consiste à donner aux plus faibles un peu d'avoine et de son et à saupoudrer les fourrages de sel marin. Si le troupeau est trop nombreux et que les ressources de la ferme ne permettent pas de le nourrir convenablement, on en vend une partie de façon à pouvoir mieux soigner ce qui reste.

Pousse. — Difficulté de la respiration qui consiste en un temps d'arrêt survenant pendant l'expiration et quelquefois aussi pendant l'inspiration. Fréquente chez le cheval, cette maladie est relativement rare chez l'âne et le mulet. L'*emphysème pulmonaire* (V. ce mot) est la cause la plus ordinaire de la pousse; aussi dans la pratique considère-t-on ces deux expressions comme désignant la même maladie.

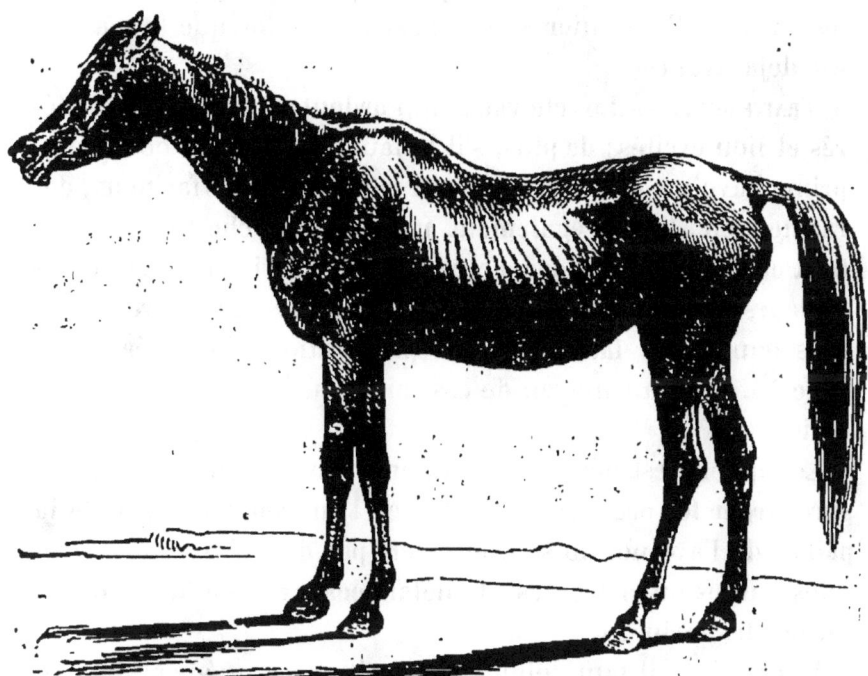

Fig. 63. — Pousse.

CAUSES. — La pousse frappe les chevaux (fig. 63) que l'on soumet à des allures rapides ou à de grands efforts de tirage, surtout quand on les nourrit abondamment de foin, de trèfle ou de luzerne. Ces aliments, donnés en grande quantité, encombrent l'estomac et gênent le jeu du poumon. La toux produite par l'esquinancie et par l'usage des fourrages moisis, avariés, peut encore occasionner la pousse.

CARACTÈRES. — On sait que dans l'état de santé le flanc s'élève et s'abaisse d'une manière lente et continue. Dans la pousse, au contraire, l'abaissement du flanc (expiration) est coupé en deux par un temps d'arrêt ou soubresaut, lequel se montre aussi parfois, mais rarement, lorsque le flanc se relève (inspiration).

Cette irrégularité des mouvements respiratoires s'accompagne d'une toux faible, sèche, quinteuse, non suivie d'ébrouement ou rappel, et d'un jetage crémeux qui s'écoule par les narines. Ce dernier signe n'existe que lorsque la maladie est déjà avancée.

Traitement. — Les chevaux trop ardents doivent être modérés et non excités ; de plus, s'il le faut, on diminue ou on supprime l'avoine, que l'on remplace par du son, des farineux, des racines, etc. Il faut également ménager les chevaux de gros trait et ne pas demander d'eux des efforts violents au-dessus de leurs forces. On ne doit donner les fourrages altérés qu'après leur avoir fait subir les préparations indiquées à la page 76. C'est au moyen de ces soins que l'on prévient la maladie.

Lorsqu'elle est déclarée, on donne peu de foin pour ne pas surcharger les organes digestifs, et l'on remplace par de la paille, de l'avoine, du son, ou bien par des fèves, des féveroles, cuites ou macérées et mélangées avec de la graine de lin ou des farineux.

A ces soins, il faut joindre un traitement médical dont la prescription incombe au vétérinaire.

Prise de longe. — Plaie plus ou moins profonde que les chevaux se font au pli du paturon, et quelquefois au genou ou au jarret, lorsqu'ils s'*enchevêtrent* un pied dans la longe du licol : de là le nom d'*enchevêtrure* donné à l'accident.

Causes. — La prise de longe s'observe ordinairement au paturon d'un membre de derrière. Elle se produit quand les animaux cherchent à se gratter la tête ou la crinière, surtout si le bout de la longe est fixé à la mangeoire au lieu de glisser dans un anneau ou dans une rainure, comme il est dit à la page 41. Après que l'animal a accroché la corde du licol avec le pied, il fait des efforts pour se dépêtrer et se blesse d'autant plus profondément que le frottement est plus prolongé et plus énergique.

CARACTÈRES. — Si la peau est simplement écorchée, la marche est hésitante, mais lorsque la plaie est profonde, l'animal boite fortement et ne se meut qu'avec la plus grande difficulté.

TRAITEMENT. — De suite après l'accident, les bains froids ou l'application sur la plaie d'une étoupade que l'on arrose souvent d'eau fraiche sont bien indiqués. Mais s'il y a beaucoup de douleur, le mieux est d'appliquer des cataplasmes de son (5) ou de farine de graine de lin (5) miellés, en attendant le vétérinaire.

Prurit. — V. *Démangeaison.*

Rage. — Terrible maladie qui frappe les animaux de l'espèce canine. Elle peut se communiquer aux autres animaux ainsi qu'à l'homme.

CAUSES. — La seule cause certaine de la rage, c'est la contagion. Mais il ne faut pas croire que la morsure d'un chien enragé doive fatalement engendrer la rage : pour que la contagion s'effectue, il faut que la salive de l'animal enragé soit introduite par la morsure dans l'intérieur de la plaie et passe dans le sang. C'est pour cette raison que sur trois animaux mordus on voit à peine un enragé. La rage est surtout fréquente au printemps et en été.

CARACTÈRES. — *Rage ordinaire* ou *furieuse.* — Au début, le chien est inquiet, et loin de témoigner de l'aversion pour son maître, il se montre plus caressant qu'auparavant. Il est triste, se retire et se couche dans un coin, se relève à certains moments comme réveillé en sursaut et se couche de nouveau. Par temps, il gratte le sol avec ses pattes et se lance sur des objets imaginaires comme pour attraper des mouches. — L'appétit diminue d'abord, puis disparaît tout à fait, et l'animal avale des brins de paille ou de bois, des pierres, du sable, etc. — Il n'aboie plus, à moins que l'on ne veuille considérer comme

16.

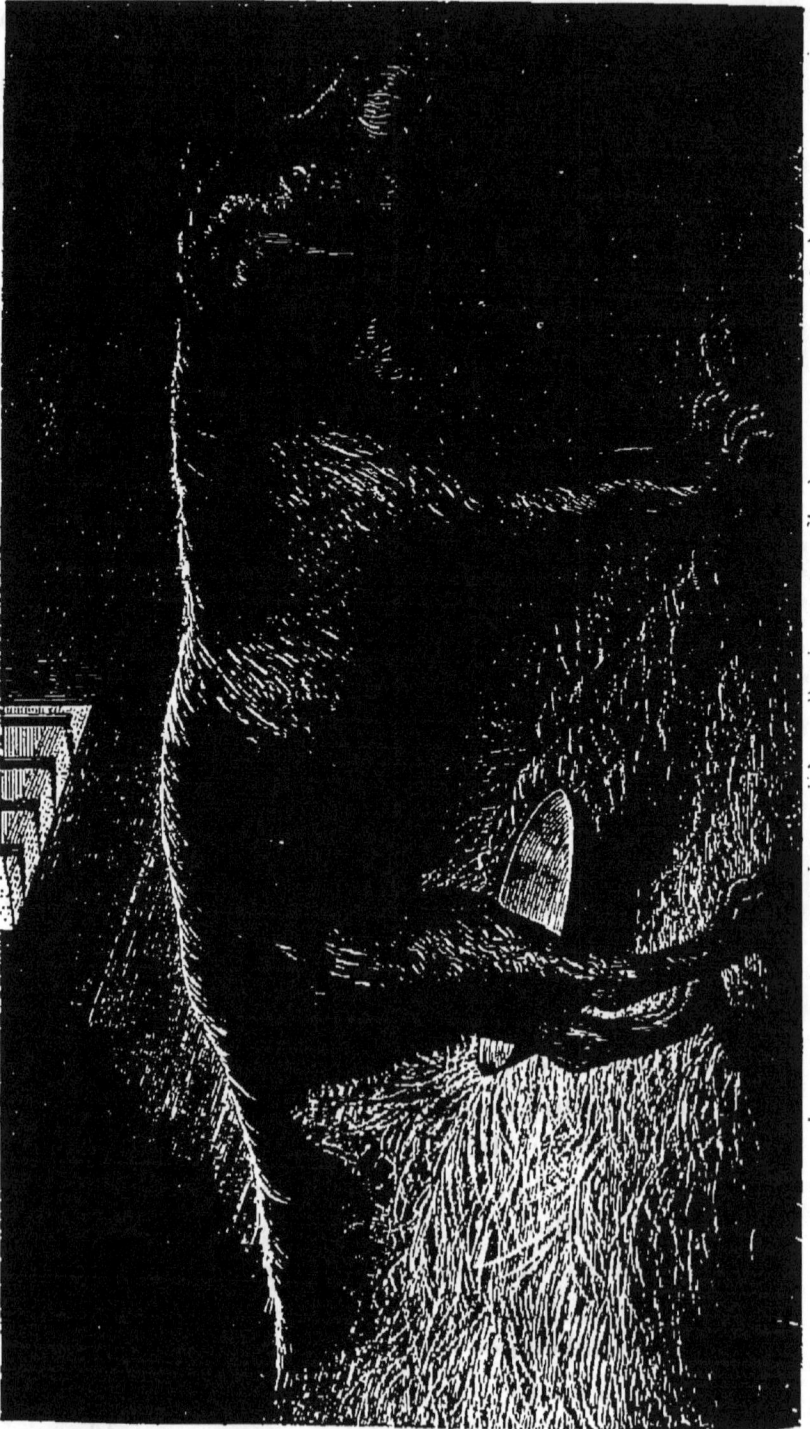

Fig. 64. — Chien atteint de rage mue.

aboiement ce cri particulier, rauque et sinistre, qu'il fait
entendre par intervalles.

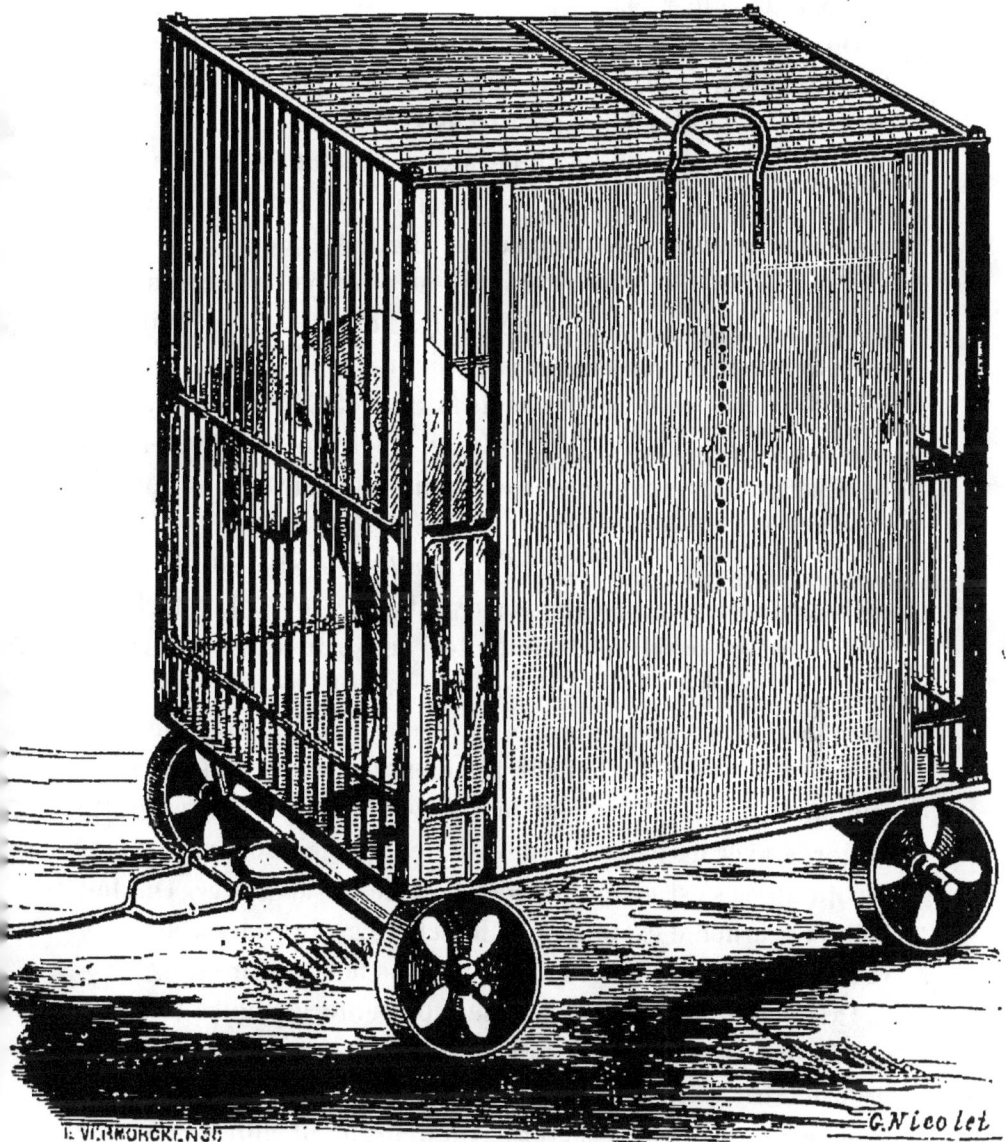

Fig. 65. — Chien atteint de rage furieuse.

Le chien enragé n'a pas horreur de l'eau comme on le croyait
autrefois : au contraire, dans les premiers temps de la maladie
il boit avec avidité. Plus tard sa gorge se resserre, se contracte,

et il ne peut pas avaler : mais il recherche l'eau et plonge son museau dans le vase.

On croit également que la bouche d'un chien enragé est toujours écumeuse, mais ce caractère n'est pas constant, quoiqu'il existe dans la plupart des cas.

Lorsque la rage est déclarée, les yeux sont rouges, hagards (fig. 65); par accès l'animal se précipite sur les corps qui l'entourent et y mord à pleines dents. Bientôt il quitte le logis en portant la queue relevée et non entre les jambes comme on l'a avancé, s'élance avec furie sur les hommes ou les animaux qu'il rencontre, et, après les avoir mordus, il continue sa course jusqu'à ce qu'il tombe de fatigue et d'épuisement.

A ces accès succède la paralysie du train de derrière et quelquefois des mâchoires, et l'animal meurt après une période de 1 à 8 jours.

Rage mue, rage muette, rage tranquille. — Elle se distingue de la première par les signes suivants (fig. 64) : la mâchoire inférieure est paralysée, pendante, de sorte que l'animal ne peut pas mordre. Il paraît triste, craintif, reste à peu près immobile et n'a pas ces accès de fureur que l'on constate dans la rage ordinaire. La bouche reste entr'ouverte, la langue est pendante, l'animal ne peut ni aboyer, ni avaler; il se gratte la gorge avec les pattes de devant, ce qui fait souvent supposer qu'un os s'est arrêté dans la bouche ou au gosier. On doit bien se garder d'examiner la bouche, car la salive, dans la rage mue, est aussi virulente que dans la rage furieuse.

TRAITEMENT. — Lorsqu'un chien présente quelques-uns des signes qui peuvent faire présumer l'existence de la rage, le propriétaire doit se hâter de l'enfermer (fig. 65) ou de l'attacher. En outre, il l'observera soigneusement afin de pouvoir fournir au vétérinaire tous les renseignements possibles.

Un chien mordu par un chien enragé ou simplement suspect de rage doit être tenu en observation pendant trois mois au moins; ce n'est guère qu'après cette période qu'il peut être mis en liberté. Si pendant ces trois mois il devient triste et refuse de manger, le mieux est de le faire abattre immédiatement. L'abatage est d'ailleurs stipulé par l'art. 10 de la loi du 21 juillet 1881 (voir *Police sanitaire*) pour les chiens atteints ou suspects, c'est-à-dire qui ont été mordus, roulés, flairés ou soupçonnés d'avoir été mordus par un chien enragé. Cette sage mesure est souvent incomplètement appliquée. Mais si l'on songe aux accidents effrayants qui peuvent survenir, on exécutera impitoyablement la loi, si rigoureuse qu'elle paraisse. Se fait-on une idée des cruelles souffrances endurées par une malheureuse personne enragée!...

Le port du collier avec nom et adresse du propriétaire, rendu obligatoire par les maires ou préfets, la médaille suspendue à ce collier, la laisse et la muselière, l'émoussement des dents, etc., ont été tour à tour prescrits ou conseillés.

De toutes ces mesures, la muselière est la seule vraiment efficace. A Londres, le nombre des cas annuels de rage est descendu en deux ans (1889-1890) de 400 à 37 par l'emploi rigoureux de ce moyen. On fait des muselières de diverses formes, que l'on perfectionne dans le seul but de gèner le moins possible les animaux.

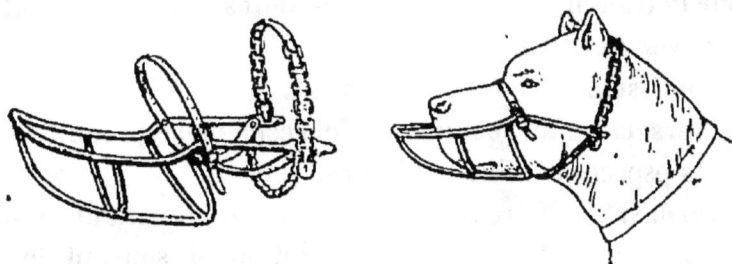

Fig. 66 et 67. — Muselière Campagnan.

Ainsi la muselière de M. Campagnan, que nous représentons isolée et placée (fig. 66 et 67), ne comprime qu'à demi la gueule du chien et lui permet de boire.

L'appareil de M. Derop (fig. 68 et 69), est d'un principe nouveau et d'une conception assez originale. Mais il a besoin de quelques perfectionnements; il faut que l'appareil soit plus aisément applicable, que ses butoirs empêchent vraiment le chien de mordre.

En somme, les muselières ordinaires sont encore les plus sûres.

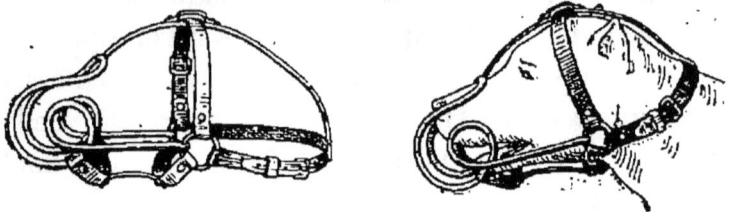

Fig. 68 et 69. — Muselière Derop.

M. Pasteur a doté l'humanité du moyen de prévenir la rage après morsure. Cette méthode consiste à détruire l'action du virus par l'inoculation de liquides de plus en plus virulents, obtenus avec des moelles de lapin desséchées à divers degrés. Toutefois, le traitement n'agit que si les liquides inoculés pénètrent dans le système nerveux avant le virus des morsures : c'est assez dire qu'il guérit d'autant plus sûrement qu'il est appliqué plus tôt.

Pour le traitement des morsures faites par un animal enragé, voyez *Morsures*.

Refroidissement. — V. *Courbature*.

Renversement du rectum. — Cet accident se produit sur les diverses espèces d'animaux domestiques.

Traitement. — Faire rentrer l'organe en prenant des précautions pour ne point l'excorier, et lotionner souvent le fondement avec de l'eau vinaigrée. Quelques lavements simples (35) sont utiles pour faciliter la sortie des excréments. On tient l'animal à la demi-diète pendant quelques jours ; si le renversement se reproduit, on appelle le vétérinaire.

Renversement du vagin ou de la matrice. — Il n'est pas rare de voir cet accident se produire chez les vaches après le part.

Traitement. — Lorsque le vagin ou la matrice apparaissent

au dehors, on doit les remettre en place après les avoir soigneusement nettoyés avec de l'eau tiède. Le vagin est ordinairement facile à réduire : on n'a pour cela qu'à le refouler en avant pendant les intervalles des efforts.

Mais la réduction de la matrice est plus délicate et nécessite l'intervention du vétérinaire. Aussi, en l'attendant, on doit soutenir l'organe au moyen d'un linge, et veiller à ce qu'il ne soit pas lésé par les frottements que l'animal pourrait exercer contre les murs. L'opération achevée, on met une épaisse couche de fumier et de paille sous les pieds de derrière, pour que l'organe n'ait pas de la tendance à sortir de nouveau. En outre on tient l'animal à la diète pendant deux ou trois jours.

Rétention d'urine. — V. *Coliques d'urine.*

Rhume de cerveau. — Encore appelé *enchifrènement, coryza, catarrhe nasal;* cette maladie s'observe sur tous nos animaux domestiques et n'est autre chose que l'inflammation de la pituitaire ou muqueuse du nez.

Causes. — L'enchifrènement provient toujours de refroidissements. Aussi le voit-on survenir après les changements subits de température, lorsque les animaux restent la nuit aux pâturages, lorsqu'ils sont surpris par une averse pendant les temps chauds, ou bien lorsqu'on les fait sortir brusquement d'une étable trop chaude et non aérée.

Le coryza du mouton est dû le plus souvent à l'irritation produite à l'intérieur du nez par la poussière, lorsque ces animaux marchent en troupeau pendant l'été sur les grandes routes.

Caractères. — Tout à fait au début, les animaux paraissent abattus, la muqueuse du nez est rouge et sèche, et un jetage semblable à de l'eau s'écoule par les narines. Le cheval, le mouton et le chien éternuent souvent. Le bœuf a la respiration sifflante près des naseaux, les yeux tuméfiés et larmoyants, les cornes et les oreilles très chaudes à la base.

Un ou deux jours après, l'animal tousse par intervalles,

l'écoulement des narines devient épais, jaunâtre, et s'arrête sur les ailes du nez où il forme des croûtes brunes qui, chez le mouton, obstruent le passage de l'air et gênent la respiration.

Chez tous les animaux, l'appétit, quoique diminué, est conservé, à moins que la fièvre ne soit très intense, ce qui advient quelquefois sur les bêtes bovines.

TRAITEMENT. — Il faut chercher, lorsque la maladie se déclare, à faire transpirer les animaux. A cet effet, on emploie pour le cheval les bains de vapeur (53), et pour le bœuf les charges sudatoires (74). Les fumigations émollientes (48, 49, 50) ou d'eau tiède répétées deux ou trois fois par jour produisent aussi de bons effets. S'il y a fièvre, quelques lavements d'eau de son (36) sont toujours utiles. En outre, il importe de mettre les animaux à l'abri des courants d'air et de l'humidité, de leur donner des boissons tièdes et farineuses, de les bouchonner, de les tenir chaudement, et de renouveler souvent la litière pour que les émanations du fumier n'irritent pas les voies respiratoires.

Rhume de poitrine. — Inflammation du conduit qui porte l'air dans le poumon. On l'appelle aussi *bronchite, catarrhe du poumon*.

CAUSES. — La bronchite reconnait pour causes ordinaires le passage subit du chaud au froid, l'usage des boissons froides lorsque les animaux sont en sueur, les arrêts de transpiration par des coups d'air, des averses, etc.

CARACTÈRES. — L'animal tousse souvent; la toux est d'abord sèche et douloureuse, puis elle devient grasse et s'accompagne d'un écoulement par les narines. Les premiers jours ce jetage est blanchâtre, presque liquide, et devient ensuite épais et jaunâtre. La respiration est vite et plus ou moins gênée, ce que l'on voit à l'agitation du flanc.

L'appétit est diminué; chez les bêtes bovines les yeux sont larmoyants et la rumination irrégulière.

TRAITEMENT. — Ne pas exposer les animaux à l'air, les couvrir chaudement, les bouchonner souvent, leur donner des boissons farineuses tièdes, les tenir à la diète, tels sont les premiers soins à mettre en usage.

De plus, on activera la transpiration par des fumigations émollientes (48, 49, 50) sous le nez, ou des bains de vapeur (53) sous la poitrine ; si les flancs sont agités, on appliquera un sinapisme (73) sur le bas des côtes. C'est au vétérinaire à juger de l'utilité de la saignée et des autres soins.

Rouge des dindons. — Maladie qui frappe les dindons vers l'âge de six mois.

TRAITEMENT. — Le meilleur traitement à lui opposer consiste tout simplement à mélanger avec les aliments des oignons hachés.

Rougeole du porc. — Maladie contagieuse, ordinairement peu grave, caractérisée par une éruption de la peau.

CAUSES. — On l'observe sur les porcs qu'on laisse pâturer sur les prairies de trèfle, de luzerne, de farouche. La rougeole se communique de la mère aux petits.

CARACTÈRES. — La peau présente des taches rouges sur la tête et les oreilles, en dedans des cuisses, aux mamelles et sous le ventre. Ces taches sont suivies de l'apparition de boutons et de la formation de croûtes. Les yeux sont larmoyants, les animaux toussent quelque peu et sont enchifrenés. Après une huitaine de jours, les croûtes tombent et le malade guérit généralement.

TRAITEMENT. — Tenir les animaux dans des étables saines, plutôt chaudes que froides, pourvues d'une bonne litière, donner des aliments de facile digestion, des boissons tièdes auxquelles on ajoute de la tisane de sureau (30) ou de camomille (26). Lorsque les croûtes sont formées, on les fait tomber avec des lotions d'eau de son (54) que l'on fait suivre chaque fois d'un léger bouchonnement avec un tampon de laine.

Rougeurs. — Espèce d'échauffement que l'on constate quelquefois sur les chevaux et les bêtes bovines, en dedans des cuisses et des avant-bras ou sur les mamelles. Ces rougeurs s'accompagnent ordinairement de croûtes. Il suffit pour les faire disparaître de faire, le matin et le soir, des onctions de pommade soufrée sur la partie malade. On racle ensuite légèrement la partie pour la rendre propre et on saupoudre avec de la poudre d'amidon.

Rouvieux. — Gale du cheval qui a son siège au bord supérieur de l'encolure et qui se caractérise par la chute des crins, la formation de petits boutons et une forte démangeaison.

TRAITEMENT. — Le même que celui de la *gale* (V. ce mot).

Sang de rate. — V. *Charbon*.

Scorbut. — Cette maladie est commune chez le porc, plus rare chez le mouton et le chien. Elle se localise principalement à la bouche et sur la peau.

CAUSES. — On l'observe sur les animaux qui vivent misérablement, qui ne reçoivent qu'une nourriture insuffisante ou avariée, et dont les étables sont froides, humides, dépourvues d'air et de lumière.

CARACTÈRES. — La maladie débute par de la faiblesse, de l'abattement et la diminution de l'appétit. Les gencives sont rouges et saignent facilement, l'haleine répand une odeur fétide. Des taches rouges apparaissent à la surface de la peau, les membres s'engorgent, les gencives s'ulcèrent, les dents se déchaussent, les soies se hérissent, tombent facilement, et si on les arrache, leur racine emporte une goutte de sang noir.

L'animal maigrit rapidement, des ulcères se forment aux points où la peau est dépilée, la diarrhée survient, et la mort termine cette série de symptômes.

TRAITEMENT. — On parvient quelquefois à arrêter le scorbut en mettant les malades dans des habitations propres, exposées au soleil, où l'air est pur et exempt d'humidité ; en les laissant sortir souvent quand le temps est beau, et enfin en donnant de bons aliments, tels que des châtaignes et des glands aux porcs, de l'herbe aux moutons, des soupes et de la viande aux chiens.

Contre les ulcères de la bouche, on fait des gargarismes avec des liquides astringents (15, 16) ou antiseptiques (17, 18) et l'on cautérise de temps en temps avec de l'eau de Rabel étendue d'eau.

Seime. — Fente plus ou moins profonde du sabot du che-

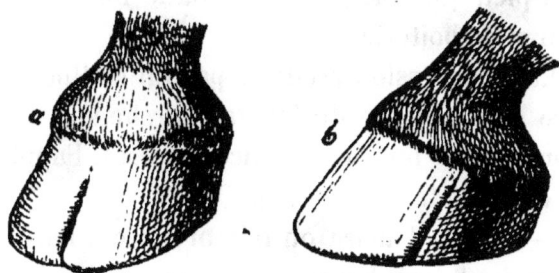

Fig. 70 et 71. — Seime.

val et qui affecte la direction longitudinale, c'est-à-dire de haut en bas (fig. 70 et 71).

CAUSES. — Les chevaux pinçards, panards; ceux dont la corne est sèche, cassante; ceux qui, venant d'un pays de pâturages, sont logés dans des écuries pavées, à sol sec; ceux qui subissent la transition opposée, sont prédisposés aux seimes. L'action de la râpe du maréchal qui enlève le vernis de la corne, l'habitude de mettre souvent les animaux à l'eau, une course rapide, un saut, l'usage de fers trop lourds, trop larges ou assujettis par des clous trop longs qui déchirent la corne, telles sont les causes directes des seimes.

TRAITEMENT. — Pour prévenir les seimes, on enduit de temps en temps la corne d'onguent de pied (77), de graisse ou d'huile de lin, pour qu'elle ne se dessèche pas et ne prenne pas trop d'humidité. Si cela ne suffit pas, on entretient sous les pieds de la bouse de vache, des crottins ou de l'argile détrempés dans du vinaigre. Les fers des pieds atteints de seimes ne doivent être ni trop épais, ni trop grands, et il est utile dans certains cas de les doubler d'une semelle de cuir ou d'une couche d'étoupes, pour que les chocs soient moins violents. Ces simples soins suffisent quelquefois pour guérir les seimes superficielles.

Le traitement des seimes profondes est du ressort du vétérinaire.

Sole battue, foulée, brûlée. — Inflammation du tissu vif du dessous du pied qui s'accompagne d'une forte sensibilité de cette région et de boiterie.

Causes. — La compression produite par un caillou qui s'es introduit entre les branches du fer, la marche sur les routes empierrées lorsque les fers sont minces et usés; l'application d'un fer trop chaud, etc.

Traitement. — Tout d'abord on fait prendre à l'animal un bain de pied pendant deux heures dans une eau froide, et l'on applique ensuite sous la sole de la terre glaise détrempée en pâte avec de l'eau. On peut continuer ce traitement pendant deux ou trois jours, ou bien on applique des cataplasmes de son (5) ou de graine de lin (5) jusqu'à ce que le vétérinaire en ait décidé autrement.

Suros. — Tares osseuses qui se développent chez le cheval sur les os du canon.

Causes. — Les jeunes chevaux y sont surtout exposés par suite des tiraillements qui résultent des sauts et des divers ébats auxquels ils se livrent. Les coups de fer qu'ils se donnent au canon en courant sont aussi une des causes les plus fréquentes des suros.

Caractères. — Les suros ne produisent de boiterie que lorsqu'ils gênent les mouvements des articulations et des tendons. Ceux qui sont situés sur les côtés ou en avant des os du canon n'offrent pas de gravité.

Traitement. — Celui que nous avons indiqué pour la *courbe* (V. ce mot) est en tout point applicable aux suros.

Tétanos. — Connu aussi sous le nom de *mal de cerf*, le tétanos consiste dans la contraction exagérée et continue des muscles. Chez le cheval, ce sont les muscles des mâchoires (trismus) et de l'encolure qui sont le plus souvent atteints.

Causes. — Le tétanos survient après des piqûres, des contusions de nerfs, ou à la suite d'opérations graves, la castration par exemple. On le dit alors *traumatique*, pour le distinguer du tétanos *essentiel* dû le plus souvent à des refroidissements : immersion dans l'eau froide, les animaux étant en sueur, coups d'air violents, etc.

CARACTÈRES. — Le cheval atteint de tétanos tient la tête tendue sur l'encolure, les mâchoires contractées, les narines dilatées, les yeux fixes, les oreilles droites et l'encolure portée en arrière. La queue est raide, relevée, et les membres sont tenus écartés et rigides comme si l'animal craignait de tomber. Les flancs sont agités, le pouls est dur, il y a constipation. Bientôt l'animal ne peut plus desserrer les mâchoires pour manger ou pour boire, la raideur devient générale et la mort ne se fait pas longtemps attendre.

TRAITEMENT. — Cette maladie est ordinairement incurable ; on a essayé sans succès les médications les plus diverses. Quoi qu'il en soit, on doit tenir les malades dans des écuries demi-obscures où l'atmosphère est douce et pure, éviter de faire du bruit autour d'eux, leur mettre des couvertures et les faire barboter souvent s'ils peuvent encore avaler. Les bains de vapeur (53), combinés avec l'administration de tisanes chaudes de bourrache (29), de tilleul (25), de fleurs de sureau (30), en vue de faire transpirer le malade, amènent souvent une détente favorable.

Contre la constipation, on donne trois fois par jour des lavements d'eau de son (36).

Lorsque les animaux ne peuvent plus se nourrir eux-mêmes, on leur fait avaler de l'eau blanche ou du thé de foin au moyen de la seringue, et l'on prend le soin de ne pas les laisser trop longtemps couchés.

Tic. — On distingue chez les chevaux plusieurs sortes de tic. Nous ne parlerons que de celui qui est compris dans la liste des vices rédhibitoires sous le nom de *tic avec ou sans usure des dents* (loi du 2 août 1884), avec neuf jours de garantie. Il consiste en une espèce de rot que l'animal fait entendre par intervalles après avoir fortement fléchi la tête sur l'encolure.

CAUSES. — Le tic apparaît à la suite de circonstances très diverses, telles que la dentition chez les jeunes chevaux, l'habitude de lécher les murs ou la mangeoire, l'oisiveté et l'ennui chez les animaux qui restent longtemps à l'écurie. Mais la cause la plus commune est sans contredit l'imitation, par l'effet de laquelle plusieurs chevaux d'une écurie contractent le tic en voyant tiquer un de leurs voisins.

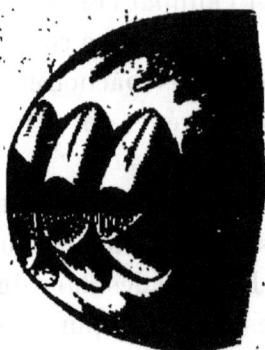

Fig. 72.

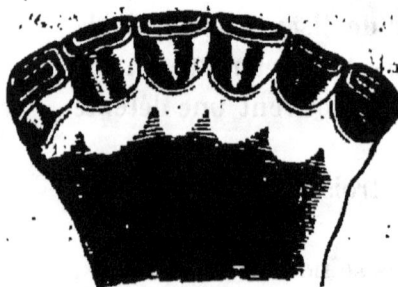

Fig. 73.

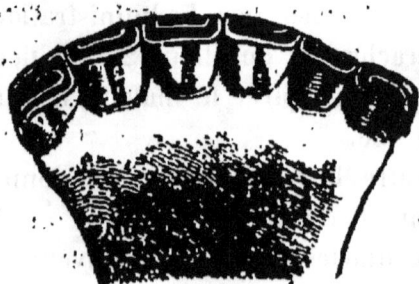

Fig. 74.

Fig. 72 à 74. — Usure des dents par le tic à l'appui.

CARACTÈRES. — Le tic se fait tantôt à l'appui, tantôt en l'air. Dans le tic à l'appui, l'animal repose sa tête sur la mangeoire, sur la longe du licol ou le timon de la voiture, en un mot sur un corps quelconque qui se trouve à sa portée. Pour cela, il saisit ce corps ou bien il s'appuie simplement avec les dents, puis il s'encapuchonne fortement et pousse le bruit que nous avons signalé. On comprend que dans ce cas les dents viennent à s'user (fig. 72 à 74) ; c'est ce qui n'arrive pas dans le tic en l'air.

Les chevaux tiqueurs ont parfois les digestions difficiles et sont sujets à la *météorisation* et aux *coliques* (V. ces mots).

TRAITEMENT. — Parmi les nombreux moyens conseillés pour empêcher les chevaux de tiquer, le plus simple et le meilleur consiste à serrer la partie supérieure de l'encolure avec une large courroie en cuir, dans le but d'empêcher la flexion de la tête. Toutefois, on ne doit serrer que modérément, car une pression trop forte pourrait gêner le cours du sang et occasionner un *coup de sang* (V. ce mot), ou tout au moins excorier la peau et y laisser des traces indélébiles.

Tique, tiquet. — Les tiques, tiquets ou *ixodes* sont des insectes qui vivent dans les bois et qui s'attachent à la peau des bœufs, des moutons et surtout des chiens. Ils sucent le sang, prennent la forme d'une petite vessie et produisent de l'irritation et de la douleur.

TRAITEMENT. — Pour les forcer à lâcher prise, on les enduit d'essence de térébenthine ou d'huile de pétrole.

Tournis. — Cette maladie du mouton est causée par un ver qui se loge au cerveau.

CAUSES. — C'est par l'intermédiaire des chiens de berger que cette affection se propage. Le tænia (*ver solitaire*) du chien est formé d'anneaux qui contiennent des œufs lorsqu'ils sont arrivés à maturité. Ces anneaux, rejetés avec les excréments, salissent les pâturages et sont avalés par les moutons avec l'herbe dont ces animaux se nourrissent. Parvenus dans l'intestin de ces derniers, les œufs donnent naissance à des embryons de vers qui percent l'intestin, passent dans les vaisseaux, suivent le cours du sang, et ne s'arrêtent que lorsqu'ils trouvent un terrain convenable pour se développer : c'est le cerveau qu'ils choisissent à cet effet. Si plus tard les têtes de ces moutons malades viennent à être mangées par le chien, l'enveloppe du ver est digérée, tandis que celui-ci se transforme en tænia et subit les mêmes phases.

CARACTÈRES. — Un mouton atteint de tournis est triste, reste en arrière du troupeau et marche avec nonchalance. Il tient la tête basse, un peu inclinée d'un côté ou de l'autre, mange peu, ramasse l'herbe sans la choisir et la mange machinalement. L'œil est fixe, égaré et prend une teinte bleuâtre.

A mesure que la maladie fait des progrès, la difficulté de la marche devient plus sensible, l'animal chancelle et tourne sur lui-même par intervalles du côté où se trouve le ver. Il maigrit insensiblement et succombe au bout d'un temps plus ou moins long.

TRAITEMENT. — *Traitement préventif.* — Enfouir les têtes des moutons malades au lieu de les laisser manger par les chiens. Les chiens doivent aussi être surveillés ; et lorsqu'on s'aperçoit qu'ils sont atteints du tænia, ce que l'on reconnaît à la présence des anneaux dans les excréments, on les fait traiter et on les isole pendant le traitement.

Traitement curatif. — Il regarde le vétérinaire.

Tumeur du croupion. — Maladie des poules due à la malpropreté des poulaillers, et qui consiste en une espèce de furoncle qui se forme sur le croupion.

CARACTÈRES. — L'animal est triste, tient la tête basse, ses plumes sont hérissées et il marche avec peine.

TRAITEMENT. — Ouvrir la tumeur avec précaution au moyen d'un instrument tranchant, faire écouler le pus et laver ensuite la plaie avec du vinaigre.

Tympanite. — V. *Enflure du ventre.*

Verrue. — V. *Fic.*

Vers. — CARACTÈRES. — Les animaux qui ont des vers dans l'estomac ou dans l'intestin sont généralement maigres sans cause apparente, quoiqu'ils mangent avec voracité. Ils ont le poil terne, le ventre relevé, éprouvent des démangeaisons au bout du nez ou à l'anus, et leur haleine répand une odeur fétide particulière. Par intervalles on observe des coliques de peu de durée, caractérisées par des convulsions, la flexion du dos en contre-bas et des envies fréquentes d'uriner. Les chevaux et les bêtes bovines, les premiers surtout, ont souvent la naissance de la queue dénudée de poils par suite des frottements. Les veaux à la mamelle refusent de téter.

Tous ces signes permettent de soupçonner l'existence des vers dans les voies digestives, mais on ne peut l'affirmer avec certitude que lorsqu'on voit des vers rejetés avec les excréments.

TRAITEMENT. — Les substances qu'on emploie pour détruire les vers sont nombreuses. Nous citerons celles que l'on peut se procurer le plus facilement :

Pour les chevaux et les bêtes bovines on donne le mélange suivant : baies de genièvre sèches et concassées, 40 gr. ; crème de tartre soluble, 30 gr. On administre cette dose moitié le matin, moitié le soir, avec du son ; on continue ce traitement pendant une douzaine de jours et on purge l'animal avec de l'aloès.

Pour les autres animaux (veaux, poulains, chiens, moutons, porcs), on emploie les décoctions de fougère mâle (69), d'écorce de racine de grenadier (70), de mousse de Corse (71), pendant une huitaine de jours. Les vers meurent ou s'engourdissent par l'effet de cette médication, et il suffit ensuite d'un purgatif à l'huile de ricin (76) pour hâter leur évacuation.

Vertige. — V. *Coup de sang.*

Vertige du ventre. — Affection excessivement grave des chevaux, caractérisée par une forte douleur du ventre et des symptômes de vertige.

CAUSES. — On l'attribue généralement aux grandes fatigues, à l'usage des fourrages avariés, nouvellement récoltés, des racines, du foin vasé, du trèfle et de la luzerne qui n'ont pas encore subi le ressuage. Ces aliments donnés par excès, après une période de disette, produisent une indigestion qui s'accompagne de troubles dans les fonctions du cerveau. L'habitude de faire travailler les animaux aussitôt après qu'ils ont mangé est aussi une des causes du vertige abdominal.

17.

CARACTÈRES. — L'animal est triste, hébété, ne mange pas, tient la tête basse ou appuyée sur la crèche et marche avec nonchalance. Le pouls est faible, les muqueuses jaunes, les reins raides, les excréments durs et mal digérés. Bientôt le malade cherche à se porter en avant et appuie constamment sa tête contre le mur (on dit alors qu'il *pousse au mur*), ou bien il recule et tire sur sa longe. A certains moments, il frappe du pied, perd connaissance, entre dans un accès de fureur, monte sur la crèche, se heurte contre le râtelier, est pris de convulsions et se laisse tomber sur le sol. Après chaque accès, dont la durée varie de quelques minutes à un quart d'heure, l'animal perd toute espèce de sentiment et de mouvement et reste pour ainsi dire accablé. La mort est la terminaison la plus fréquente de la maladie.

TRAITEMENT. — Il est facile d'éviter les causes en ne demandant des chevaux qu'un travail modéré, et en leur donnant pour nourriture de bons fourrages, pas d'aliments aqueux et une ration de grains.

Lorsque la maladie débute, le propriétaire doit mettre le malade dans une écurie où il ne puisse se blesser, et matelasser les murs avec des paillassons si les accès sont intenses. Nous recommandons en outre d'administrer toutes les heures un litre d'infusion de tilleul (25) ou de camomille (26), et de faire sur la tête des affusions froides, souvent répétées. Les frictions sèches sur le corps et les lavements d'eau de savon (44) ne sont pas non plus à négliger, en attendant le vétérinaire.

Vessigons. — Tumeurs molles qui se forment au jarret chez les chevaux (fig. 75 à 77) et les bœufs, à la suite du travail excessif, de sauts, d'efforts répétés. Les jeunes sujets que l'on fait travailler prématurément, les étalons et les limoniers y sont surtout exposés.

CARACTÈRES. — Les vessigons existent en dedans, en dehors ou en avant du jarret. Ils sont *articulaires* ou *tendineux*, c'est-à-dire formés par la poche de l'articulation ou par les gaines des tendons. Les premiers sont beaucoup plus graves que les autres et occasionnent la boiterie lorsque les animaux se fatiguent.

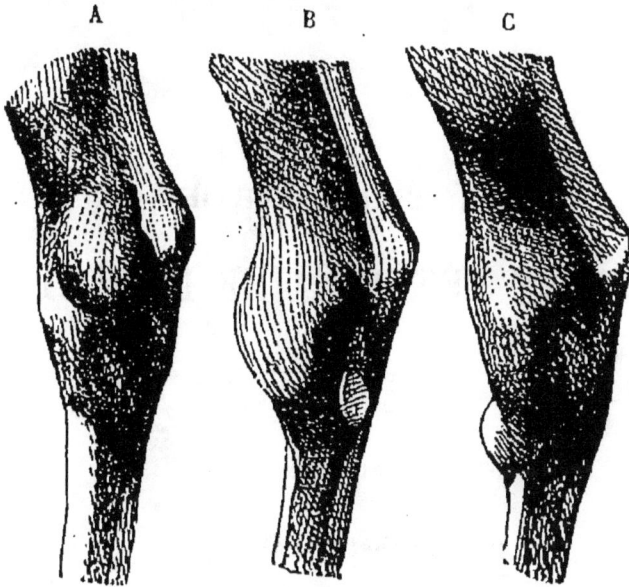

Fig. 75 à 77. — Vessigons ou hydarthroses du jarret [1].

TRAITEMENT. — Le même que celui des *molettes* (V. ce mot).

[1] A, vessigon articulaire du creux du jarret. B, vessigon articulaire général. C, vessigon tendineux de l'extenseur des phalanges.

TROISIÈME PARTIE
PHARMACIE VÉTÉIRNAIRE DOMESTIQUE

SACHETS

I. — Sachets émollients.

N. 1. —
Graine de lin...........	1 kilog.
Eau	5 litres.

Faites cuire, mettez dans un petit sac de toile et appliquez sur la partie malade.

N. 2. —
Son de froment..........	1 litre.
Pulpes de pommes de terre.	1 litre.
Eau	3 litres.

Même préparation que ci-dessus.

II. — Sachets aromatiques.

N. 3. —
Son de froment........	1 litre 1/2.
Avoine...............	1 litre 1/2.
Vinaigre...............	1/2 litre.

Faites torréfier pendant un quart d'heure, renfermez dans un petit sac et appliquez.

N. 4. —
Graine de foin.........	1 litre.
Avoine...............	1 litre.
Baies de genièvre.......	1 litre.

Faites torréfier après avoir écrasé les baies de genièvre, renfermez dans un sac et appliquez.

CATAPLASMES

Préparation.

I. — Cataplasmes émollients.

N. 5. — Les plus communément employés sont ceux de *farine de graine de lin*, de *son*, de *mauves*, de *mie de pain* et de *miel*. Ce dernier n'exige aucune préparation. On prépare les autres en faisant bouillir les substances dans l'eau pendant un quart d'heure environ et on laisse refroidir. Quelquefois on fait un mélange de farine de graine de lin et de mauves, parties égales, que l'on fait cuire dans l'eau comme précédemment.

Une fois appliqués, on augmente les effets de ces cataplasmes en les arrosant de temps en temps, toutes les deux ou trois heures par exemple, avec l'eau froide ou à peine tiède qui a servi à les préparer.

II. — Cataplasmes astringents.

N. 6. — *Craie et vinaigre.* — On pulvérise de la craie et l'on ajoute à cette poudre du vinaigre pour en faire une pâte. Cette préparation ne doit se faire qu'au moment de s'en servir.

N. 7. — *Terre glaise et vinaigre.* — Même préparation.

N. 8. — *Suie de cheminée et vinaigre.* — Même préparation.

N. 9. — *Suie, vinaigre et miel.* — On appelle encore ce cataplasme *mélange astringent*. Après avoir pulvérisé la suie, on mélange le vinaigre et le miel, quantités égales, et on ajoute ensuite une quantité suffisante de suie pour faire une pâte.

Ce médicament s'emploie pour faire cicatriser les plaies lorsque toute inflammation a disparu. On l'applique le matin et le soir avec une spatule, en ayant soin, à chaque application, de ne pas enlever la couche précédente.

N. 10. — *Suie, tan et vinaigre.* — On mélange la suie pul
vérisée avec le tan et on détrempe ces poudres avec le vinaigre
Les cataplasmes astringents s'appliquent *toujours à froid.*

III. — Cataplasmes maturatifs.

N. 11. — Ils ont pour effet de favoriser la formation du pus
de faire mûrir les abcès. Les *oignons cuits* sous la cendre e

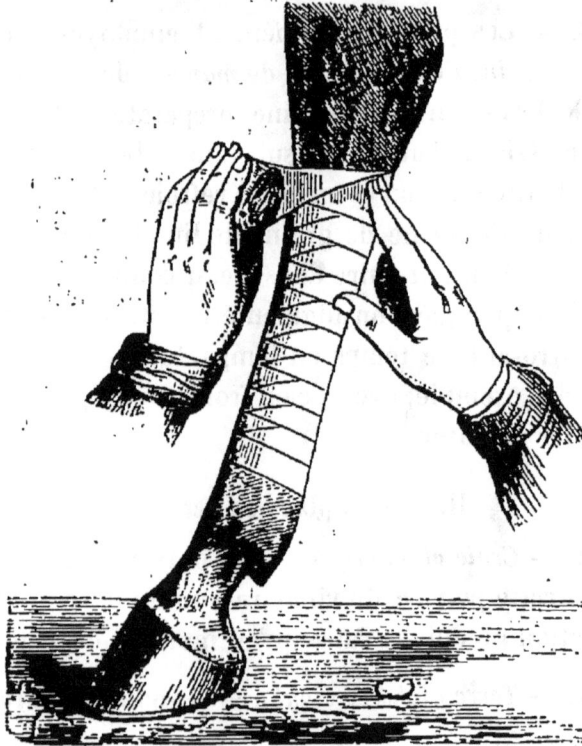

Fig. 78. — Bandage spiral en duloirs. Manière de faire un renversé pour éviter
les godets.

écrasés et le levain, sont souvent employés. On peut aussi
ajouter aux oignons de la farine de graine de lin détrempée
avec de l'eau.

Ces cataplasmes s'appliquent *toujours à chaud.*

Mode d'application.

Chez les animaux, il est peu de parties où il soit possible de maintenir les cataplasmes. Aussi n'en met-on guère qu'aux pieds ou autour des membres.

1° *Aux pieds.* — On prend un linge carré sur lequel on étend la substance du cataplasme. Cela fait, pendant qu'un aide tient le pied malade levé, on prend le cataplasme des deux mains et

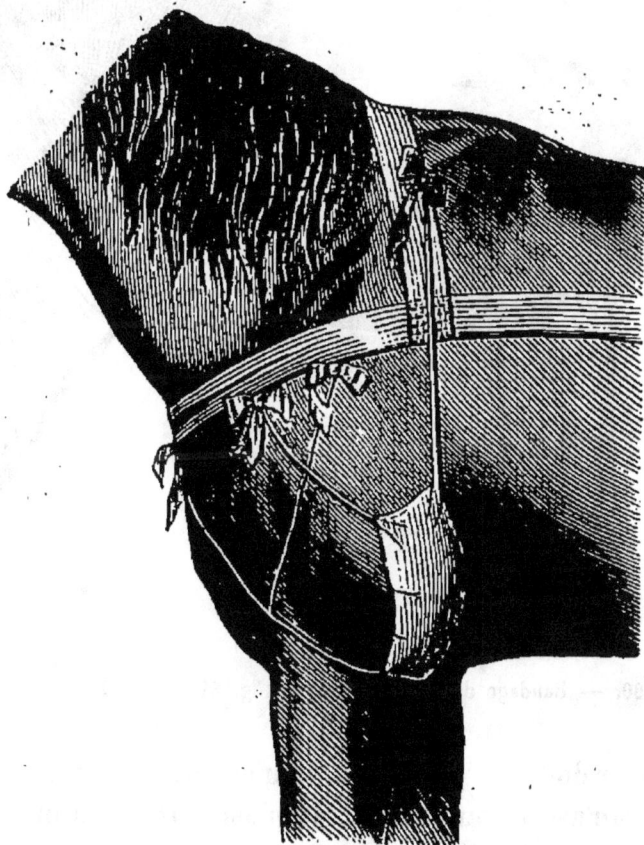

Fig. 79. — Bandage pour le coude.

on en enveloppe tout le pied en relevant le linge jusqu'au-dessus du sabot ou du boulet. On assujettit le cataplasme par des tours de bandes passés autour du membre (fig. 78), et non au moyen de ficelles comme on a l'habitude de le faire. Avec les bandes, la pression est uniforme et n'a pas l'inconvénient d'arrêter la circulation du sang comme avec les ficelles, surtout si l'on a le soin de ne serrer que modérément.

2º *Aux boulets.* — L'essentiel est que toute la jointure soit en contact avec la substance du cataplasme. La bande qui sert

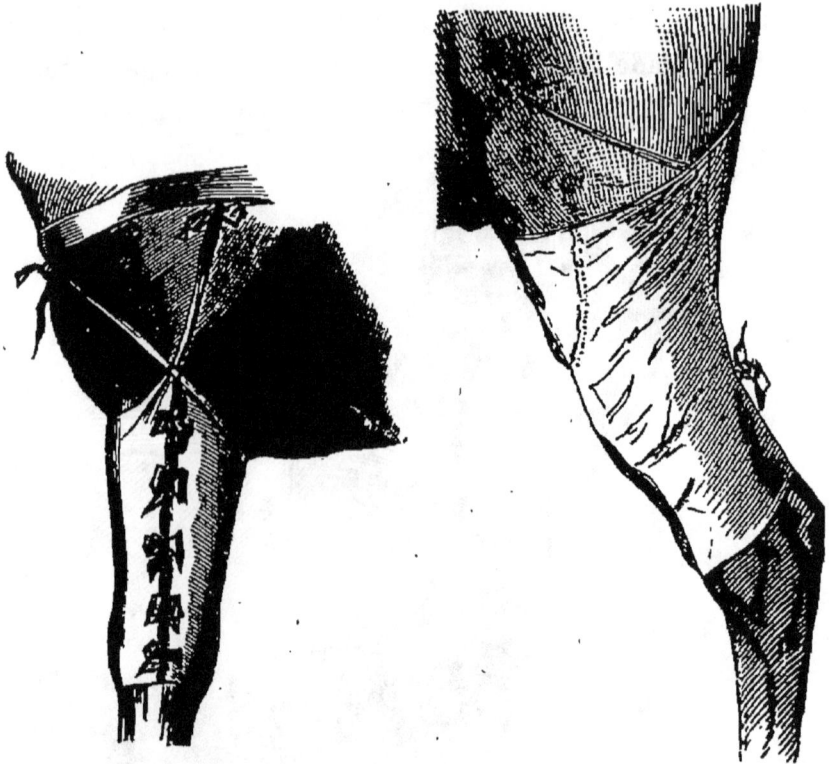

Fig. 80. — Bandage de l'avant-bras.　　Fig. 81. — Bandage de la jambe.

à le fixer doit être plutôt large qu'étroite, et l'on ne doit serrer que juste assez pour que le cataplasme reste en place.

3º *Aux membres* (fig. 79, 80, 81).

GARGARISMES

Liquides que l'on injecte dans la bouche ou l'arrière-bouche des animaux pour remédier aux maladies de ces cavités.

Préparation.

I. — Gargarismes adoucissants.

N. 12. —   Orge mondé............   60 gram.
            Eau..................   2 litres.

Faites bouillir, passez à travers un linge et administrez tiède.

N. 13. — *Eau d'orge miellée.* — On n'a qu'à ajouter à la précédente 200 grammes de miel.

N. 14. —   Graine de lin..........   20 gram.
            Racine de guimauve....   60 gram.
            Eau ....   2 litres.

On fait bouillir, on passe et on ajoute 60 grammes de miel.

II. — Gargarismes astringents.

N. 15. -- *Eau de ronce vinaigrée.* — Prenez une poignée de boutons de ronce, faites bouillir dans un litre d'eau, passez dans un linge, laissez refroidir et ajoutez un peu de vinaigre.

N. 16. — *Eau de ronce miellée et vinaigrée.* — Il suffit d'ajouter à la précédente 60 grammes de miel.

III. — Gargarismes antiseptiques.

N. 17. — *Eau boriquée.*

            Acide borique........   15 gram.
            Eau..................   500 gram.

Faites dissoudre à chaud.

N. 18. —   Acide chlorhydrique...   50 gram.
            Miel ....   100 gram.
            Eau ....   1000 gram.

Faites chauffer le miel et l'eau et ajoutez l'acide.

Mode d'administration.

On administre les gargarismes au moyen de la seringue, en

introduisant la canule sur le côté de la bouche entre la joue et les molaires.

D'autres fois, on trempe dans le liquide un tampon d'étoupes ou de linge fixé à l'extrémité d'une baguette, et on promène ce tampon dans la bouche pour imbiber les parties malades.

BOLS

On administre les bols purgatifs avec une baguette (fig. 82). On tient la langue et on l'attire au dehors de la main gauche pendant que, de la main droite, on introduira le bol piqué au

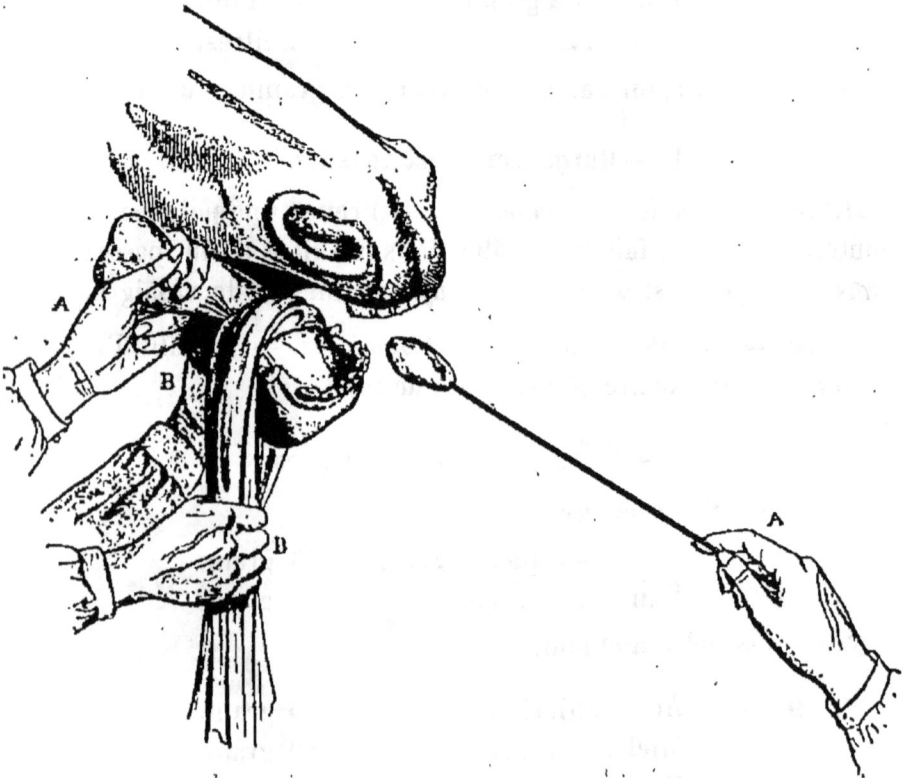

Fig. 82. — Préhension d'un bol purgatif avec la baguette.

bout d'une baguette. Un aide (B) tient la bouche ouverte au moyen d'une serviette passée dans les barres, sous l'extrémité de la langue ; de son autre main, il éloigne autant que possible la voûte du palais de la mâchoire supérieure.

BREUVAGES

Préparation.

1. — Breuvages émollients.

N. 19. — *Tisane d'orge.*

Orge.................... 60 grammes.
Eau..................... 1 litre.

Faites bouillir et passez.

N. 20. — *Tisane de riz.*

Riz.................... 60 grammes.
Eau .... 2 litres.

Faites bouillir et passez. — Pour augmenter les propriétés antidysentériques de cette tisane, on ajoute une tête de pavot par litre d'eau.

N. 21. — *Tisane de son.*

Son.................... 1/2 litre.
Eau.................... 4 litres.

Enveloppez le son dans un linge et faites bouillir avec l'eau pendant un quart d'heure.

N. 22. — *Tisane de guimauve.* — On emploie les racines, les feuilles ou les fleurs; les racines et les feuilles à la dose de 30 grammes et les fleurs à la dose de 15 grammes par litre d'eau. Celles-ci se traitent par infusion, et les premières par décoction.

N. 23. — *Tisane de pavots.* — Écrasez six têtes de pavots, faites bouillir pendant un quart d'heure dans deux litres d'eau et passez.

N. 24. — *Tisane de graine de lin.*

Graine de lin.......... 30 grammes.
Eau.................... 4 litres.

Faites bouillir, retirez du feu et passez à travers un linge fin, en exprimant avec soin pour enlever le mucilage.

II. — Breuvages excitants et aromatiques.

N. 25. — *Tisane de tilleul.*

Fleurs de tilleul.......	30 grammes.
Eau..................	2 litres.

Faites bouillir l'eau, ajoutez les fleurs, retirez du feu et couvrez.

N. 26. — *Tisane de camomille.*

Fleurs de camomille.....	30 grammes.
Eau..................	2 litres.

Faites bouillir l'eau, ajoutez les fleurs, retirez du feu et couvrez.

N. 27. — *Infusion de thé.*

Thé de Chine..........	15 grammes.
Eau..................	1 litre.

Faites bouillir l'eau, ajoutez le thé, retirez du feu et couvrez.

N. 28. — *Infusion de café.*

Café en poudre	50 grammes.
Eau..................	1 litre.

Faites bouillir l'eau, ajoutez le café, retirez du feu, couvrez pendant quelques minutes et filtrez.

III. — Breuvages divers.

N. 29. — *Tisane de bourrache.*

Fleurs de bourrache.....	30 grammes.
Eau..................	2 litres.

Faites bouillir l'eau, ajoutez les fleurs, enlevez le vase du feu et couvrez.

N. 30. — *Tisane de fleurs de sureau.*

Fleurs de sureau........	30 grammes.
Eau..................	2 litres.

Faites bouillir l'eau, ajoutez les fleurs, retirez du feu et couvrez.

N. 31. — *Tisane de carottes.* — Prenez quatre grosses carottes, coupez-les en morceaux et faites-les bouillir pendant un quart d'heure dans 4 litres d'eau.

N. 32. — *Tisane de chiendent.* — Prenez deux poignées de chiendent, faites bouillir dans 5 litres d'eau et passez.

N. 33. — *Breuvage contre l'indigestion du bœuf.*

Jaune d'œuf............ 1
Eau-de-vie............ 1/2 verre.
Vin blanc............. 1 litre.

Délayez le jaune d'œuf dans le vin blanc tiède, ajoutez l'eau-de-vie et administrez en une fois.

N. 34. — *Breuvage calmant contre les coliques.*

Huile d'olive............... 400 grammes.
Vin blanc................. 1/2 litre.

Faites tiédir le vin, mélangez et administrez en une fois au cheval ou au bœuf, donnez seulement le quart ou la moitié au plus aux petits animaux et aux porcs, et le cinquième aux chiens.

Mode d'administration.

Les breuvages se donnent tièdes, à moins qu'il n'en soit autrement ordonné.

Les doses pour les divers animaux varient selon l'espèce et la taille, et ne peuvent, dans tous les cas, être déterminées qu'approximativement. Aux grands animaux on en donne de 1 à 2 litres chaque fois, aux petits ruminants un demi-litre, aux porcs de 2 à 3 décilitres, et aux chiens de 1 à 2 décilitres. On répète ces doses dans la journée un nombre variable de fois, subordonné au genre de breuvage et à la nature de la maladie.

Il n'est pas toujours facile de faire prendre les breuvages aux *chevaux*, à cause de la force de ces animaux et de l'indocilité qu'ils déploient pendant ce genre d'opération. Voici quels sont les procédés les plus usités :

1° Après avoir mis le breuvage dans une bouteille dont on a recouvert le goulot d'une couche d'étoupe ou de linge, on fait avec la longe du licol une ganse que l'on passe dans la bouche autour de la mâchoire supérieure. Une fourche engagée dans cette ganse est tenue du côté gauche de l'animal par un aide, et poussée en haut afin de relever suffisamment la tête. Un autre aide, également placé du côté gauche, immédiatement en arrière du premier, tient le cheval d'une main au licol et de l'autre à l'oreille. La personne qui doit verser le liquide se met du côté droit de l'animal et introduit le goulot de la bouteille entre les mâchoires, vis-à-vis des barres.

On ne réussit pas toujours par ce moyen, car certains animaux gardent le breuvage dans la bouche, sans avaler. En outre, le breuvage fait quelquefois fausse route et s'introduit dans la trachée (fig. 83), surtout si l'on verse le liquide trop rapidement, ce que l'on reconnaît à un accès subit de toux qui pourrait être suivi de suffocation et même d'étouffement, si l'on continuait l'opération sans tenir compte de ces symptômes. Cet accident est encore plus fréquent lorsqu'on administre les breuvages par le nez comme on le fait quelquefois. Aussi le procédé suivant est préférable sous tous les rapports :

2° On passe deux ou trois tours de corde autour des mâchoires pour les immobiliser et on pince les lèvres avec la main pour les tenir rapprochées. Cela fait, on injecte le breuvage dans la bouche avec la seringue dont on introduit la canule à la commissure des lèvres, entre la joue et les dents molaires. Par ce procédé, l'animal avale facilement sans qu'il soit nécessaire de lui faire lever la tête.

L'administration des breuvages est relativement beaucoup plus facile chez les *bêtes bovines*. Deux hommes cependant sont nécessaires. L'un placé à droite de l'animal le prend par les naseaux et le force à relever la tête, l'autre placé du côté gauche saisit les cornes qu'il presse en arrière et en bas. Dans cette position, le bœuf a la tête renversée. L'homme de droite tient ensuite les naseaux de la main gauche seulement, tandis que de l'autre il verse le liquide dans la bouche.

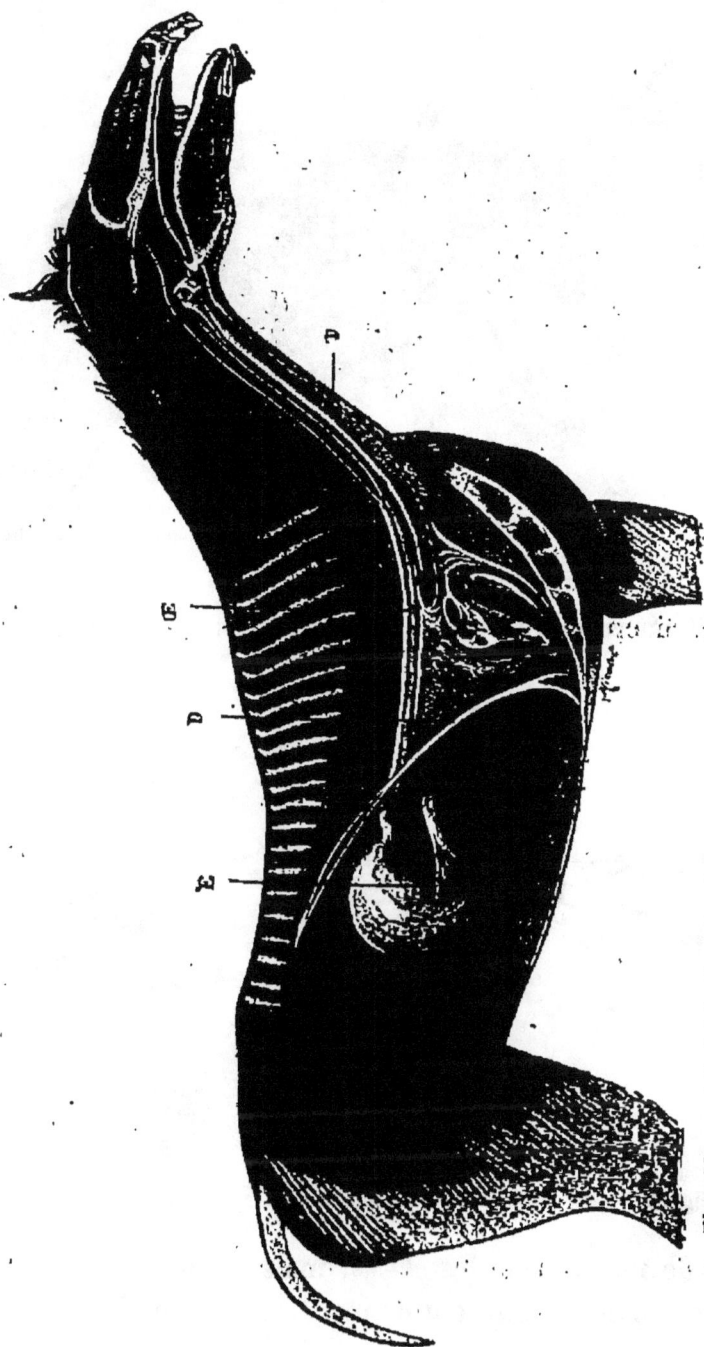

Fig. 83. — Administration des breuvages chez le cheval, pour montrer le vrai chemin du liquide [1]. T, trachée, trajet défendu. Œ, œsophage, conduit le breuvage dans l'estomac. D, diaphragme. E, estomac.

Pour les *moutons*, on les saisit entre les jambes, on leur fait relever la tête et on verse lentement le breuvage dans la

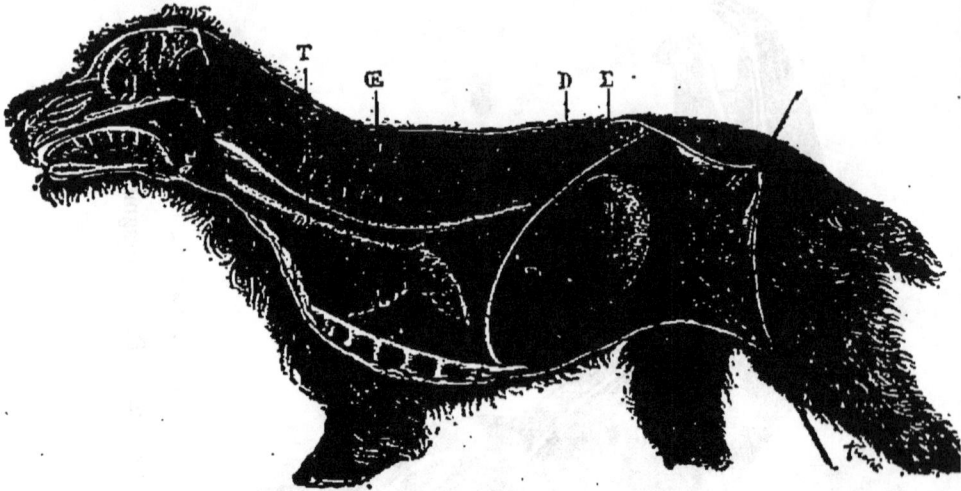

Fig. 84. — Administration des breuvages chez le chien. Schéma montrant que doit être le vrai trajet des liquides [1].

bouche. Si on versait trop vite, on risquerait de les étouffer.

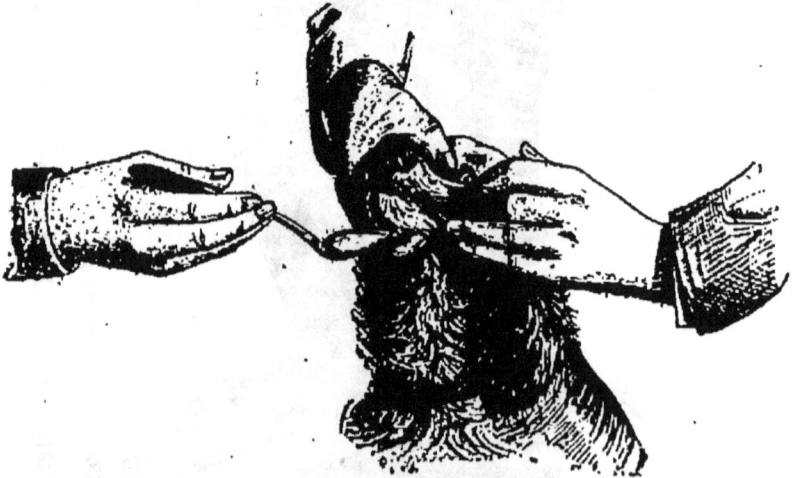

Fig. 85. — Mode d'administration d'un breuvage au chien.

On agit de même pour les *chiens*, mais quelquefois ils se montrent méchants et essaient de mordre. On leur place alors

[1] T, trachée, trajet défendu. Œ, œsophage, conduit le breuvage dans l'estomac. D, diaphragme. E, estomac.

un bâtonnet entre les mâchoires pour tenir la bouche entr'ouverte, on maintient ce bâtonnet en place avec des tours de
corde et l'on peut ainsi verser le liquide sans le moindre
danger (fig. 84). Pour les chiens dociles, un aide maintient
d'une main les mâchoires rapprochées, tandis que de l'autre il
écarte une commissure des lèvres pour faciliter l'introduction
de la cuiller (fig. 85).

En règle générale, on ne doit introduire les liquides dans
la bouche des animaux que lentement, en ayant soin de s'arrêter de temps en temps et d'attendre, avant de verser de
nouveau, que la dose déjà versée soit avalée. Cette règle est
moins rigoureuse pour les bêtes à cornes, lesquelles avalent
avec facilité.

LAVEMENTS

Préparation.

I. — **Lavement simple.**

N. 35. — Il se fait avec de l'eau pure, à peine tiède.

II. — **Lavements émollients.**

N. 36. — *Lavement d'eau de son.*

Son de froment.......	1/2 litre.
Eau.................	4 litres.

Faites bouillir et passez.

N. 37. — *Lavement d'eau de mauves.*

Feuilles de mauves...	2 poignées.
Eau.................	4 litres.

Faites bouillir et passez.

N. 38. —

Son de froment.......	1/2 litre.
Feuilles de mauves....	2 poignées.
Eau.................	5 litres.

Faites bouillir et passez dans un linge.

J.-M. FONTAN.   18

N. 39. — Graine de lin.......... 100 grammes.
 Eau.................. 5 litres.

Faites bouillir et passez.

N. 40. — Amidon.............. 20 grammes.
 Eau................. 2 litres.

Faites dissoudre l'amidon dans l'eau tiède.

N. 41. — Amidon.............. 30 grammes.
 Riz.................. id.
 Eau................. 2 litres

Faites bouillir et passez dans un linge.

N. 42. — Eau de graine de lin (N° 39). 2 litres.
 Huile d'olive............. 200 grammes.

Faites tiédir l'eau, mélangez à l'huile, agitez fortement et administrez.

N. 43. — Deux têtes de pavots.
 Amidon............. 60 grammes.
 Eau............... 3 litres.

Concassez les têtes de pavots, faites-les bouillir dans l'eau pendant un quart d'heure, passez et ajoutez l'amidon.

III. — Lavements divers.

N. 44. — *Lavement d'eau de savon.* — On fait tiédir l'eau et on la blanchit en y faisant dissoudre une quantité suffisante de savon.

N. 45. — *Lavement de séné.*

 Séné.............. 32 grammes.
 Eau.............. 2 litres.

Faites bouillir l'eau; ajoutez le séné, retirez du feu, couvrez et passez dans un linge.

N. 46. — *Lavement salé.* — Faites dissoudre une demi-poignée de sel marin (30 grammes) dans deux litres d'eau.

N. 47. — *Lavement de pavots.*

> Cinq têtes de pavots.
> Eau.............. 2 litres.

Écrasez les capsules, faites bouillir et passez.

Mode d'administration.

A moins d'indications particulières, les lavements doivent être donnés tièdes.

La quantité de lavement nécessaire aux divers animaux ne peut être évaluée que d'une manière approximative, car elle varie suivant la taille du sujet et la maladie que l'on a à traiter. Généralement, on en donne de 2 à 4 litres aux grands animaux, un litre aux petits ruminants, 1/2 litre aux porcs et 1/4 de litre aux chiens.

Les lavements s'administrent avec une seringue d'étain dont la grandeur est proportionnée à l'espèce des animaux. Il faut aviser à ce que le bout de la canule soit uni pour éviter d'érailler l'intestin.

Faute de seringue, on peut se servir d'une vessie de cochon à laquelle on adapte une canule en roseau que l'on serre avec une ficelle. On remplit la vessie au moyen d'un entonnoir, et lorsque la canule est introduite dans le fondement, on presse fortement des deux mains sur la vessie.

Les grands animaux et surtout les chevaux ne sont pas toujours dociles pour se laisser donner les lavements. Par suite, il est bon de prendre certaines précautions, par exemple celles de se placer tout à fait de côté et de faire lever le pied de devant correspondant au côté où l'on se place.

Aussitôt après l'administration du lavement, on presse sur les reins de l'animal, ou bien on y frappe quelques coups avec la main pour que le liquide injecté ne soit pas rejeté immédiatement.

FUMIGATIONS

Préparation.

I. — Fumigations émollientes.

N. 48. — Son de froment........   1/2 litre.
Huit têtes de pavots.
Eau.................   4 litres.

Faites bouillir le tout ensemble et placez sous le nez des animaux.

N. 49. —   Feuilles de mauves..   2 poignées.
Son de froment.....   1/2 litre.
Eau.............   5 litres.

Faites cuire et placez bouillant sous le nez des animaux.

N. 50. —   Son de froment.....   1/2 litre.
Fleur de foin........   id.
Eau.............   5 litres.

Faites bouillir et placez sous le nez des animaux.

II. — Fumigations astringentes.

N. 51. —   Baies de genièvre....   60 grammes.

Écrasez, projetez sur des charbons ardents et faites respirer la fumée aux animaux.

N. 52 —   Goudron de bois....   100 grammes.

Faites chauffer une petite pelle en fer, placez-la sous le nez des animaux et versez peu à peu le goudron sur la pelle.

III. — Bain de vapeur.

N. 53. —   Fleur de foin........   1 litre.
Fleurs de sureau.   30 gram. (une poignée).
Eau.............   6 litres.

Faites bouillir l'eau, ajoutez les fleurs et dirigez les vapeurs vers la partie que l'on veut faire transpirer.

Mode d'administration.

Pour diriger les vapeurs des fumigations dans les voies respiratoires, on peut se servir d'un large sac ouvert des deux bouts. L'une des extrémités du sac enveloppe le bas de la tête jusqu'au-dessous des yeux et se fixe à la muserolle du licol; l'autre, munie d'un cerceau qui la tient béante, est destinée à recevoir les vapeurs médicamenteuses.

La durée de chaque fumigation est d'un quart d'heure environ. Aussitôt qu'elle est achevée, on enlève le sac et on bouchonne la tête avec un tampon de laine, pour enlever l'humidité qui peut s'y être déposée.

Pour les bains de vapeur que l'on fait prendre sous la poitrine, sous le ventre ou aux mamelles, on recouvre l'animal d'une ample couverture qui retombe de chaque côté, presque jusqu'au sol.

Après le bain, on enveloppe le malade dans des couvertures chaudes et sèches que l'on maintient avec des surfaix.

Les bains de vapeur ont pour but de provoquer la transpiration et s'emploient en même temps que les charges sudatoires.

LOTIONS

Préparation.

I. — Lotions émollientes.

N. 54. — *Eau de son.* — Faites bouillir un litre de son de froment dans 10 litres d'eau pendant quelques minutes et filtrez à travers un linge.

N. 55. — *Eau de graine de lin.* — Prenez un demi-litre de graine de lin, faites bouillir dans 10 litres d'eau et passez.

18.

N. 56. — *Eau de mauve, de guimauve et de bouillon blanc.* — Prenez une poignée de feuilles de chacune de ces plantes, faites bouillir dans 10 litres d'eau et passez.

N. 57. —   Son de froment.....   1/2 litre.
                   Feuilles de mauves..   2 poignées.
                   Eau...............   5 litres.

Faites bouillir et passez avec expression.

N. 58. —   Graine de lin.   60 grammes (une poignée).
                   Son de froment......   1/2 litre.
                   Eau..............   5 litres.

Faites bouillir et passez en exprimant avec soin.

II. — Lotions astringentes.

N. 59. —   Fleurs de roses.   30 grammes (une poignée).
                   Eau..............   1 litre.

Faites bouillir et passez dans un linge.

N. 60. —   Feuilles de plantain..   une poignée.
                   Eau...............   1 litre.

Faites bouillir et passez.

N. 61. —   Fleurs de roses.   30 grammes (une poignée).
                   Feuilles de plantain...   id.
                   Fleurs de sureau.....   15 grammes.
                   Eau..............   3 litres.

Faites bouillir et passez.

N. 62. — *Eau saturnée.*

                   Eau fraîche ordinaire.   1 litre.
                   Extrait de Saturne...   10 grammes.

Versez l'extrait de Saturne goutte à goutte dans l'eau.

N. 63. — *Eau vitriolée.*

> Eau fraîche ordinaire.   1 litre.
>
> Vitriol..............   15 grammes.

Pulvérisez le vitriol et faites-le dissoudre dans l'eau.

N. 64. — *Eau alcoolisée.*

> Eau...............   1 litre.
>
> Alcool.............   60 grammes.

Mélangez.

N. 65. — *Eau d'écorce de chêne.*

> Ecorce de chêne.....   32 grammes.
>
> Eau...............   1 litre.

Faites bouillir et passez.

Application.

Toutes les lotions précédemment formulées s'emploient à froid, de la manière suivante : on imbibe de liquide un corps poreux quelconque, un chiffon de laine, un tampon d'étoupes ou une éponge par exemple, et on mouille la partie malade en frappant doucement et en exprimant le liquide.

Les lotions ont pour objet d'entretenir continuellement l'humidité sur la région que l'on veut médicamenter ; elles sont d'autant plus efficaces qu'elles sont plus fréquentes. On doit donc les renouveler aussi souvent que possible. Nous ajouterons même que si on ne les fait qu'à des intervalles éloignés, elles sont plutôt nuisibles qu'utiles, la réfrigération produite étant bientôt suivie d'une réaction relative.

DÉCOCTIONS DIVERSES

I. — Contre les poux.

N. 66. —

> Tabac..............   30 grammes.
>
> Eau...............   3 litres.
>
> Vinaigre...........   1/2 litre.

Faites bouillir le tabac dans l'eau, laissez refroidir, passez et ajoutez le vinaigre.

N. 67. — Coque du Levant . . . . 60 grammes.
Eau . . . . 3 litres.
Vinaigre . . . . 1/2 litre.

Écrasez la coque, faites bouillir dans l'eau, laissez refroidir, passez et ajoutez le vinaigre.

N. 68. — Poudre de staphysaigre. 32 grammes.
Eau . . . . 1 litre.

Faites bouillir et passez.

II. — Contre les vers.

N. 69. — Racine de fougère mâle. 60 grammes.
Eau . . . . 1 litre.

Faites bouillir pendant un quart d'heure et passez.

Cette décoction s'emploie surtout contre les affections vermineuses des veaux (à la dose d'un litre par jour, la moitié le matin à jeun et l'autre moitié le soir) et des chevaux (1 litre le matin et 1 litre le soir), pendant une huitaine de jours.

N. 70. — Écorce de racine de grenadier. 60 grammes.
Eau . . . . 1 litre.

Faites bouillir jusqu'à réduction à la moitié et passez.

On en donne de 1 à 2 litres par jour aux grands animaux, de 1/2 litre à 1 litre aux petits ruminants et aux porcs, et 1/4 de litre aux chiens.

N. 71. — Mousse de Corse. . . . . . 60 grammes.
Eau . . . . 1 litre.

Faites bouillir jusqu'à ce que le liquide ait diminué de moitié. Cette décoction est surtout employée pour les chiens à la dose d'un quart de litre par jour.

MÉDICAMENTS DIVERS

N. 72. — *Eau sinapisée.*

Farine de moutarde.	1 partie.
Eau tiède..........	4 parties.

Délayez au moment de vous en servir.

N. 73. — *Sinapismes.*

On les prépare en faisant une pâte avec deux parties d'eau tiède et une de farine de moutarde. Il est essentiel de s'assu-

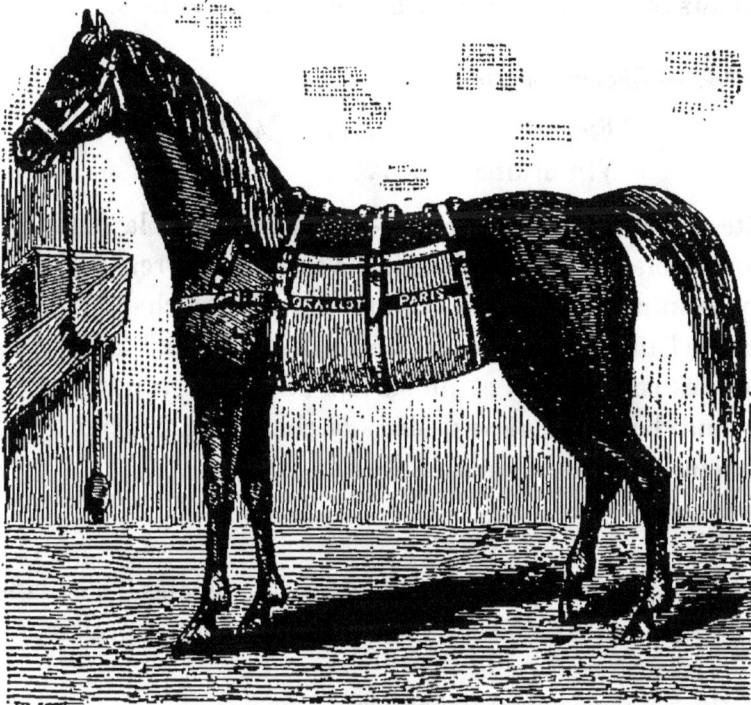

Fig. 86. — Application du sinapisme chez le cheval (Graillot).

rer que la farine possède ses qualités rubéfiantes. On n'a pour cela qu'à en mettre une légère pincée dans la bouche, et au bout de quelques instants on sent un goût de moutarde caractéristique. Si ce picotement ne se fait pas sentir, il est certain que la farine est altérée.

Application (fig. 86). — Il faut d'abord couper les poils sur
la partie pour que la révulsion soit plus intense. Puis on fait
en sorte que le sinapisme se moule exactement sur les contours de la peau, et pour cela on l'assujettit au moyen d'un
bandage suffisamment serré. S'il était flottant, c'est-à-dire si
la pression exercée par le bandage était insuffisante, l'effet
serait nul ou tout au moins incomplet.

Après combien de temps faut-il enlever les sinapismes ?
Quoique cela dépende du degré d'effet que l'on veut produire,
on les laisse généralement en place pendant trois heures
environ chez les grands animaux, deux heures chez les petits
ruminants et les porcs, et une heure chez les chiens.

N. 74. — *Charge sudatoire.*

Fleur de foin......... 4 litres.
Vin ordinaire........ 2 litres.

Faites bouillir le vin, projetez-le bouillant sur la fleur de
foin préalablement mise dans un vase et couvrez pendant
quelques minutes. Étendez ensuite ce mélange chaud le long
du dos de l'animal malade, depuis le garrot jusqu'à la croupe,
mettez des couvertures et un surfaix et laissez en place pendant huit heures. Enlevez alors la charge en bouchonnant
fortement l'animal et changez les couvertures.

N. 75. — *Pommade soufrée.*

Prenez du soufre et de la graisse, parties égales, et mélangez intimement sans faire fondre préalablement la graisse.

N. 76. — *Pommade d'Helmerich.*

Fleur de soufre..... 30 grammes.
Carbonate de potasse. 15 grammes.
Graisse de porc...... 120 grammes.

Pulvérisez le carbonate de potasse, ajoutez le soufre, puis
la graisse, et mélangez avec soin.

N. 77. — *Onguent de pied.*

Cire jaune...............
Graisse de porc...........
Miel....................
Huile d'olive............
Pâte de térébenthine......
} parties égales.

Cette préparation se fait à chaud. On fait fondre la cire et on y ajoute la graisse, le miel et l'huile. On laisse figer, et lorsque l'onguent est à peu près froid, on ajoute la pâte de térébenthine. Cet onguent est de couleur jaunâtre ; on peut y ajouter du noir de fumée pour le faire ressembler au cirage.

N. 78. — *Onguent de Daubenton.*

Suif de mouton......... 500 grammes.
Essence de térébenthine. 125 grammes.

Faites fondre le suif, retirez du feu et ajoutez l'essence de térébenthine. En hiver, on remplace le suif par de la graisse de porc. Pour rendre cet onguent plus actif, il n'y a qu'à augmenter la quantité d'essence.

N. 79. — *Huile de ricin.*

Ce médicament se donne aux doses suivantes :

Grands animaux......... 400 à 500 grammes.
Petits ruminants........ 60 à 100 grammes.
Porcs................. 50 à 80 grammes.
Chiens................ 30 à 60 grammes.

On mélange l'huile avec de l'eau tiède, on agite fortement, on administre et on donne ensuite un peu d'eau tiède pure.

N. 80. — *Eau sédative.*

Ammoniaque........ 80 grammes.
Alcool camphré...... 10 grammes.
Sel de cuisine....... 60 grammes.
Eau ordinaire........ 1 litre.

On réduit le sel en poudre, on le fait dissoudre dans l'eau, on ajoute les autres liquides préalablement mélangés et on agite fortement. Pour conserver l'eau sédative, il importe que le flacon soit tenu hermétiquement bouché.

N. 81. — *Liniment ammoniacal.*

> Ammoniaque........ 10 grammes.
> Huile d'olive .... 20 grammes.

Mélangez et agitez jusqu'à ce que le liquide ait pris une teinte laiteuse.

N. 82. — *Liqueur antivirulente du docteur Rodet.*

> Eau distillée........ 20 grammes.
> Perchlorure de fer... 10 grammes.
> Acide chlorhydrique.. 5 grammes.

Ajoutez successivement à l'eau le perchlorure de fer et l'acide chlorhydrique.

N. 83. — *Glycérine phéniquée.*

> Glycérine.............. 100 gram.
> Acide phénique cristallisé. 1 gram.

Mélangez.

N. 84. — *Eau phéniquée.*

> Acide phénique cristallisé. 1 gram.
> Eau.................. 200 gram.

Agitez pour faire dissoudre.

N. 85. — *Eau crésylée.*

> Crésyl................ 3 gram.
> Eau.................. 100 gram.

Mélangez.

N. 86. — *Eau coaltarée.*

> Coaltar saponiné Le Bœuf. 50 gram.
> Eau.................. 100 gram.

Agitez.

QUATRIÈME PARTIE

POLICE SANITAIRE ET VICES RÉDHIBITOIRES

Les propriétaires d'animaux sont exposés à voir leurs étables envahies par les maladies contagieuses. En pareil cas, non seulement leur intérêt personnel leur commande de soustraire au fléau les animaux non encore atteints, et de prendre à cet effet toutes les mesures nécessaires, mais ils sont contraints de par la loi d'observer rigoureusement ces mesures, afin de limiter, d'arrêter la contagion et de sauvegarder ainsi l'intérêt général. Les règlements auxquels ils doivent se conformer font l'objet de la *loi du 21 juillet 1881 sur la police sanitaire des animaux.*

Une loi non moins importante à connaître est celle qui régit les *vices rédhibitoires* dans les ventes et échanges d'animaux domestiques.

Ces divers documents peuvent être consultés avec fruit par les agriculteurs. C'est pour cela que nous avons cru utile d'en donner les principaux extraits.

CHAPITRE Ier
POLICE SANITAIRE

§ 1er. — **Nature de la contagion, modes divers de dissémination.**

Afin d'arriver à saisir l'importance qui s'attache à l'exécution des mesures sanitaires, il est indispensable de posséder quelques notions simples et précises sur la nature de la contagion, ses véhicules et ses divers modes de dissémination ; c'est ce que nous allons condenser. Nous pourrons ensuite envisager avec fruit l'utilité de la loi sanitaire, ainsi que les devoirs qui incombent aux propriétaires lorsque leurs étables sont envahies par une affection transmissible quelconque.

Contagion. — Les *maladies contagieuses* dérivent, comme leur nom l'indique, d'une cause spéciale et unique : la *contagion*. Qu'entend-on par *contagion? Contagion* signifie transmission d'une maladie d'un individu qui en est atteint à un ou plusieurs individus sains, par le transport d'un germe nommé *virus* ou *contage* émanant d'un malade, et se multipliant sur le sujet sain qui le reçoit, en donnant naissance à une maladie identique à la première.

Incubation. — Lorsqu'une affection contagieuse apparaît dans une localité quelconque, elle y est ordinairement importée par un animal nouvellement acheté, à moins toutefois que les germes n'en soient fournis par la localité elle-même. Quoi qu'il en soit, l'individu contaminé, c'est-à-dire l'individu qui se trouve le premier sous l'action du virus, transmet la maladie à un ou plusieurs animaux en cohabitation avec lui. Le mal reste latent pendant un temps plus ou moins long : c'est ce que l'on appelle la période d'*incubation*, dont la durée est variable suivant la nature du virus. Pendant cette période, l'agent virulent, qui semble sommeiller, se livre à un travail de multiplication, de repullulation. Cet agent pénètre dans le sang, vit aux dépens de ce dernier, l'altère en lui empruntant ses divers matériaux, se reproduit rapidement dans des proportions effrayantes, et reste caché jusqu'au moment où le liquide sanguin, décomposé, empoisonné, au lieu de continuer à porter la vie dans les organes, y sème la décomposition, le poison, la mort, ou tout au moins des lésions plus ou moins graves. C'est alors que la maladie éclate extérieurement, avec tout le cortège des symptômes caractéristiques du mal.

Véhicules de la contagion. — Depuis que le virus a pénétré

dans l'organisme sain, et a commencé d'y porter ses ravages,
le sujet infecté est une nouvelle source de contagion. Tous les
produits du corps et tout ce qui en émane peuvent servir d'agent
de transmission. C'est ainsi que le jetage, la salive, les matières excrémentitielles, le sang, la lymphe, les débris cadavériques, les issues, les peaux, les poils, la laine, les cornes, les
onglons, peuvent recéler le virus et servir à le transporter au
loin. Il en est de même des fumiers, des litières, des fourrages,
des instruments de pansage, des harnais, des couvertures, etc.
La matière virulente peut aussi salir les mangeoires, les râteliers, les murs, le sol, et s'y conserver plus ou moins longtemps.

Les personnes chargées des soins à donner aux animaux
malades peuvent également contribuer à colporter le virus,
si elles ne prennent la précaution de faire désinfecter leurs
vêtements et surtout leurs chaussures en sortant d'une étable
infectée, avant d'entrer dans des étables saines. De même, les
animaux qui sont sous le coup de la contagion peuvent infecter les enclos, les pâturages, routes et abreuvoirs, par le virus
qu'ils déposent en fréquentant ces divers endroits.

Irradiation de la contagion. — Le transport, la dissémination du contage s'opère donc par l'intermédiaire des corps
solides que nous venons d'énumérer : dans ce cas, la contagion s'effectue par *virus fixe*.

Mais il arrive aussi pour certaines affections, la morve, la
péripneumonie, par exemple, que le virus, après s'être collé
aux corps solides qui se trouvent à portée, y reste pendant un
certain temps, s'y dessèche, tombe ensuite en poussières im-
palpables qui se détachent par le frottement ou le balayage et
restent en suspension dans l'air. Laissez pénétrer un rayon de
soleil dans une chambre obscure, examinez-le attentivement
et vous y verrez flotter et tournoyer une infinité de particules
solides de diverses grandeurs, plus ou moins brillantes, qui
deviendront invisibles à l'œil nu dès que vous laisserez entrer
un flot de lumière dans l'appartement. Telles les poussières

qui proviennent des matières virulentes infectent, dans une
zone plus ou moins étendue, l'atmosphère qui entoure les
animaux malades. Cette infection est encore accrue par les
miasmes chargés de germes morbifiques qui se dégagent des
déjections, de la respiration et de la transpiration. L'air respiré
par les malades est donc contagieux, susceptible de transmettre le mal, si des animaux aptes à le contracter entrent dans
le périmètre infecté.

Telle est la contagion par *virus volatil*.

Donc, d'après le mécanisme dont nous venons de donner un
aperçu, le virus est absorbé par un individu d'abord, qui le
transmet à d'autres. Chacun de ces derniers le répand au loin,
et ainsi de suite, de sorte que, par suite de cette irradiation
insidieuse autant qu'incessante, la maladie exerce ses ravages de proche en proche. Vous avez dû remarquer ce qui se
produit lorsqu'on jette une pierre à la surface d'une eau tranquille : de petits cercles se forment autour de l'endroit où
la pierre est tombée, et vont en s'agrandissant à mesure qu'ils
s'éloignent du centre. Il en est de même de la contagion :
au début, elle n'occupe qu'un point, c'est le premier animal
malade ; puis elle forme, en s'étendant, des cercles qui s'élar-
gissent de plus en plus, si on ne leur oppose des mesures ri-
goureuses.

§ 2. — Utilité des mesures sanitaires.

**Utilité des mesures sanitaires au point de vue de l'intérêt
privé.** — D'après l'exposé qui précède, on voit qu'il existe
entre les maladies sporadiques (qui frappent isolément tel ou
tel individu, sans le moindre caractère épidémique) et les
contagieuses, une différence capitale, relative à la gravité que
ces affections présentent au point de vue du danger public.
Les premières n'atteignent que l'intérêt particulier, tandis que
les contagieuses menacent l'intérêt général.

Dès lors, on conçoit que l'hygiène des maladies non trans-

missibles appartienne exclusivement aux propriétaires, et que
chacun d'eux conserve toute sa liberté d'action lorsqu'il s'agit
de donner à ses animaux en santé ou en maladie les soins
de tous les jours. C'est ainsi qu'il peut, à son gré, les lâcher
sur les routes et autres lieux publics, les laisser circuler librement, les faire soigner par le premier guérisseur venu, les
vendre ou en acheter de nouveaux, laisser le fumier pourrir
dans l'étable pendant des mois entiers, déposer ce fumier sur
la voie publique ou y laisser écouler le purin, etc., de même
qu'il est libre de servir à ses animaux une nourriture insuffisante ou de mauvaise qualité, de les soumettre à un travail
excessif, de les exposer aux intempéries, de les harceler, de
les rouer de coups, si le cœur lui en dit, à la condition toutefois de ne pas encourir les pénalités de la loi Grammont. En
un mot, il est loisible à tout propriétaire de soigner et de
traiter ses animaux comme il l'entend. Il est seul, le cas
échéant, à subir les fâcheux effets de son incurie ou de son
mauvais vouloir. La loi n'a pas le droit de s'en préoccuper.

Mais que le propriétaire ait son étable envahie par une maladie contagieuse, la question change de face. Par cela seul
qu'il existe chez lui un levain de contagion, par cela seul que
le voisinage de cette source d'infection est une menace permanente pour les animaux des alentours, il est de toute nécessité de forcer ce propriétaire à prendre les mesures nécessaires pour ne pas laisser transporter le virus hors de chez
lui, pour détruire sur place ce virus par tous les moyens dictés
par la science, pour étouffer enfin la contagion sur les lieux
mêmes de son apparition, avant qu'elle n'ait eu le temps de se
propager au loin.

Les maladies contagieuses en face de la fortune publique.
— Il ne faut pas se le dissimuler, c'est la richesse nationale
qui est bel et bien à la merci de certaines épidémies. On ne
se fait peut-être pas une idée exacte de l'immensité des pertes, de la mortalité effrayante que laissent après elles des
maladies contagieuses telles que le typhus, la péripneumonie,

le charbon, etc. Voulez-vous quelques chiffres? En 1870-1871, le typhus des bêtes à cornes (peste bovine) a coûté à la France 80,000 animaux morts ou abattus, représentant une valeur de 21 millions de francs. — De 1830 à 1836, la statistique démontre que la mortalité causée par la péripneumonie contagieuse s'est élevée, dans le seul département du Nord, au chiffre de 78.000 têtes, soit une perte de 20 millions de francs. — Avant la découverte de la vaccination Pasteur, le sang de rate (fièvre charbonneuse) occasionnait annuellement dans la Beauce une perte annuelle de 3 millions, doublée à certaines époques, 1859 et 1868 par exemple.

Et que l'on ne suppose pas que ces chiffres, pris parmi les épizooties qui ont frappé la France pendant ce siècle, soient la plus haute expression de la violence meurtrière de ces maladies. Les pays voisins, l'Angleterre, la Russie et la Hollande notamment, nous en offrent de bien plus redoutables exemples.

A côté de ces ravages terribles, disons un mot de ceux que laissent après elles les autres maladies contagieuses. La morve a, dans le temps, dépeuplé des régiments entiers et des écuries importantes. La dourine ou maladie du coït a plusieurs fois décimé dans certaines contrées la population chevaline. La rage est-elle moins à craindre ? Et la tuberculose (phtisie pulmonaire) qui fauche dans l'ombre un nombre incalculable d'animaux ? Et la clavelée, et le rouget, etc., etc. ?

Supposons un instant qu'on laissât ces maladies sévir et se propager librement, sans entraves. Avec les facilités de transport que nous possédons aujourd'hui, on verrait la contagion fuser dans tous les sens et à des distances considérables, semer la mortalité sur son passage, paralyser le commerce et arrêter par contre-coup l'essor de l'industrie. Et l'agriculture, d'où nous vient la prospérité nationale, ne tarderait pas à tomber dans la ruine la plus complète.

C'est dans le but de parer à de semblables désastres que le législateur a de tout temps cherché à opposer une barrière aux épidémies, en prescrivant des moyens élaborés d'après les connaissances scientifiques de l'époque sur les maladies que l'on voulait combattre. Les efforts tentés dans cette voie avaient d'autant plus leur raison d'être qu'il est depuis long-temps acquis que plusieurs des maladies que nous avons en vue, effrayantes par leur incurabilité et leur marche rapide, ont la triste propriété de se transmettre à l'homme.

§ 3. — La législation sanitaire, et les travaux des savants contemporains.

Étapes de la législation sanitaire en France. — Dès le com-mencement du XVIIIᵉ siècle, l'ancienne législation édicte des mesures sanitaires générales, parmi lesquelles nous trouvons la déclaration, l'enfouissement, la défense de vendre les ani-maux malades et suspects, etc. Mais il est à remarquer que cette législation est créée de toutes pièces, c'est-à-dire que les décrets et règlements qui la composent surgissent successive-ment, un à un, à chaque épizootie nouvelle, lorsque de nou-veaux besoins se font sentir.

Cette réglementation tronquée, hétérogène, est l'indice certain de la connaissance imparfaite des maladies transmis-sibles, de leur nature, de leurs modes de contagion et du degré d'efficacité des mesures propres à en hâter la disparition. Du moment que l'on ne connaissait pas les voies diverses suivies par l'agent virulent d'une maladie donnée, comment aurait-on pu arriver à arrêter ce facteur de la contagion?

Il fallait donc, avant d'arriver à l'élaboration d'une loi sanitaire uniforme, homogène, ayant une valeur réelle, éclaircir au préalable les questions complexes relatives à la nature des virus. C'est ce qui a été fait depuis le commence-ment de la seconde moitié de ce siècle par un grand nombre de savants, à la tête desquels nous devons citer les Pasteur, les Arloing, les Toussaint, les Chauveau, etc. Qui n'a entendu parler de leurs brillantes découvertes ?

Marquons les principales étapes de ces longues et laborieuses investigations.

Travaux de M. Pasteur. — Vers 1860, M. Pasteur, en étudiant les altérations du vin, de la bière et du vinaigre, démontra que les changements de composition de ces liquides qui avaient subi la fermentation, étaient dus au développement et à la multiplication d'êtres infiniment petits, visibles seulement à l'aide du microscope.

En 1863, s'appuyant sur ces premiers travaux, le Dr Davaine soupçonna que les filaments, les bâtonnets dont, en 1850, il avait signalé la présence dans le sang des animaux morts du charbon, pouvaient bien être la cause de cette maladie.

En 1865, M. Pasteur, chargé par le gouvernement d'étudier une affection meurtrière des vers à soie, la *pébrine*, qui sévissait à cette époque dans le midi de la France, découvre à la fois la cause de cette maladie (qui était un être microscopique) et le remède à lui opposer.

Voilà ce que l'on pourrait appeler la période préparatoire de l'étude des maladies contagieuses. Elle éclaire d'une première lueur le monde microscopique, jusqu'alors impénétrable.

Pendant les années qui suivent, M. Pasteur poursuit le cours de ses recherches.

En 1879, il démontre d'une manière irréfutable que la fièvre charbonneuse reconnaît pour cause unique la présence dans le sang des bâtonnets microscopiques (bactéridies) déjà signalés par Davaine. Et comme sanction pratique de ce fait considérable, il découvre en même temps le moyen de rendre les animaux réfractaires à cette maladie par ce qu'il appelle la *vaccination charbonneuse*, opération qui consiste à introduire, sous la peau, du virus bactéridien atténué par un procédé spécial.

En 1880, MM. Arloing, Cornevin et Thomas, de l'École vétérinaire de Lyon, font des découvertes similaires pour le charbon symptomatique.

Sans nous arrêter aux belles études relatives à la septicémie, au choléra des poules, au rouget du porc, à la phtisie, etc., nous terminerons cet exposé en ajoutant que M. Pasteur a jusqu'ici brillamment couronné la série de ses admirables travaux en dotant l'humanité du moyen de prévenir la rage après morsure, par une série de vaccinations successives.

Microbes. — Se fait-on maintenant une idée du terrain parcouru, du progrès réalisé dans le vaste champ des maladies contagieuses ?

On sait aujourd'hui que la plupart de ces affections reconnaissent pour cause les infiniment petits, que les savants appellent *microbes, vibrions, bacilles.*

On sait que ces microbes vivent aux dépens de l'organisme dont ils sont les parasites, qu'ils sont rejetés avec les produits virulents qui leur servent de véhicules, et que s'ils viennent à pénétrer dans un organisme sain, soit par simple contact, soit par ingestion, soit par inhalation, ils sont susceptibles de reproduire un maladie identique.

On connaît, pour plusieurs de ces maladies tout au moins, telles que la fièvre charbonneuse, le charbon symptomatique, le choléra des poules, la phtisie, etc., l'habitat, ainsi que les divers modes de multiplication et de dissémination de leurs microbes respectifs. Nous avons pensé que nous intéresserions nos lecteurs en leur présentant la figuration des principaux microbes : les figures 87 à 100 leur donneront une idée générale de ces infiniment petits.

Et si l'on jette un coup d'œil d'ensemble sur ces faits acquis à la science, relatifs à la genèse des affections que nous venons de citer, il est permis de conclure que les maladies contagieuses non encore explorées jusqu'ici ne sont pas sans analogie avec les premières, et qu'elles nous apparaissent toutes ou presque toutes comme étant de nature parasitaire, puisque leur développement est dû à une semence qui se multiplie lorsqu'elle est introduite dans l'organisme d'un animal sain.

C'est en prenant pour base les faits scientifiques dont nous

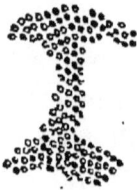

Fig. 87.—Bacille de la suppuration (*Staphylococcus pyogenes aureus*).

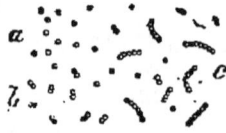

Fig. 88. — Bacille de la suppuration (*Diplococcus* et *Streptococcus*).

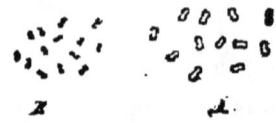

Fig. 90 et 91. — Choléra des poules 500/1, *B* culture fraîche ; *A* culture datant de plusieurs jours. (Pasteur.)

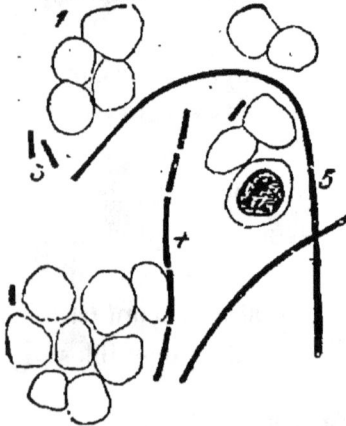

Fig. 92 et 93. — Bacille du charbon symptomatique. — Bactéries du charbon symptomatique d'après Arloing, Cornevin et Thomas.

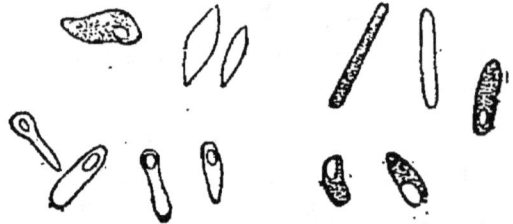

Fig. 89. — Vibrion septique en courts articles ou en longs filaments, d'après Koch.

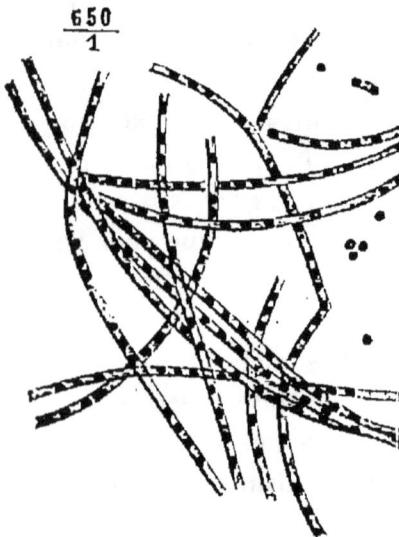

Fig. 95. — Bactéridies du charbon. Grossissement : 500. *a*, globules rouges ; *b*, globules blancs ; *c*, bacilles entre ces globules ; *d*, bacilles morts ; *e*, *f*, *g*, fibres représentant les bacilles développés, et renfermant des spores ; *i*, spores en voie de développement.

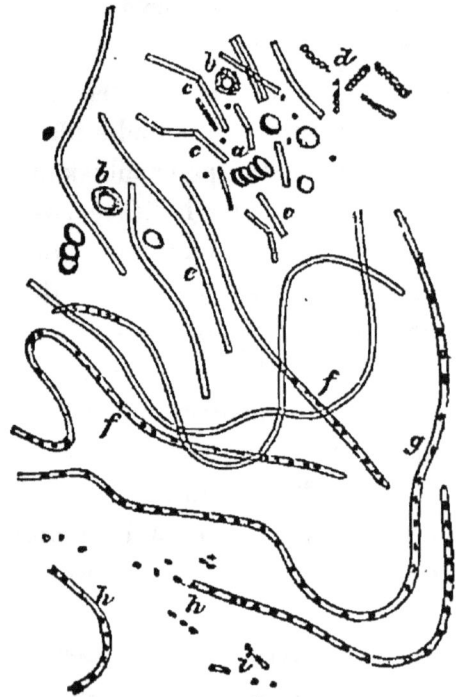

Fig. 94. — Formation des spores chez le *Bacillus anthracis*.

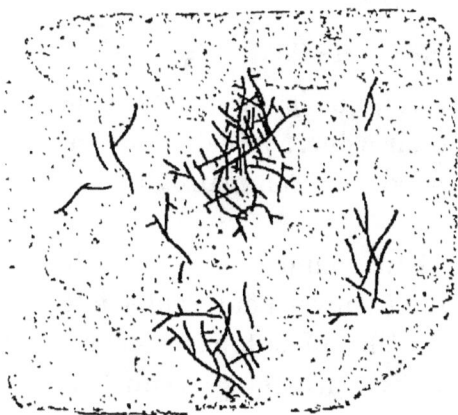

Fig. 96. — Microbes du farcin du bœuf.

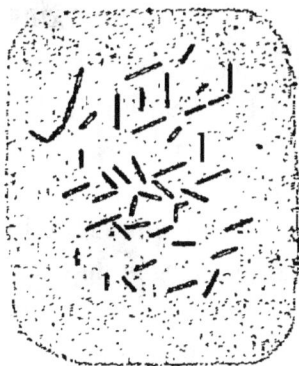

Fig. 97. — Microbes de la morve.

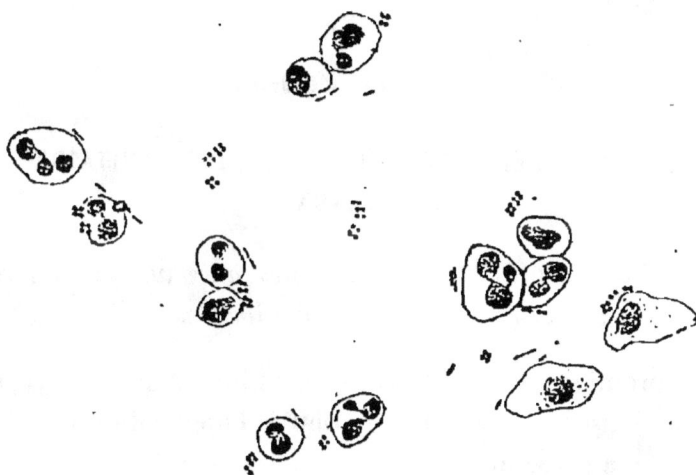

Fig. 98. — Crachats contenant des *Micrococcus tetragenus* et des bacilles de la tuberculose.

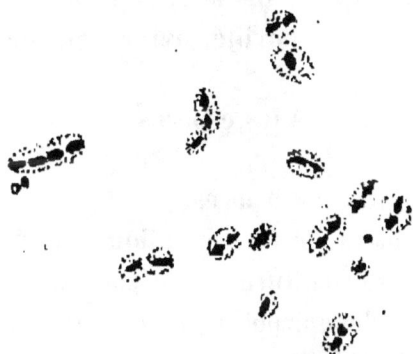

Fig. 99. — Pneumonie, d'après Netter.

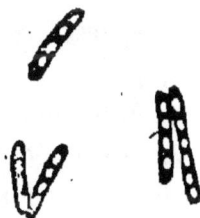

Fig. 100. — Bacilles de la tuberculose, d'après Koch.

venons d'esquisser les grandes lignes, que le législateur a procédé à l'édification de la loi sanitaire du 21 juillet 1881, qui régit les maladies contagieuses de nos animaux domestiques.

On va voir que cette loi intervient comme une sentinelle vigilante chargée de tracer la ligne à suivre pour veiller à la préservation des animaux sains ; qu'elle règle tous les détails à observer pour annihiler l'action des virus et prévenir leur dissémination ; qu'elle vise enfin, par tous les moyens scientifiques connus, à sauvegarder la fortune publique.

§ 4. — Textes de lois.

LOI DU 21 JUILLET 1881 SUR LA POLICE SANITAIRE DES ANIMAUX

Titre Ier. — *Maladies contagieuses des animaux et mesures sanitaires qui leur sont applicables.*

Article premier. — Les maladies des animaux qui sont réputées contagieuses et qui donnent lieu à l'application des dispositions de la présente loi sont :

La peste bovine dans toutes les espèces de ruminants ;

La péripneumonie contagieuse dans l'espèce bovine ;

La clavelée et la gale dans les espèces ovine et caprine ;

La fièvre aphteuse dans les espèces bovine, ovine, caprine et porcine ;

La morve, le farcin, la dourine dans les espèces chevaline et asine ;

La rage et le charbon dans toutes les espèces.

Art. 2. — Un décret du Président de la République, rendu sur le rapport du Ministre de l'agriculture et du commerce, après avis du comité consultatif des épizooties, pourra ajouter à la nomenclature des maladies réputées contagieuses dans chacune des espèces énoncées ci-dessus, toutes autres maladies

contagieuses, dénommées ou non, qui prendraient un caractère dangereux (1).

. . . .

Art. 3. — Tout propriétaire, toute personne ayant, à quelque
titre que ce soit, la charge des soins ou la garde d'un animal
atteint ou soupçonné d'être atteint d'une maladie contagieuse,
dans les cas prévus par les articles 1er et 2, est tenue d'en
faire sur-le-champ la déclaration au maire de la commune où
se trouve cet animal.

Sont également tenus de faire cette déclaration les vétérinaires qui seraient appelés à le soigner.

L'animal atteint ou soupçonné d'être atteint de l'une des
maladies spécifiées dans l'art. 1er devra être immédiatement,
et avant même que l'autorité administrative ait répondu à
l'avertissement, séquestré, séparé et maintenu isolé autant
que possible des autres animaux susceptibles de contracter
cette maladie.

Il est interdit de le transporter avant que le vétérinaire
délégué par l'administration l'ait examiné. La même interdiction est applicable à l'enfouissement, à moins que le maire,
en cas d'urgence, n'en ait donné l'autorisation spéciale.

Art. 4. — Le maire devra, dès qu'il aura été prévenu, s'assurer de l'accomplissement des prescriptions contenues dans
l'article précédent et y pourvoir d'office, s'il y a lieu.

Aussitôt que la déclaration prescrite par le § 1er de l'article
précédent a été faite, ou, à défaut de déclaration, dès qu'il a
eu connaissance de la maladie, le maire fait procéder, sans
retard, à la visite de l'animal malade ou suspect par le vétérinaire chargé de ce service.

Ce vétérinaire constate et, au besoin, prescrit la complète
exécution des dispositions du troisième alinéa de l'art. 3 et

(1) Par décret du 28 juillet 1888, le *charbon symptomatique* ou *em-
physémateux* et la *tuberculose* dans l'espèce bovine ; le *rouget* et la
pneumo-entérite infectieuse dans l'espèce porcine, ont été ajoutées à la
nomenclature des maladies contagieuses visées par la loi du 21 juillet 1881.

les mesures de désinfection immédiatement nécessaires.

Dans le plus bref délai, il adresse son rapport au préfet.

Art. 5. — Après la constatation de la maladie, le préfet statue sur les mesures à mettre à exécution dans le cas particulier.

Il prend, s'il est nécessaire, un arrêté portant déclaration d'infection.

Cette déclaration peut entrainer, dans les localités qu'elle détermine, l'application des mesures suivantes :

1° L'isolement, la séquestration, la visite, le recensement et la marque des animaux et troupeaux dans les localités infectées ;

2° L'interdiction de ces localités ;

3° L'interdiction momentanée ou la réglementation des foires et marchés, du transport et de la circulation du bétail ;

4° La désinfection des écuries, étables, voitures ou autres moyens de transport ; la désinfection, ou même la destruction des objets à l'usage des animaux malades ou qui ont été souillés par eux, et généralement des objets quelconques pouvant servir de véhicule à la contagion.

. . . .

Art. 6. — Lorsqu'un arrêté du préfet a constaté l'existence de la peste bovine dans une commune, les animaux qui en sont atteints et ceux de l'espèce bovine qui auraient été contaminés, alors même qu'ils ne présenteraient aucun signe apparent de maladie, sont abattus par ordre du maire, conformément à la proposition du vétérinaire délégué et après évaluation.

Il est interdit de suspendre l'exécution desdites mesures pour traiter les animaux malades, sauf les cas et sous les conditions qui seraient spécialement déterminés par le Ministre de l'agriculture et du commerce, sur l'avis du comité consultatif des épizooties.

Art. 7. — Dans le cas prévu par l'article précédent, les animaux malades sont abattus sur place, sauf le cas où le transport du cadavre au lieu de l'enfouissement sera déclaré par le vétérinaire plus dangereux que celui de l'animal vivant : le transport en vue de l'abatage peut être autorisé par le maire conformément à l'avis du vétérinaire délégué, pour ceux qui ont été seulement contaminés.

Les animaux des espèces ovine et caprine qui ont été exposés à la contagion sont isolés et soumis aux mesures sanitaires déterminées par le règlement d'administration publique rendu pour l'exécution de la loi.

Art. 8. — Dans le cas de morve constatée, et dans le cas de farcin, de charbon, si la maladie est jugée incurable par le vétérinaire délégué, les animaux doivent être abattus sur ordre du maire.

Quand il y a contestation sur la nature ou le caractère incurable de la maladie entre le vétérinaire délégué et le vétérinaire que le propriétaire aurait fait appeler, le préfet désigne un troisième vétérinaire, conformément au rapport duquel il est statué.

Art. 9. — Dans le cas de péripneumonie contagieuse, le préfet devra ordonner l'abatage, dans le délai de deux jours, des animaux reconnus atteints de cette maladie par le vétérinaire délégué, et l'inoculation des animaux d'espèce bovine, dans les localités reconnues infectées de cette maladie.

Le Ministre de l'agriculture et du commerce aura le droit d'ordonner l'abatage des animaux d'espèce bovine ayant été dans la même étable, ou dans le même troupeau, ou en contact avec des animaux atteints de péripneumonie contagieuse.

Art. 10. — La rage, lorsqu'elle est constatée chez les animaux de quelque espèce qu'ils soient, entraîne l'abatage, qui ne peut être différé sous aucun prétexte.

Les chiens et les chats suspects de rage doivent être immédiatement abattus. Le propriétaire de l'animal suspect est tenu, même en l'absence d'un ordre des agents de l'administration, de pourvoir à l'accomplissement de cette prescription.

Art. 11. — Dans les épizooties de clavelée, le préfet peut,

par arrêté pris sur l'avis du comité consultatif des épizooties, ordonner la clavélisation des troupeaux infectés.

La clavélisation ne devra pas être exécutée sans autorisation du préfet.

Art. 12. — L'exercice de la médecine vétérinaire dans les maladies contagieuses des animaux est interdit à quiconque n'est pas pourvu du diplôme de vétérinaire.

. . . .

Art. 13. — La vente ou la mise en vente des animaux atteints ou soupçonnés d'être atteints de maladies contagieuses est interdite.

Le propriétaire ne peut s'en dessaisir que dans les conditions déterminées par le règlement d'administration publique prévu à l'art. 5.

. . . .

Art. 14. — La chair des animaux morts de maladies contagieuses quelles qu'elles soient, ou abattus comme atteints de la peste bovine, de la morve, du farcin, du charbon et de la rage, ne peut être livrée à la consommation.

Les cadavres ou débris des animaux morts de la peste bovine et du charbon, ou ayant été abattus comme atteints de ces maladies, devront être enfouis avec la peau tailladée, à moins qu'ils ne soient envoyés à un atelier d'équarrissage régulièrement autorisé.

. . . .

Art. 15. — La chair des animaux abattus comme ayant été en contact avec des animaux atteints de la peste bovine peut être livrée à la consommation; mais leurs peaux, abats et issues, ne peuvent être sortis du lieu de l'abatage qu'après avoir été désinfectés.

Art. 16. — Tout entrepreneur de transport par terre ou par eau qui aura transporté des bestiaux devra, en tout temps, désinfecter, dans les conditions prescrites par le règlement d'administration publique, les véhicules qui auront servi à cet usage.

TITRE II. — *Indemnités.*

Art. 17. — Il est alloué aux propriétaires des animaux abattus pour cause de peste bovine, en vertu de l'article 7, une indemnité des trois quarts de leur valeur avant la maladie.

Il est alloué aux propriétaires d'animaux abattus pour cause de péripneumonie contagieuse ou morts par suite de l'inoculation, en vertu de l'article 9, une indemnité ainsi réglée :

La moitié de leur valeur avant la maladie, s'ils en sont reconnus atteints ;

Les trois quarts, s'ils ont seulement été contaminés ;

La totalité, s'ils sont morts des suites de l'inoculation de la péripneumonie contagieuse.

L'indemnité à accorder ne peut dépasser la somme de 400 francs pour la moitié de la valeur de l'animal ; celle de 600 francs pour les trois quarts, et celle de 800 francs pour la totalité de sa valeur.

Art. 18. — Il n'est alloué aucune indemnité aux propriétaires d'animaux importés des pays étrangers, abattus pour cause de péripneumonie contagieuse dans les trois mois qui ont suivi leur introduction en France.

Art. 19. — Lorsque l'emploi des débris d'un animal abattu pour cause de peste bovine ou de péripneumonie contagieuse a été autorisé pour la consommation ou un usage industriel, le propriétaire est tenu de déclarer le produit de la vente de ces débris.

Ce produit appartient au propriétaire ; s'il est supérieur à la portion de la valeur laissée à sa charge, l'indemnité due par l'État est réduite de l'excédent.

Art. 20. — Avant l'exécution de l'ordre d'abatage, il est procédé à une évaluation des animaux par le vétérinaire délégué et un expert désigné par la partie.

A défaut, par la partie, de désigner un expert, le vétérinaire délégué opère seul.

Il est dressé un procès-verbal de l'expertise; le maire et le juge de paix le contresignent et donnent leur avis.

Art. 21. — La demande d'indemnité doit être adressée au Ministre de l'agriculture et du commerce dans le délai de trois mois, à dater du jour de l'abatage, sous peine de déchéance.

Le Ministre peut ordonner la revision des évaluations faites en vertu de l'article 20, par une commission dont il désigne les membres.

L'indemnité est fixée par le Ministre, sauf recours au Conseil d'État.

Art. 22. — Toute infraction aux dispositions de la présente loi ou des règlements rendus pour son exécution peut entraîner la perte de l'indemnité prévue par l'article 17.

La décision appartiendra au Ministre, sauf recours au Conseil d'État.

Art. 23. — Il n'est alloué aucune indemnité aux propriétaires des animaux abattus par suite de maladies contagieuses, autres que la peste bovine et la péripneumonie contagieuse dans les conditions spéciales indiquées dans l'article 9.

TITRE III. — *Importation et exportation des animaux.*

. . . .

TITRE IV. — *Pénalités.*

Art. 30. — Toute infraction aux dispositions des articles 3, 5, 6, 9, 10, 11, § 2 et 12 de la présente loi, sera punie d'un emprisonnement de six jours à deux mois et d'une amende de 16 à 400 francs.

Art. 31. — Seront punis d'un emprisonnement de deux mois à six mois et d'une amende de 100 à 1000 francs :

1° Ceux qui, au mépris des défenses de l'administration, auront laissé leurs animaux infectés communiquer avec d'autres;

2º Ceux qui auraient vendu ou mis en vente des animaux qu'ils savaient atteints ou soupçonnés d'être atteints de maladies contagieuses;

3º Ceux qui, sans permission de l'autorité, auront déterré ou sciemment acheté des cadavres ou débris d'animaux morts de maladies contagieuses quelles qu'elles soient, ou abattus comme atteints de la peste bovine, du charbon, de la morve, du farcin et de la rage;

4º Ceux qui, même avant l'arrêté d'interdiction, auront importé en France des animaux qu'ils savaient atteints de maladies contagieuses ou avoir été exposés à la contagion.

Art. 32. — Seront punis d'un emprisonnement de six mois à trois ans et d'une amende de 100 à 2000 francs :

1º Ceux qui auront vendu ou mis en vente de la viande provenant d'animaux qu'ils savaient morts de maladies contagieuses quelles qu'elles soient, ou abattus comme atteints de la peste bovine, du charbon, de la morve, du farcin et de la rage;

2º Ceux qui se sont rendus coupables des délits prévus par les articles précédents, s'il est résulté de ces délits une contagion parmi les autres animaux.

Art. 33. — Tout entrepreneur de transports qui aura contrevenu à l'obligation de désinfecter son matériel sera passible d'une amende de 100 francs à 1000 francs.

Il sera puni d'un emprisonnement de six jours à deux mois, s'il est résulté de cette infraction une contagion parmi les autres animaux.

Art. 34. — Toute infraction à la présente loi, non spécifiée dans les articles ci-dessus, sera punie de 16 francs à 400 francs d'amende. Les contraventions aux dispositions du règlement d'administration publique rendu pour l'exécution de la présente loi seront, suivant les cas, passibles d'une amende de 1 franc à 200 francs, qui sera prononcée par le juge de paix du canton.

Art. 35. — Si la condamnation pour infraction à l'une des

dispositions de la présente loi remonte à moins d'une année,
ou si cette infraction a été commise par des vétérinaires délé-
gués, des gardes champêtres, des gardes forestiers, des offi-
ciers de police à quelque titre que ce soit, les peines peuvent
être portées au double du maximum fixé par les précédents
articles.

Art. 36. — L'article 463 du code pénal est applicable dans
tous les cas prévus par les articles du présent titre (1).

TITRE V. — *Dispositions générales.*

Art. 37. — Les frais d'abatage, d'enfouissement, de transport, de quarantaine, de désinfection, ainsi que tous autres
frais auxquels peut donner lieu l'exécution des mesures prescrites en vertu de la présente loi, sont à la charge des propriétaires ou conducteurs d'animaux.

En cas de refus des propriétaires ou conducteurs d'animaux
de se conformer aux injonctions de l'autorité administrative,
il y est pourvu d'office devant le juge de paix.

. . . .

DÉCRET PORTANT RÈGLEMENT D'ADMINISTRATION PUBLIQUE
FAISANT SUITE A LA LOI SUR LA POLICE SANITAIRE

Il n'est que l'amplification de la loi.

Nous en détachons les principaux passages :

Art. 4. — . . . .

Dans les cas d'enfouissement, les fosses ont une profondeur
suffisante pour qu'il y ait au-dessus du corps une couche
de terre de 1m,50 au moins. Les cadavres sont recouverts de
toute la terre extraite pour ouvrir les fosses et ne peuvent
être déterrés en tout ou en partie sans une autorisation du
préfet.

. . . .

(1) Cet article règle la diminution de la peine ou de l'amende, lorsque
les circonstances atténuantes sont accordées au délinquant.

Art. 6. — Il est interdit, sous aucun prétexte, de conduire, même pendant la nuit, aux abreuvoirs communs les animaux atteints de maladies contagieuses et ceux qui ont été exposés à la contagion.

. . . .

Chapitre IV. — *Indemnités.*

Art. 65. — Dans le cas d'abatage pour cause de peste bovine ou de péripneumonie contagieuse prévu par les articles 7 et 9 de la loi, ou dans le cas d'inoculation de la péripneumonie prévu par le même article 9, le procès-verbal d'estimation des animaux est immédiatement dressé et déposé à la mairie. Le maire, après l'avoir contresigné et fait contresigner par le juge de paix, le transmet au préfet dans les cinq jours de sa date.

Art. 66. — A ce procès-verbal sont jointes les pièces suivantes :

1° La demande d'indemnité formée par le propriétaire;

2° Une copie, certifiée conforme par le maire, de l'ordre d'abatage ou d'inoculation;

3° Un certificat du maire attestant que l'ordre d'abatage a reçu son exécution; ou, dans le cas de mort par suite de l'inoculation de la péripneumonie, un certificat du vétérinaire attestant que l'inoculation est réellement la cause de la mort; ce dernier certificat doit être visé par le maire;

4° Une copie certifiée de la déclaration, faite à la mairie par le propriétaire, de l'apparition de la maladie dans ses étables ou bergeries;

5° Un certificat du maire constatant que le propriétaire s'est conformé à toutes les autres prescriptions de la loi;

6° Une déclaration du propriétaire faisant connaître, lorsqu'il y aura lieu, pour chaque tête de bétail, le produit de la vente des animaux ou de leur chair et débris.

A ces pièces doivent être joints, dans le cas d'abatage pour cause de péripneumonie ou de mort des suites de l'inoculation de cette maladie, le procès-verbal d'autopsie des animaux pour la perte desquels l'indemnité est réclamée, et un certificat d'origine constatant qu'ils n'ont pas été introduits en France dans les trois mois qui ont précédé l'abatage.

Lorsque le Ministre juge nécessaire de faire reviser l'estimation, conformément à l'article 21 de la loi, il renvoie les pièces au préfet.

La commission de revision prévue par ledit article est composée de six membres, y compris le préfet ou son délégué, président, dont la voix est prépondérante en cas de partage. Les pièces lui sont transmises : elle donne son avis après avoir mis les parties intéressées en demeure de produire leurs observations.

. . . .

§ 5. — Devoirs du Propriétaire.

Lorsqu'une des affections contagieuses prévues par la loi sanitaire éclate dans une étable, elle est ordinairement signalée par le vétérinaire, à moins que, avant la visite de ce dernier, le propriétaire n'ait été amené, par ses propres observations, à en soupçonner l'existence lui-même.

Déclaration. — Quoi qu'il en soit, que la suspicion ou l'existence de la maladie soit annoncée par une source quelconque, l'article 3 de la loi sanitaire pose en principe que tout propriétaire, toute personne ayant, à quelque titre que ce soit, la charge des soins ou la garde d'un animal atteint ou soupçonné d'être atteint de l'une des maladies contagieuses visées par la loi, est tenue d'en faire sur-le-champ la déclaration au maire de la commune où se trouve cet animal.

Mais, dira-t-on, cette déclaration est-elle bien nécessaire?

Elle est non seulement nécessaire, mais indispensable au bon fonctionnement des mesures sanitaires. C'est le tocsin qui signale les dangers de la contagion. C'est l'avertissement qui met l'autorité en éveil, et qui lui permet de prescrire immédiatement les ordres nécessaires pour procéder au sauvetage des animaux non encore atteints. Sans la déclaration, la maladie reste ignorée, exerce traîtreusement ses ravages et se répand d'autant plus loin que son virus est plus subtil. Cette formalité constitue donc le pivot de la loi sanitaire, puisque c'est à la rapidité de son application qu'est subordonnée la rapidité de l'intervention de l'autorité.

C'est dire qu'une maladie contagieuse sera d'autant plus vite étouffée que la déclaration aura été faite avec plus de célérité. Et cependant cette formalité, si nécessaire à la préservation de l'intérêt public, reste souvent lettre morte, soit parce que les propriétaires, les gardiens, les détenteurs ou les logeurs d'animaux en ignorent l'obligation, soit parce qu'ils craignent que l'autorité ne les soumette à des mesures trop sévères ou trop onéreuses, soit enfin qu'ils s'imaginent qu'en allant déclarer la maladie à M. le maire, leur étable sera considérée comme pestiférée.

Mais lorsqu'ils voudront bien comprendre que la déclaration n'a d'autre but que la sauvegarde de leurs intérêts, et qu'ils sont les premiers à profiter de ses bons effets, puisque immédiatement, sans perte de temps, les mesures les plus énergiques sont prises, la déclaration cessera d'être un épouvantail et entrera définitivement dans la pratique courante.

D'ailleurs cette obligation est sanctionnée par une amende de 16 à 400 francs et un emprisonnement de six jours à deux mois (art. 30). Ces peines peuvent être portées au double dans le cas de récidive, lorsque la première condamnation remonte à moins d'une année (art. 35).

La déclaration est faite au maire, soit verbalement, soit par écrit. Dans ce dernier cas, comme elle est le plus souvent rédigée par le vétérinaire, elle énonce les caractères de la maladie, sa nature, l'étendue de la contagion, ainsi que les principales mesures à lui opposer. Le maire donne au déclarant un récépissé.

Isolement. — Aussitôt après que l'avertissement a été donné à l'autorité, et avant même qu'elle y ait répondu, l'animal malade ou suspect doit être isolé des autres animaux de la même espèce ou d'espèce différente, qui sont susceptibles de contracter la maladie.

L'isolement est, de toutes les mesures sanitaires, la plus importante. On peut le pratiquer de diverses manières, suivant la nature de la maladie et le degré de subtilité du virus. Dans tous les cas, il doit être organisé de façon à empêcher toute contagion immédiate ou médiate. Il faudra donc l'effectuer différemment, suivant que le virus est plus ou moins fixe, plus ou moins volatil. C'est au vétérinaire qu'il appartient de donner à ce sujet des indications éclairées.

Le mode d'isolement le plus simple, et le seul dont nous parlerons ici, parce que c'est le seul dont le propriétaire doive prendre l'initiative, se nomme *séquestration*. Il consiste à mettre les malades dans un local particulier et à ne pas les laisser communiquer avec les autres. La séquestration peut s'effectuer, soit en enlevant de l'étable infectée les animaux sains pour les mettre dans un endroit spécial à l'abri de la contagion, soit en faisant sortir les malades et les suspects de l'habitation infectée pour les loger dans une autre.

Le premier procédé est le meilleur, les animaux non encore contaminés n'étant plus exposés à contracter la maladie par l'intermédiaire de l'air, de la litière, du râtelier, des mangeoires ou des fumiers infectés.

Lorsque le second procédé est mis en usage, l'étable infectée qui sert à loger les animaux encore sains doit être soumise, après le départ des malades, à une désinfection minutieuse et complète.

Désinfection. — Dans le langage ordinaire, *désinfecter* veut dire enlever une mauvaise odeur en lui en substituant une plus agréable.

Dans son application à la police sanitaire, ce mot a été un peu détourné de sa signification normale, et l'on entend par *désinfection* la destruction des matières virulentes provenant des animaux malades, ou plutôt la destruction des germes, des microbes qui constituent la partie vraiment active et dangereuse de ces matières.

On nomme *désinfectants* les agents physiques et chimiques employés dans ce but, tandis qu'on réserve l'appellation d'antiseptiques aux substances destinées à être employées à l'intérieur ou sur la peau du malade, pour arrêter le développement des germes contagieux qui infectent l'organisme.

Si l'on considère la nature microbienne des maladies transmissibles et la facilité avec laquelle elles se propagent, point n'est besoin d'insister pour démontrer l'importance capitale de la désinfection comme moyen sûr et unique d'étouffer la contagion dans ses premières manifestations.

Mais pour qu'elle produise le résultat qu'on est en droit d'en attendre, il est indispensable de l'appliquer à tous les objets, à tous les milieux qui peuvent servir de réceptacle aux matières contagieuses, sous quelque forme qu'elles se rencontrent. Il ne faut jamais oublier qu'une désinfection partielle, incomplète, laisse une porte ouverte à une nouvelle invasion de la maladie. Les microbes qui ont échappé à l'hécatombe ne tardent pas à déceler leur présence par de nouveaux ravages. Et le foyer que l'on croyait éteint se rallume subitement, avec la même intensité qu'au début.

Bon nombre de cas de charbon, de morve, de péripneumonie, que l'on observe quelque temps après la première bouffée de l'épizootie, sont dus à ce que les fumiers, les litières, les alentours des fosses... n'ont pas été soumis à une désinfection minutieuse.

Pour ces maladies très contagieuses, il importe, sous peine d'insuccès, de désinfecter, non seulement les étables et leur ameublement, mais encore les ustensiles souillés par les animaux, les fourrages, les pailles, les litières, les fumiers, les rigoles et fosses à purin, les cours où ont stationné les malades, les chemins qu'ils ont parcourus, sans oublier ensuite les véhicules utilisés au transport des malades ou des cadavres, les pelles, les brouettes et balais dont on s'est servi, les débris cadavériques et les fosses d'enfouissement. Enfin les personnes qui ont soigné les malades, ou qui ont touché les cadavres, leurs débris, leurs fumiers, devront s'astreindre à des mesures de propreté et faire désinfecter leurs habits et leurs chaussures.

Quels sont les désinfectants employés dans ces divers cas et comment les utilise-t-on ? Examinons cette double question.

Agents désinfectants. — L'arrêté du 12 mai 1883, relatif à la désinfection, indique les suivants :

Le *feu ;*

L'*eau bouillante ;*

La *vapeur d'eau ;*

Le *chlorure de chaux* en poudre (sol, rigoles, fumiers) ou délayé dans 10 parties d'eau (lavages et arrosements) ;

Le *chlorure de zinc*, le *sulfate* et le *nitro-sulfate* de zinc, l'*acide phénique*, toutes substances employées en solution, à raison de 20 grammes par litre d'eau (lavages et arrosements) ;

Le *bichlorure de mercure*, à raison de 10 grammes par litre d'eau (lavages et arrosements dans les cas de morve) ;

L'*acide sulfurique*, dans la proportion de 20 grammes par litre d'eau (arrosements des fumiers, sols, rigoles) ;

L'*essence de térébenthine*, à raison de 250 grammes d'essence par litre d'eau (lavages dans les cas de charbon) ;

L'*huile lourde de gaz*, avec 10 fois son poids de *goudron* (enduits) ;

Le *chlore* gazeux et l'*acide sulfureux*, employés en fumigations.

Pratique de la désinfection. — HABITATIONS ET OBJETS QUI EN PROVIENNENT. — On arrose d'abord sur place avec un liquide désinfectant (chlorure de chaux, acide sulfurique) les litières, fumiers et restes de fourrages, on enfouit le tout au tas de fumier commun, on saupoudre de chlorure de chaux, et l'on recouvre d'une couche de terre de 0m10. — On procède ensuite au lavage complet du sol, des murs, des mangeoires, des râteliers, des seaux, etc. Ce lavage se fait, suivant le degré de contagion de la maladie, tantôt avec de l'eau froide ou bouillante, tantôt avec un liquide désinfectant. — Le grattage du sol, des murs, des mangeoires, des râteliers et des séparations est parfois nécessaire, mais le balayage avec un balai dur suffit le plus souvent. Grattage et balayage doivent être suivis d'un nouveau lavage avec un liquide désinfectant. — Les planches et madriers sont enduits d'un mélange d'huile lourde de gaz et de goudron.

Les objets en fer, chaines d'attache, étrilles, mors, pelles, fourches, etc., sont soumis au flambage, tandis que les éponges, brosses, couvertures, licols, ou cordes d'attache de peu de valeur qui ont servi aux animaux malades, doivent être brûlés. — Les harnais sont nettoyés, avec savon et brosse, à l'eau bouillante phéniquée, et leurs parties rembourrées remises à neuf.

On achève la désinfection des locaux par une fumigation au chlore ou à l'acide sulfureux, que l'on fait suivre d'une ventilation pendant huit jours et d'un badigeonnage à la chaux.

Rigoles, fosses a purin. — Les rigoles servant à l'écoulement des déjections liquides sont lavées à grande eau et arrosées avec un liquide désinfectant. — Pour les fosses à purin, on y verse deux centièmes de la contenance d'une dissolution de sulfate ou de nitro-sulfate de zinc.

Cours, enclos, herbages et paturages, routes, chemins parcourus par les animaux malades. — On enlève les déjections, on les désinfecte à la façon des fumiers, et on arrose avec un liquide désinfectant les endroits où elles étaient tombées.

Pelles, balais, brouettes, véhicules ayant servi au ramassage des déjections, au transport des malades, de leurs cadavres ou des fumiers infectés. — Après déchargement, tous ces objets doivent être grattés, balayés, lavés, puis arrosés d'un liquide désinfectant.

CADAVRES ET LEURS DÉBRIS. — Avant de les enlever, on lave avec un liquide désinfectant les ouvertures naturelles et les parties souillées par les excréments, puis on saupoudre avec du chlorure de chaux.

PEAUX. — Dans les cas où leur utilisation est permise, on les désinfecte par l'immersion complète dans une solution de sulfate de zinc.

FOSSES D'ENFOUISSEMENT — Voir page 355.

PERSONNES, CHAUSSURES, VÊTEMENTS. — Les personnes doivent se laver et se savonner les mains et les bras immédiatement après qu'elles ont touché les animaux malades, leurs débris ou leurs fumiers. — Les chaussures seront lavées à l'eau bouillante ou avec un liquide désinfectant, et les vêtements lavés, lessivés ou soumis à une fumigation de chlore.

Telles sont les règles générales de la désinfection. Mais il ne faudrait pas croire que chacune des maladies contagieuses visées par la loi nécessite l'application de toutes ces mesures à la fois. C'est au vétérinaire sanitaire à faire le choix de celles qui sont réellement utiles dans tel ou tel cas particulier; et le propriétaire est obligé de les exécuter à ses frais.

Obligations diverses. — Non seulement le propriétaire est tenu d'isoler ses malades et d'en faire la déclaration, mais il doit en outre se garder de les vendre et même de les transporter hors de chez lui avant la visite du vétérinaire délégué. Le législateur a pris cette mesure dans le double but d'être fixé sur la nature de la maladie et d'empêcher la contagion de se répandre au loin. Pour ces mêmes motifs, l'enfouissement est interdit, à moins que le maire, vu l'urgence, n'en ait ordonné autrement.

Le propriétaire doit enfin, d'une manière générale, se conformer aux ordres de l'autorité, lorsqu'il s'agit, par exemple, de la mise en quarantaine de certains locaux, de la défense de faire sortir les animaux hors du territoire déclaré infecté,

de l'interdiction de la circulation des animaux, de la défense
de faire sortir du territoire déclaré infecté les pailles, litières,
fumiers, harnais, couvertures, laines, peaux, etc. Il doit aussi
tolérer certaines mesures telles que le dénombrement, la
marque, la péripneumonisation, la visite et la surveillance du
vétérinaire délégué, etc.

Telles sont les obligations auxquelles le propriétaire est
tenu de se conformer lorsque son étable est infectée de l'une
des maladies énumérées plus haut. En les appliquant scrupuleusement, d'après les instructions qui lui sont fournies par les
vétérinaires chargés du service sanitaire, il arrive à purifier
rapidement ses étables, et à voir la contagion disparaître définitivement, avec le moins de perte possible.

Équarrissage et enfouissement. — Lorsqu'un animal meurt
d'une maladie quelconque ou est abattu comme atteint d'une
affection contagieuse, la prudence la plus élémentaire, d'ac-
cord en cela avec l'hygiène et la police sanitaire, exige que le
cadavre ou ses débris ne restent pas abandonnés sur la voie
publique et qu'ils soient soustraits aux influences atmosphériques. On prévient ainsi les effets malsains de la putréfaction
ou la dissémination des germes contagieux. Nul n'ignore que
le corps d'un animal mort se corrompt très rapidement au
contact de l'air et qu'il ne tarde pas à répandre, dans la zone
qui l'avoisine, des miasmes d'une fétidité insupportable.

La putréfaction des matières animales dont nous parlons
donne lieu en effet à la production d'ammoniaques composées,
d'alcaloïdes spéciaux appelés *ptomaïnes*, et de divers acides,
acétique, butyrique, sulfhydrique, qui s'évaporent, s'épandent
dans l'atmosphère ambiante et lui communiquent cette odeur
méphitique intolérable. Au surplus, une véritable fermentation a lieu, qui marche de front avec la formation des principes
ammoniacaux ; car les infiniment petits ne manquent pas dans
la putréfaction : le microscope nous en montre des peuplades,
dont les germes ont été apportés par l'air, qui croissent, pullulent, grouillent dans ces chairs corrompues. C'est là qu'est le

20.

milieu par excellence de la vie de ces êtres microscopiques. A côté des *microbes*, comme on les appelle, on trouve des larves de divers insectes, de mouches notamment, qui, une fois développées et métamorphosées, peuvent porter au loin les principes septiques puisés dans les cadavres. Microbes, larves, mouches, quel joli monde dans ce milieu empesté de gaz nauséabonds! Or, ces gaz, ces larves et ces microbes se mélangent à l'air respiré, à l'eau des boissons, se déposent sur les aliments solides et peuvent occasionner, lorsqu'ils sont arrivés dans l'appareil digestif d'un autre individu, des diarrhées, des dysenteries, divers états typhoïdes ou nerveux, etc.

On doit donc mettre les débris cadavériques à l'abri de la putréfaction en plein air, c'est-à-dire les enfouir ou les transporter dans un atelier d'équarrissage. *Enfouissement* et *équarrissage* sont des mesures nécessaires, indispensables à la salubrité publique, en ce sens qu'ils constituent d'excellents moyens de désinfection. L'un et l'autre ne détruisent-ils pas les germes virulents ou septiques dont les animaux morts sont le réceptacle? Enfouir les cadavres, c'est bien ; les livrer à l'équarrissage, c'est mieux, par la raison bien simple que la préparation des produits industriels que l'on en retire (colle forte, noir animal, engrais) nécessite certaines opérations chimiques ou autres qui rendent la désinfection complète. L'enfouissement n'est cependant pas à dédaigner ; il doit être mis en pratique dans les localités où l'on n'est pas à proximité des chantiers d'équarrissage, comme c'est le cas pour la plupart des villages.

Mais hâtons-nous d'ajouter que l'enfouissement ne constitue une mesure réellement efficace que lorsqu'il est effectué dans de bonnes conditions, quant au choix du terrain et à la profondeur des fosses. Ainsi, on doit choisir des endroits écartés, éloignés des habitations, des jardins et des routes, surtout lorsqu'il s'agit d'enterrer des cadavres ou des débris d'animaux morts ou abattus pour cause de maladie contagieuse. Les sols calcaires, siliceux, à sous-sol perméable, éloignés des rivières ou des sources d'eau potable, sont ceux qui conviennent le mieux ; tandis que les endroits humides, à sous-sol argileux, où les eaux peuvent séjourner, deviendraient sûrement la source d'émanations insalubres. Les fosses doivent avoir une profondeur suffisante pour qu'il y ait au-dessus du corps une couche de terre d'un mètre et demi au moins. Il est bon de répandre sur le cadavre une couche de chaux vive ou de chlorure de chaux, d'acide phénique dans les cas de morve, d'essence de térébenthine dans les cas de charbon. On met ensuite la terre déplacée, puis des amas de pierres, d'épines ou de branchages, pour que les chiens ne puissent fouiller et déterrer les viandes enfouies. Enfin, s'il s'agit de maladies très contagieuses, telles que le charbon, la peste bovine, on établit autour du lieu d'enfouissement une clôture qu'on laisse en place pendant cinq ou six ans au moins, pour défendre l'approche des animaux sains.

Toutefois, ces règles essentielles sont loin de recevoir, à la campagne, une application courante, au moins dans les cas de maladies non transmissibles. Souvent, pour les grands animaux, on ne tient pas suffisamment compte de la nature ou de la situation du terrain. Plus souvent encore, on s'arrête de creuser les fosses lorsqu'elles ont en profondeur un mètre ou un mètre et demi. Pour les moyens et les petits, on n'enfouit malheureusement pas toujours, et alors les choses se passent bien plus simplement : certaines gens sans scrupules ne se contentent-ils pas, au mépris de l'hygiène publique, de jeter nuitamment les cadavres dans la rivière voisine?

C'est ainsi que, pendant l'été, au cours d'une promenade aux bords de l'eau, alors que vous humez délicieusement l'arome pénétrant des menthes sauvages, une odeur de charogne vous prend subitement à la gorge : c'est un cadavre de brebis, de veau, d'agneau... en pleine décomposition, arrêté au passage par une branche morte ou un buisson de la rive, et qu'un essaim de mouches aux couleurs d'or est en train de dévorer !

CHAPITRE II

VICES RÉDHIBITOIRES

§ 1er. — Textes de lois.

1° CODE CIVIL

Art. 1641. — *Le vendeur est tenu de la garantie à raison des défauts cachés de la chose vendue qui la rendent impropre à l'usage auquel on la destine, ou qui diminuent tellement cet usage que l'acheteur ne l'aurait pas acquise, ou n'en aurait donné qu'un moindre prix, s'il les avait connus.*

2° LOI DU 2 AOUT 1884 SUR LES VICES RÉDHIBITOIRES DANS LES VENTES ET ÉCHANGES D'ANIMAUX DOMESTIQUES

La loi du 2 août 1884 est destinée à spécifier les cas particuliers auxquels l'article 1641 doit recevoir son application, et à établir d'une façon précise et détaillée les règles spéciales de procédure à suivre.

Elle est ainsi conçue :

Article premier. — L'action en garantie, dans les ventes ou échanges d'animaux domestiques, sera régie, à défaut de conventions contraires, par les dispositions suivantes, sans préjudice des dommages et intérêts qui peuvent être dus s'il y a dol.

Art. 2. — Sont réputés vices rédhibitoires et donneront seuls ouverture aux actions résultant des articles 1641 et suivants du Code civil, sans distinction des localités où les ventes et échanges auront lieu, les maladies ou défauts ci-après, savoir :

Pour le cheval, l'âne et le mulet

La morve,
Le farcin,
L'immobilité,

L'emphysème pulmonaire,

Le cornage chronique,

Le tic proprement dit, avec ou sans usure des dents,

Les boiteries anciennes intermittentes,

La fluxion périodique des yeux.

Pour l'espèce ovine

La clavelée ; cette maladie reconnue chez un seul animal entraînera la rédhibition de tout le troupeau s'il porte la marque du vendeur.

Pour l'espèce porcine

La ladrerie.

Art. 3. — L'action en réduction de prix, autorisée par l'art. 1644 du Code civil, ne pourra être exercée dans les ventes et échanges d'animaux énoncés à l'article précédent lorsque le vendeur offrira de reprendre l'animal vendu, en restituant le prix et en remboursant à l'acquéreur les frais occasionnés par la vente.

Art. 4. — Aucune action en garantie, même en réduction de prix, ne sera admise pour les ventes ou pour les échanges d'animaux domestiques, si le prix, en cas de vente, ou la valeur, en cas d'échange, ne dépasse pas 100 francs.

Art. 5. — Le délai pour intenter l'action rédhibitoire sera de neuf jours francs, non compris le jour fixé pour la livraison, excepté pour la fluxion périodique, pour laquelle ce délai sera de trente jours francs, non compris le jour fixé pour la livraison.

Art. 6. — Si la livraison de l'animal a été effectuée hors du lieu du domicile du vendeur, ou si, après la livraison et dans le délai ci-dessus, l'animal a été conduit hors du lieu du domicile du vendeur, le délai pour intenter l'action sera augmenté à raison de la distance, suivant les règles de la procédure civile.

Art. 7 — Quel que soit le délai pour intenter l'action, l'acheteur, à peine d'être non recevable, devra provoquer, dans les délais de l'art. 5, la nomination d'experts, chargés de dresser le procès-verbal ; la requête sera présentée, verbalement ou par écrit, au juge de paix du lieu où se trouve l'animal ; ce juge constatera dans son ordonnance la date de la requête et nommera immédiatement un ou trois experts qui devront opérer dans le plus bref délai.

Ces experts vérifieront l'état de l'animal, recueilleront tous les renseignements utiles, donneront leur avis, et, à la fin de leur procès-verbal, affirmeront, par serment, la sincérité de leurs opérations.

Art. 8. — Le vendeur sera appelé à l'expertise, à moins qu'il n'en soit autrement ordonné par le juge de paix, à raison de l'urgence et de l'éloignement.

La citation à l'expertise devra être donnée au vendeur dans les délais déterminés par les art. 5 et 6 ; elle énoncera qu'il sera procédé même en son absence.

Si le vendeur a été appelé à l'expertise, la demande pourra être signifiée dans les trois jours à compter de la clôture du procès-verbal, dont copie sera signifiée en tête de l'exploit.

Si le vendeur n'a pas été appelé à l'expertise, la demande devra être faite dans les délais fixés par les articles 5 et 6.

Art. 9. — La demande est portée devant les tribunaux compétents, suivant les règles ordinaires du droit.

Elle est dispensée de tout préliminaire de conciliation et, devant les tribunaux civils, elle est instruite et jugée comme matière sommaire.

Art. 10. — Si l'animal vient à périr, le vendeur ne sera pas tenu de la garantie, à moins que l'acheteur n'ait intenté une action régulière dans le délai légal, et ne prouve que la perte de l'animal provient de l'une des maladies spécifiées dans l'article 2.

Art. 11. — Le vendeur sera dispensé de la garantie résultant de la morve ou du farcin pour le cheval, l'âne et le mu-

let, et de la clavelée pour l'espèce ovine, s'il prouve que l'animal, depuis la livraison, a été mis en contact avec des animaux
atteints de ces maladies.

Art. 12. — Sont abrogés tous les règlements imposant une
garantie exceptionnelle aux vendeurs d'animaux destinés à la
boucherie.

Sont également abrogées la loi du 20 mai 1838 et toutes les
dispositions contraires à la présente loi.

Comme on le voit, la loi ne vise que les espèces chevaline,
asine, mulassière, ovine et porcine; elle n'admet pas de vices
rédhibitoires pour l'espèce bovine. Le propriétaire en est donc
réduit, lorsqu'il achète des bovidés, à prendre ses mesures
pour ne pas s'exposer à être trompé sur les défauts cachés, et
par suite sur la valeur réelle des animaux dont il fait l'acqui-
sition.

Il a pour cela plusieurs moyens à sa disposition. Le premier
et le plus sûr est de s'adresser, pour les faire examiner, à un vétérinaire, dont les connaissances en la matière lui offrent les
garanties désirables. Le second, qui n'est pas à dédaigner, quoiqu'il offre moins de sécurité, consiste à se faire délivrer par le
vendeur un écrit par lequel ce dernier s'oblige à reprendre
l'animal si, dans un délai déterminé, on vient à constater chez
lui tel ou tel vice.

Il ressort en effet de l'article 1er que les parties sont libres
de déroger à la loi : de supprimer, par exemple, la garantie
pour un ou plusieurs vices rédhibitoires, de l'étendre à des
cas non prévus par la loi, d'annuler toute garantie, de
prolonger les délais ou de les abréger à leur gré. Toutefois,
ces conventions particulières n'ont de valeur que si elles sont
écrites, la preuve par témoins ne pouvant être efficacement
invoquée si la valeur de l'animal dépasse 150 francs.

§ 2. — Formalités à remplir.

Voyons maintenant quelles sont les formalités que doit remplir l'acheteur d'un animal atteint d'un vice rédhibitoire pour résilier la vente, annuler le marché fait.

Ces formalités sont au nombre de deux : la *requête* et l'*assignation*. Dans la plupart des cas, cette dernière est précédée et quelquefois remplacée par la *citation à l'expertise*.

1° *Requête.*

L'acheteur doit présenter au juge de paix du lieu où se trouve l'animal une requête verbale ou écrite (*) afin de provoquer la nomination d'experts chargés de vérifier l'état de l'animal et de dresser procès-verbal (art. 7). La requête n'est valable que si elle est présentée dans les trente jours pour la fluxion périodique, et dans les neuf jours pour tous les autres cas. Le jour de la livraison n'est pas compté.

(*) Modèle de requête.

> *A Monsieur le Juge de paix du canton de.....*
> *arrondissement de..... département de.....*

Le sieur Louis B..... propriétaire, demeurant à..... a l'honneur de vous exposer que le.... mil huit cent..... il a acheté du sieur Pierre N.... (profession) demeurant à..... un cheval (un troupeau, un âne, etc.) (signalement : âge, robe, taille, marques particulières) moyennant la somme de..... (payée comptant ou payable à telle époque), que cet animal lui semble atteint d'un vice rédhibitoire désigné sous le nom de (morve, tic, emphysème pulmonaire, etc.).

C'est pourquoi le sieur Louis B..... requiert qu'il vous plaise, Monsieur le Juge de paix, en vertu de l'article 7 de la loi du 2 août 1884, de nommer un expert vétérinaire à l'effet de constater si ce cheval (âne, troupeau, etc.) dont s'agit est atteint de (morve, tic, etc.) ou de tout autre vice rédhibitoire ; et en cas de mort de procéder à l'ouverture du cadavre dudit animal pour apprécier la cause du sinistre.

Fait à..... le..... mil huit cent.....

                                        LOUIS B.....

2º *Assignation.*

L'assignation doit être également lancée dans les délais ci-dessus. Mais il arrive souvent que le domicile du vendeur est très éloigné du lieu où se trouve l'animal. Aussi la loi a prévu le cas et augmente les délais à raison de la distance, suivant les règles de la procédure civile (art. 6), c'est-à-dire d'un jour par cinq myriamètres.

Cette prolongation de délai ne vise que l'assignation et non pas la requête. Celle-ci doit *toujours* être adressée dans les neuf ou trente jours, sous peine de nullité.

La requête et l'assignation sont l'une et l'autre indispensables; de plus, elles doivent être faites dans les délais voulus, si l'acheteur ne veut pas perdre son recours en garantie.

Il est cependant un cas où l'assignation peut être retardée : c'est lorsqu'elle a été précédée de la citation à l'expertise.

3º *Citation à l'expertise.*

L'article 8 porte que *le vendeur sera appelé à l'expertise, à moins qu'il n'en soit autrement ordonné par le juge de paix à cause de l'urgence et de l'éloignement. La citation à l'expertise devra être donnée au vendeur dans les délais déterminés par les art. 5 et 6.* Ces délais sont de neuf ou de trente jours, et susceptibles, comme ceux de l'assignation, d'être prolongés de un jour par cinq myriamètres du domicile du vendeur au lieu où l'animal se trouve. *Elle* (la citation à l'expertise) *énoncera qu'il sera procédé même en son absence.*

Si le vendeur a été appelé par citation à l'expertise, l'acheteur pourra, s'il le veut, attendre la clôture du procès-verbal avant de lancer son assignation contre le vendeur. Ainsi, supposons qu'un cheval ait été acheté le 1ᵉʳ mars; le 10, l'acheteur, soupçonnant son cheval atteint de cornage chronique, adresse sa requête au juge de paix du canton où se trouve l'animal, et cite le vendeur à assister à l'expertise le 14. Il peut se faire que l'expert doive visiter plusieurs fois l'animal avant de se prononcer. En supposant que le procès-verbal ne soit clos que le 25 mars, l'assignation sera encore valable le 28. — La loi a accordé à l'acheteur ce délai de trois jours depuis la clôture du procès-verbal, afin de permettre aux parties de s'arranger à l'amiable et d'éviter ainsi de nouveaux frais.

Mais si le vendeur n'a pas été appelé par citation à l'expertise, son absence rend toute conciliation impossible, et par suite l'assignation devra être remise dans les neuf ou dans les trente jours qui suivent la livraison de l'animal.

Donc, pour intenter valablement une action rédhibitoire, il faut :

1° Dans les neuf ou trente jours, adresser la requête au juge de paix ;

2° Dans les neuf ou trente jours, citer le vendeur à assister à l'expertise, à moins que le juge de paix n'en décide autrement ;

3° Enfin, assigner le vendeur devant le tribunal compétent :

les neuf ou trente jours, si la citation à l'expertise n'a pas été faite ; et trois jours après la clôture du procès-verbal, si le vendeur a été appelé par citation à l'expertise.

VOCABULAIRE DES TERMES TECHNIQUES

Affection. — En médecine, ce mot s'emploie dans le même sens que *maladie*.

Alibiles (Matières). — Substances qui sont propres à la nutrition, susceptibles d'être assimilées, c'est-à-dire converties en la matière d'un être organisé.

Aménagement. — Appropriation des habitations des animaux à l'usage auquel elles sont destinées.

Aphrodisiaque. — Médicaments auxquels on attribue la propriété d'exciter à l'acte générateur et d'en ranimer la faculté, lorsqu'elle est diminuée ou abolie. On obtient souvent cet effet par le poivre, la canelle et surtout par les cantharides. Toutefois, on doit se montrer très prudent dans l'emploi de cette dernière substance, à cause des inflammations graves, mortelles même qu'elle pourrait occasionner sur les organes génito-urinaires. C'est donc le vétérinaire qui doit la prescrire, s'il y a lieu.

Assainissement. — Ensemble des travaux de construction achèvement ou réparation) qui ont pour objet de rendre saines les habitations des animaux.

Assimilation. — Action par laquelle les animaux transforment en leur propre substance les aliments dont ils se nourrissent.

Atmosphère. — Air compris dans l'espace limité qui environne les animaux.

Congestion. — Accumulation du sang dans un organe par un surcroît dans les forces qui l'y poussent ou l'y attirent. Elle est caractérisée par la dilatation des vaisseaux de la partie malade, par leurs battements plus forts, par l'augmentation de volume de l'organe congestionné et la gène des fonctions. Les congestions les plus fréquentes attaquent le cerveau (*congestion cérébrale*), le poumon (*congestion pulmonaire*), ou l'intestin (*congestion intestinale*).

Domestication. — Action qui consiste à apprivoiser et à façonner les animaux sauvages pour nos besoins ou pour nos plaisirs.

Effluves. — V. *Miasmes*.

Gaz. — Tous les fluides aériformes permanents qui diffèrent de l'air atmosphérique : tels sont l'oxygène, l'azote, l'acide carbonique, l'acide sulfhydrique, l'hydrogène carboné, etc. Les gaz non permanents se nomment *vapeurs*.

Herbivores. — Animaux qui se nourrissent d'herbe verte ou sèche. Le cheval, le bœuf, le mouton et la chèvre sont herbivores, tandis que le porc, qui se nourrit à la fois de chair et de végétaux, est *omnivore*.

Hygiène. — L'hygiène vétérinaire est la science qui enseigne les moyens à mettre en usage pour conserver la santé des animaux domestiques.

Infectieuses (Maladies). — Maladies générales qui reconnaissent pour cause l'altération de l'air ambiant par les miasmes et les effluves.

Inflammation. — L'inflammation est caractérisée par la présence d'une exsudation de sérosité dans les tissus malades, avec gonflement, chaleur, douleur et rougeur. Lorsqu'elle est aiguë, c'est-à-dire lorsqu'elle débute avec augmentation de température, l'inflammation s'accompagne ordinairement de fièvre.

Miasmes. — Émanations de mauvaise nature qui se dégagent des matières en décomposition ou même du corps des animaux, et qui, mélangées à l'air environnant, exercent sur l'économie une influence nuisible.

C'est ainsi que l'on distingue les miasmes *putrides*, provenant des corps en putréfaction ; — les miasmes *marécageux* ou *paludéens*, qui s'élèvent des marais; — et les miasmes *infec-tieux* ou *contagieux*, qui s'exhalent du corps des animaux at-teints de certaines maladies, telles que la morve, la clavelée, la septicémie, etc.

On a voulu établir une différence entre les *miasmes*, les *effluves*, les *exhalaisons* et les *émanations;* mais comme cette différence n'est pas bien tranchée, nous avons employé à peu près indifféremment dans cet ouvrage les unes ou les autres de ces expressions.

Nutrition. — La nutrition est une fonction naturelle par laquelle les principes nourriciers des aliments sont absorbés et assimilés par les organes, pour renouveler les matériaux qui ont déjà servi, lesquels par cela même ne sont plus aptes à entretenir la vie.

Nutritive (**Valeur**). — Mesure de la richesse alimentaire d'un aliment. La valeur nutritive d'un aliment est d'autant plus grande qu'il est plus digestible et plus riche en substances alibiles.

Pléthore. — État de l'économie où le sang est plus abondant qu'à l'état ordinaire. La pléthore est caractérisée chez les animaux par de l'embonpoint, le gonflement des veines superficielles et principalement de la conjonctive (muqueuse de l'œil), la plénitude du pouls et la force des battements du cœur. Quoi-qu'elle ne constitue pas une maladie, la pléthore prédispose aux hémorragies, aux congestions et aux affections franche-ment inflammatoires.

Porter beau. — Un cheval qui *porte beau* relève fièrement la tête et la tient dans sa direction diagonale naturelle, ni trop haute ni trop basse.

Porter au vent. — Se dit des chevaux qui tendent fortement l'encolure et portent la tête horizontalement, c'est-à-dire rele-vée en haut et en avant. Cette direction de la tête est défec-tueuse, parce que les animaux ne regardent pas ce qui se passe devant eux, et qu'ils ont plus de facilité pour saisir le mors avec les dents.

Ruminants. — Animaux herbivores qui ont la faculté de ramener dans leur bouche les aliments mâchés et avalés une première fois, qui se trouvent dans l'estomac, pour les mâcher de nouveau, c'est-à-dire pour les *ruminer*. Le bœuf, le mouton et la chèvre sont des animaux ruminants.

Solipèdes. — Animaux qui n'ont qu'un doigt et un seul sabot à chaque pied, comme le cheval, l'âne, le mulet.

Stabulation. — D'une manière générale, ce mot sert à désigner le séjour des animaux à l'étable. Mais il se dit plus spécialement du système d'éducation opposé à celui par lequel les bœufs et les moutons vaguent en liberté dans les prairies ou les pâturages.

Succédanés. — Médicaments qui ont à peu près les mêmes propriétés que d'autres, et que l'on peut substituer à ces derniers, plus chers ou plus rares. — Par analogie, on applique ce qualificatif à diverses substances susceptibles d'en remplacer d'autres pour un usage particulier.

Température. — Quantité ou degré de chaleur sensible dans un corps ou dans un milieu quelconque. Si cette quantité augmente ou diminue, on dit que la température s'élève ou s'abaisse.

Typhoïdes (Maladies). — Maladies qui consistent en une altération plus ou moins considérable du sang, et caractérisées par l'affaissement prononcé des forces, et des troubles du système nerveux, de la respiration ou de la digestion, quelquefois même de plusieurs de ces fonctions à la fois.

Viscères. — Nom générique qui s'applique aux organes contenus dans les trois cavités principales du corps : la tête, la poitrine et le ventre ou *abdomen*. Le cerveau, le cœur, le poumon, l'utérus, l'estomac, les intestins, le foie, la rate, sont des viscères. Ces quatre derniers organes constituent, avec le pancréas, les viscères de la digestion.

TABLE DES MATIÈRES

DEUXIÈME PARTIE.

MÉDECINE VÉTÉRINAIRE USUELLE.

TROISIÈME PARTIE.

PHARMACIE VÉTÉRINAIRE DOMESTIQUE.

(1) Voyez p. 373, la *Table alphabétique.*

QUATRIÈME PARTIE.

POLICE SANITAIRE ET VICES RÉDHIBITOIRES.

FIN DE LA TABLE DES MATIÈRES.

TABLE ALPHABÉTIQUE

DÉSINFECTION-ASSAINISSEMENT

PAR LE

CRÉSYL-JEYES

Le plus énergique et le meilleur marché des

DÉSINFECTANTS ANTISEPTIQUES ET PARASITICIDES

PRÉSERVATIF ET CURATIF LE PLUS SUR

DES FIÈVRES CONTAGIEUSES, ÉPIDÉMIES ET ÉPIZOOTIES, MALADIES DES CHIENS, DES CHEVAUX ET DU BÉTAIL EN GÉNÉRAL.

Adopté par les *Écoles nationales vétérinaires d'Alfort* et de *Toulouse*, le *Marché aux bestiaux* de la Villette, le *Muséum d'histoire naturelle*, le *Jardin d'acclimatation*, par plusieurs *Établissements agricoles* et un grand nombre de *Compagnies de transports et de navigation*.

Le **Crésyl-Jeyes** n'est pas *toxique*; il n'*altère* ni les métaux, ni les tissus, il *conserve* le bois.

Nombreux rapports et témoignages de savants et praticiens.

SOCIÉTÉ FRANÇAISE DE PRODUITS SANITAIRES ET ANTISEPTIQUES

PARIS — 31, rue des Petites-Écuries, — PARIS

et chez tous les droguistes, pharmaciens, etc.

PRIX DE VENTE A PARIS

REMISES SPÉCIALES AU COMMERCE ET AUX ÉTABLISSEMENTS PUBLICS.

LIQUIDE	POUDRE
Petit flacon......... **1 fr.** »	Boîte de 500 grammes (boîte
Grand flacon........ **1 fr. 50**	comprise)............ **75 c.**
Bidons de 1 et 2 litres. Le litre	Sacs de 1 et 2 kilos. Le
(bidon compris)...... **3 fr.**	kilo................ **75 c.**
Bidons de 4 litres et au-dessus.	Barils de 50 kilos. Le
Le litre (bid. comp.). **2 fr. 75**	kilo................ **60 c.**

SAVONS (absolument neutres, garantis purs)

N° 1. **Savon vétérinaire.** — N° 1 à 15 0/0, C.J., — N° 2 à 10 0/0, C.J.
En savonnettes doubles de 180 grammes. La douz... **7 fr.** »
En savonnettes simples de 90 grammes. La douzaine. **3 fr. 75**
Savons de toilette parfumés. La douzaine........... **7 fr. 50**
Savons de famille parfumés. La douzaine........... **5 fr.** »

ENVOI FRANCO SUR DEMANDE

du Prospectus général avec rapports scientifiques et mode d'emploi.

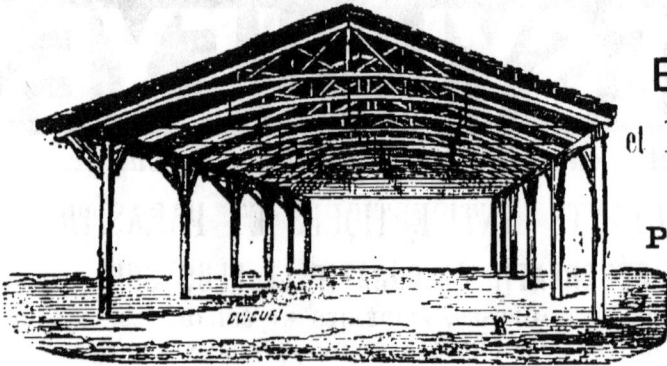

DROGUERIE CENTRALE VÉTÉRINAIRE DE FRANCE

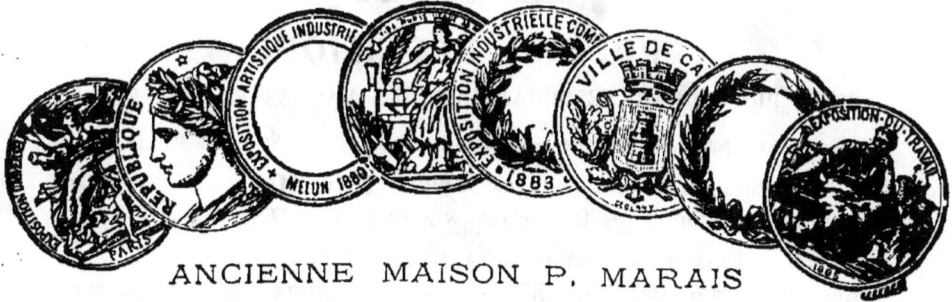

ANCIENNE MAISON P. MARAIS

....

G. FROMAGE

PHARMACIEN, SUCCESSEUR

ENTRÉE PRINCIPALE : 20, rue Lebrun, Paris

(Près le Marché aux chevaux)

ENTRÉE DES MARCHANDISES : 15, rue de la Reine-Blanche

Entrepôt : 30, ROUTE STRATÉGIQUE, A IVRY-SUR-SEINE

SEULE MAISON

S'OCCUPANT EXCLUSIVEMENT DE DROGUERIE VÉTÉRINAIRE

Produits de 1er Choix

LIVRÉS A DES PRIX AUSSI MODÉRÉS QUE POSSIBLE

ENVOI DU PRIX COURANT SUR DEMANDE

Expédition en France et à l'Étranger

ACCESSOIRES DE PHARMACIES & INSTRUMENTS DE CHIRURGIE

MÊMES PRIX QUE LE FABRICANT

LIBRAIRIE, mêmes prix que l'éditeur

APPAREILS EN CAOUTCHOUC TOUS SYSTÈMES
POUR FERRURES

Produits Vétérinaires

POUDRE PROLIFIQUE

POUR PROVOQUER LES CHALEURS DES VACHES ET DES TRUIES

Cette poudre est infaillible. — Administration facile. — Un paquet suffit.

PRIX DU PAQUET POUR LA VACHE. **1 fr. 50**

Les trois paquets. **4 fr.** — *Les six paquets.* **7 fr. 50**

PRIX DU PAQUET POUR LA TRUIE. **1 fr.**

Les trois paquets **2 fr. 75.** — *Les six paquets.* **5 fr.**

} **franco par poste.**

POMMADE ANTIDARTREUSE

Contre les dartres des chevaux, des bêtes bovines et des chiens

PRIX DU POT : **1 fr. 50.** *franco.*

POMMADE ANTIPSORIQUE

Contre la gale récente ou ancienne des chevaux. — Une friction suffit.

PRIX DU POT : **5 fr.,** *franco gare.*

ONGUENT-FEU FONTAN

POUR L'ESPÈCE BOVINE

Cet onguent est d'une efficacité certaine ; 1° contre les efforts de boulet, de tendon, d'onglon, de hanche et d'épaule ; — 2° contre les vessigons, hygromas du genou, kystes et capelets ; — 3° contre les suros, courbes, ostéosarcomes. — Il ne laisse pas de traces.

PRIX DU POT : **2 fr. 50,** *franco.*

ESSENCE ANTIRHUMATISMALE FONTAN

POUR L'ESPÈCE BOVINE

Spécifique contre les courbatures, les rhumatismes et les paralysies.

PRIX DU FLACON : **2 fr.**

VÉSICATOIRE FONTAN

POUR L'ESPÈCE BOVINE

Pas de traces. — PRIX DU POT............ **1 fr. 75**

ADRESSER LES DEMANDES
à M. J.-M. FONTAN, Vétérinaire à St-Sever-de-Rustan (Htes-Pyrénées)

www.ingramcontent.com/pod-product-compliance
Lightning Source LLC
Chambersburg PA
CBHW061111220326
41599CB00024B/3994